经方方证辨治要诀

梁如庆　著

SPM
南方传媒

广东科技出版社
全国优秀出版社

·广州·

图书在版编目（CIP）数据

经方方证辨治要诀 / 梁如庆著. —广州：广东科技出版社，2023.5（2024.2重印）

ISBN 978-7-5359-7970-4

Ⅰ.①经… Ⅱ.①梁… Ⅲ.①经方—汇编 Ⅳ.①R289.2

中国版本图书馆CIP数据核字（2022）第187608号

经方方证辨治要诀

Jingfang Fangzheng Bianzhi Yaojue

出 版 人：严奉强
策划编辑：刘　耕
责任编辑：马霄行
封面设计：梁松林
责任校对：陈　静　李云柯
责任印制：彭海波
出版发行：广东科技出版社
　　　　　（广州市环市东路水荫路11号　邮政编码：510075）
销售热线：020-37607413
https://www.gdstp.com.cn
E-mail：gdkjbw@nfcb.com.cn
经　　销：广东新华发行集团股份有限公司
排　　版：创溢文化
印　　刷：广东新华印刷有限公司南海分公司
　　　　　（广东省佛山市南海区盐步河东中心路23号）
规　　格：889 mm×1 194 mm　1/32　印张14.5　字数350千
版　　次：2023年5月第1版
　　　　　2024年2月第2次印刷
定　　价：78.80元

如发现因印装质量问题影响阅读，请与广东科技出版社印制室联系调换（电话：020-37607272）。

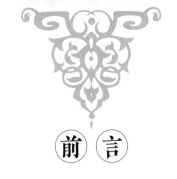

前言

　　经方，概指东汉张仲景所著《伤寒论》《金匮要略》（宋后分著，原总称《伤寒杂病论》）之方，其以选药精当、配伍严谨、适证明确、简便易得、疗效显著而为世所重。《伤寒杂病论》开创了中医辨证论治的先河，被称为医方之祖，而张仲景则被尊为医圣，其思想被誉为"中医的灵魂"（刘渡舟教授语）。《伤寒杂病论》为中医经典著作，是广大中医学者必读、必熟甚至必背诵之书，临床应用最为广泛。为使学习者能掌握其精髓，方便临床应用，笔者从《伤寒论》《金匮要略》中选出了248首方，占两书所载方的绝大部分，以六经为纲，编成本书。本书从"方歌""组成""用法""功效""主证""应用""提示""经选"八个方面进行阐述，力图做到全面、准确、简明、易记、实用，为广大中医、中西医结合工作者及爱好者的学用成才奉献一部较为理想的参考书。

　　"方歌"为本书特色之一。每首方歌均以方名开头，以免混淆。方中之药物、剂量、主证、功效等要素均尽量包含于歌内，歌中字之平仄声韵符合古诗的格律要求，因而顺口、易记、难忘。尤其是剂量以原著为本，既忠于原著，又能使学习者明确药物配伍比例，为临床应用、化裁提供依据。

"组成"详列方中所有药物，原著选药、炮制要求、剂量等均列上，并合理阐释古意，做到清楚、明白、可操作。现代应用剂量则综合原著、近年权威教材、名家及本人经验给出，标在原剂量后的括号内。

"用法"按原著介绍方剂的炮制、煎煮、服用方法，凡汤剂均可按现代用法水煎服，不再注明。有存疑之处，则多方考证，结合现代实际情况提出己见，尽量使之清楚明白、科学合理、安全可操作。

"功效"综合多版方剂学有关教材，古今众多注家、名家意见而对方剂功能做出合理、准确、简要的定义，做到提纲挈领。

"主证"在广泛综合古今众多研究资料的基础上，以当代经方大家胡希恕、刘渡舟教授的意见为主导给出，力图符合经旨、中肯扼要、纲举目张，使之成为本书的重要特色。

"应用"深入总结出方剂的主治内容，使之全面、精准、明确、可行。附录列有西医常见疾病选方参考、中医主要证候适用经方索引，以供临床选择，为西学中、中西医结合者提供参考。注意切不可按图索骥，应以中医辨证论治、方证对应等独特理论体系为主导，这样临床应用才有良效。

"提示"的主要内容有三：一为方证释义，含组成药物作用、组方功能、适应证分析、病机，为临床方证对应打好基础；二为古今医家对本方的理论研究和临床应用的精华内容，以广开思路；三为笔者祖传及本人数十年应用经方的经验精选。以上内容均可引导学习经方者尽快走上正轨，牢牢掌握经方武器，让经方指导临床、临床回归经方，不断提高学习者运用经方解决疑难病症的能力和水平，从而达到新的境界，故本栏目的精彩内容不少。

"经选"精选了原著有关本方的最重要条文，以便对照、理解、鉴别和背诵。

现代著名中医临床家、教育家、经方大师胡希恕教授总结了经方学习的成功经验，就是"先辨六经（八纲），继辨方证，方证对应"。这是一通百通的用经方而达到辨证尖端之法门，可进而执简驭繁，以应无穷之变，与诸君共勉之。

本书在参考了大量著作的基础上编著而成，可以说书中浸润着众多学者的心血。为示敬意，特将主要参考书目附于书后，并在此致以衷心的感谢！科学总是后人站在前人肩上提高的，本书的出版，并不以谋利为目的，不足之处，望能谅解。

本书能成功出版，与领导、师长、同事、家人、弟子们的大力支持、鼓励和帮助是分不开的。特别是恩师国医大师邓铁涛教授的辛苦培养，广东省中医药管理局徐复霖教授等领导的亲切关怀，中华中医药学会仲景学说分会副主任委员李赛美教授等的热诚指导，以及阳江市人民医院、阳江市中医医院、阳江市中西医结合医院、阳西总医院、阳春市中医医院、阳江市阳东区人民医院、阳江高新区人民医院、阳江市中医药学会、广州金华佗中医培训中心等机构的大力支持与帮助，还有领导郑尤坚、李彪、关华芬、陈永红、梁红峰、陈永雄、陈贵俦、梁健峰，师友谢绍祯、曹是褒、冯兆荣、廖绍其、卢云甫、黄北光、付应昌、冯小燕、林进幸、吕如飞、林开亮、冯对柱、王子坪、曹四豪、林志兴，以及阳江市经方研究会的梁星、严小惠、全永庆、姜先亮、刘昌庆、梁焱、赵蔚、谢克东、冯保斗、陆江娈、许秀婷、曾建通、莫介恒、许佰行、梁开衢、梁松龄、蔡奕霖医生等，都功劳卓著，在此一并致以衷心感谢！

　　由于专业水平有限，时间紧迫，作品中难免有错漏之处，敬请指导，以期再版时修正。

梁如庆

2023年3月18日

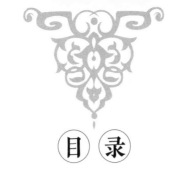

目 录

三、少阳病（半表半里阳证）······················· 158

一、太阳病（表阳证）

经方大家胡希恕教授指出："六经来自八纲。"以八纲分析太阳病可知，人患病初始，症状反应多在表，且多为阳热实证，即太阳病。其以发热、恶寒、头项强痛、脉浮为主证，其中汗出恶风、脉缓者为中风，恶寒、体痛、呕逆、无汗、脉浮紧者为伤寒，发热而渴、不恶寒者为温病。

《伤寒论》把表证分为阴阳两类，表阳证为太阳病，表阴证为少阴病。病在表，法当以汗解之，凡自汗出之中风，主要病机为营卫不和、卫强营弱，须用桂枝汤法，《伤寒论》称为解外；无汗出之伤寒，主要病机为风寒束表、卫闭营郁，须用麻黄汤法，《伤寒论》称为解表。临床上根据证候的出入变化、方药的加减，形成了桂枝汤和麻黄汤两大系列的发汗方剂。此外，太阳病还有表郁轻证。表郁轻证以太阳病时日较久，发热恶寒呈不定时、阵发性为特征，主要病机是邪郁不解、正邪交争于表，治以桂麻合剂，小发其汗可愈，如桂枝麻黄各半汤、桂枝二麻黄一汤、桂枝二越婢一汤。

太阳病本证的中风、伤寒二证尚多兼证。太阳中风证常见兼证的治疗：①兼经输不利、项背强几几者，用桂枝加葛根汤；②兼肺气上逆、气喘者，用桂枝加厚朴杏子汤；③兼阳虚、漏汗不止者，用桂枝加附子汤；④兼阴阳虚、脉促、胸满者，用桂枝去芍药汤；⑤兼脉促、胸满、恶寒者，用桂枝去芍药加附子汤；⑥兼身疼痛、脉沉迟者，用桂枝加芍药生姜各一两人参三两新加汤；⑦兼心下满痛、小便不利者，用桂枝去桂加茯苓白术汤。太阳伤寒证兼证的治疗不像太阳中风证兼证的治疗那么有规律，其中兼项背强几几、兼下利、兼呕吐者均用葛根汤，兼内热烦躁者用大青龙汤，兼痰饮咳喘者用小青龙汤。

太阳病可因失治误治而发生变证，变证的治疗要"观其脉证，知犯何逆，随证治之"。仲圣列举了几十种变证，无非寒热虚实之变而已，如内热变证：症见误汗后热停阳明而出现大汗、大烦、大渴、脉洪大之白虎加人参汤证，误汗误下后邪热壅肺之麻黄杏仁甘草石膏汤证，热扰胸膈之栀子豉汤类证，邪热下迫大肠而利之葛根黄芩黄连汤证、黄芩汤证，无形邪热阻结心下而热痞之大黄黄连泻心汤证。

太阳病也可因误治损伤正气而发生虚寒变证。太阳与少阴互为阴阳表里，故太阳病亦可传入少阴而成虚寒变证。少阴病涵盖心肾，误汗误下后以损伤肾阳为主，可见虚阳外扰，出现昼日烦躁不得眠、夜而安静、脉沉微之干姜附子汤证，或以烦躁、肢厥、下利、脉微为主要表现的茯苓四逆汤证；汗为心之液，若发汗太过，或误用火法劫汗，最易损伤心阳而见心阳虚证，按心阳损伤程度可出现心下悸欲得按、烦躁、惊狂、奔豚等变证，依次治以桂枝甘草汤、桂枝甘草龙骨牡蛎汤、桂枝救逆汤、桂枝加桂汤。太阳病误治亦可发生脾虚变证，如误汗致气滞、腹胀满之厚朴生姜半夏甘草人参汤证，误下致脾虚协热下利不止、心下痞硬之桂枝人参汤证。

太阳误治损伤阳气，不能温化水液，常发生水气变证，如：心阳虚水气上逆，欲作奔豚之茯苓桂枝甘草大枣汤证；肾阳虚水气泛滥，见心下悸、头眩、身瞤动、振振欲擗地之真武汤证；脾阳虚水气上逆，见心下逆满、气上冲胸、起则头眩、脉沉紧之苓桂术甘汤证；胃阳虚水气内停，见心下悸、小便不利、口不渴之茯苓甘草汤证；水气内停导致太阳经气不利之桂枝去桂加茯苓白术汤证。还有阴阳两虚的变证，如：以脉结代、心动悸为主证，心阴阳两虚的炙甘草汤证；以恶寒、心烦、咽中干、脚挛急为特点，表里内外阴阳俱虚的甘草干姜汤证及芍药甘草附子汤证。上述变证均当据病情轻重缓急灵活处理。

太阳病失治误治还可发生寒热错杂、虚实夹杂的变证，如热痞兼表阳虚的附子泻心汤证，寒热互结中焦以呕、利、痞为主要表现的半夏泻心汤证、生姜泻心汤证和甘草泻心汤证，后三者分别按呕吐为主、水气肠鸣下利为主、虚痞为甚而分别施治。另有旋覆代赭汤证，以心下痞硬、噫气不除为主证，属虚中夹实之证。而以腹中痛、欲呕吐为主证的黄连汤证，其病机是"胸中有热，胃中有邪气"，是典型的上热下寒、寒热错杂之证。这些变证说明太阳病误治容易损伤脾胃，提示在祛邪时应注意保护胃气。

膀胱、小肠为太阳之腑，太阳之邪发生"随经"之变，可形成太阳腑证。太阳腑证有蓄水、蓄血之分。蓄水证为太阳之邪循经入腑，致膀胱气化不利、水液停蓄而成。临证有轻重之分，但均以"小便不利，少腹里急"为主要表现，轻证表现为微热消渴或烦渴，重证表现为渴欲饮水、水入即吐，均治以五苓散温阳化气利水。蓄血证乃邪热与血结于下焦，亦有轻重缓急的不同，均以小便自利、少腹急结或硬满、神志失常、脉象沉涩或沉缓为主要表现，轻者其人如狂，重者其人发狂，可按病情轻重缓急分别选用桃核承气汤、抵当汤或抵当丸治疗。

太阳病误治还可以发生一些严重的变证，仲圣称之为"坏病""逆证"，其多属实证范畴。坏病中较常见的是结胸病，其有大小寒热之分，其中小结胸病病位"正在心下"，病情为"按之则痛"，病机属"痰热互结"，治以小陷胸汤涤化痰热即可。大结胸病亦称"热实结胸"，属热与水饮相依，病以"胸膈为中心，上可使颈强急，下可波及满腹，剧痛拒按，按之石硬"，治以大陷胸丸或大陷胸汤，泻热逐水以破其结。大结胸病为急重证，见脉象浮大无力，或烦躁不安者，预后多不良。另有一类寒实结胸，乃寒痰冷饮结聚于胸膈，可用三物白散温寒逐水、涤痰散结。逆证中最重者为火逆证，因火邪伤阴助热，常可形成热极津枯等严重后果，当以泻热救阴为治。另有吐逆证，常以损伤脾胃阳气为主，可出现假热之象，应注意鉴别。

太阳病作为特定组合的"病"，尚多类似证。仲圣提出须注意鉴别的类似证主要有太阳温病风湿相搏证、悬饮证和痰饮停滞胸膈证等。温病初起，病在表即发热而渴，不恶寒；风湿初起，可有伤寒表证，病经多日不传经，且以身体及关节剧痛为主证。上述三证可以桂枝附子汤、桂枝附子去桂加白术汤、甘草附子汤分别治之。后两者属内科杂病，在其发展过程中可出现一些类似太阳病的症状，如十枣汤证中的头痛、汗出、呕逆，瓜蒂散证中的"病如桂枝证"，但这两证均有各自的特征，不难鉴别。

（一）桂枝解外类方

1. 桂枝汤（阳旦汤）

【方歌】桂枝汤治汗憎风，桂芍生姜三两同。

枣十二枚甘二两，调和营卫借温功。

【组成】桂枝三两（10克），芍药三两（10克），甘草二两（炙，6克），生姜三两（切，10克），大枣十二枚（擘，6枚）。

【用法】上五味水煎温服。服已须臾，进热稀粥一碗后盖棉被卧床以助药力，使身体有微汗出最好，不宜出大汗。服一剂汗出病解，则不再服；不汗，照服至三四剂。禁生冷、黏滑、肉面、五辛、酒酪、臭恶等物。

【功效】解肌祛风，调和营卫。

【主证】汗出，恶风，发热，脉浮缓（表阳证）。

【应用】主治：①风寒表虚证（太阳中风证）。症见发热，恶寒，汗出，头痛，鼻鸣，干呕，口不渴，舌淡，苔薄白，脉浮缓或浮弱（《伤寒论》第12、13条）。②发汗或下之，而表未解者（《伤寒论》第164条）。③太阳阳明并病，汗多，脉迟，表未解者（《伤寒论》第234条）。④杂病常自汗出或时发热汗出者（《伤寒论》第53、54条）。⑤太阴病下利，而脉浮弱，或自汗出者（《伤寒论》第276条）。⑥霍乱吐利止，而身痛不休者（《伤寒论》第383条）。⑦妊娠恶阻证（脾胃虚弱型）。症见恶心，呕吐，不思饮食，脘腹不舒，舌淡，苔薄白，脉弱者（《金匮要略·妇人妊娠病脉证并治》第1条）。⑧妇人产后风，症见时时发热，恶寒，头微痛，续之数十日不解，心下闷，干呕，汗出等（《金匮要略·妇人产后病脉证治》第8条）。

感冒、流行性感冒、鼻炎、支气管炎、痢疾、肺炎、霍乱、伤寒、副伤寒、原因不明的低热、慢性胃炎、慢性肝炎、荨麻疹、风湿性关节炎、糖尿病并发神经痛、妊娠剧吐、产褥感染等临床表现符合上述主证者均可选择本方加减治疗。

【提示】本方用辛温之桂枝为君药，解肌发表，散外感之风寒；又用酸敛之芍药（白芍）为臣药，益阴敛营。桂芍相合，一治卫强，一治营弱，合则调和营卫。生姜辛温，既助桂枝解表，又能暖胃止呕；大枣甘平，既能补中益气，又能滋脾生津。姜枣相合，还可升腾脾胃生发之气而调和营卫，故并为佐药。炙甘草甘平，一为佐药，益气和中；一为使药，调和诸药。药虽五味，却配伍严谨。同时本方的煎服法亦颇多讲究，就是借温热之性使全身微汗，使邪从肌表而解（解肌），外可调和营卫以解表，内可调补阴阳以和里，故而成为太阳中风之主方，被称为群方之冠、天下第一名方。

《伤寒杂病论》中论及本方达30次之多，类方更有19首，足见其临床应用之广泛。不过要牢记，只有当症状反应为营卫不和或阴阳失调所致之太阳表虚证时才可使用桂枝汤，这是由中医辨证论治的特点所决定的，有是证用是方，这与西医主要是"辨病

（因）治疗"有着原则上的区别。

桂枝汤证经治疗而未愈，或未经治疗，或误治（如出现津液损伤），或合并痰饮、瘀血，再加上传变等原因，导致其变证很多，因此应用桂枝汤加减治疗的病症极为常见。

温病学的开创者叶天士对桂枝汤亦颇为赞赏，并灵活运用于临床，加减治疗外感、咳嗽、寒饮、泻、喘、痞、胃脘痛、腹痛、身痛、发疹等病，效果优异。当代的陈亦人、董廷瑶等教授，在内科、儿科的治疗中运用桂枝汤亦大大提高了疗效，从而在仲景学说的继承发展中做出了榜样。

本人亦喜用桂枝汤化裁治疗难治的咳嗽变异性哮喘，或合用玉屏风散再加紫苏子、地龙、蜈蚣、川贝母等适证之药治疗虚寒型咳喘，获满意疗效。

桂枝汤的禁忌证主要是表实无汗和表寒里热，不汗出而烦躁，以及温病发热、口渴、咽痛、脉数等。

现代药理研究发现，本方对体温、汗液分泌、肠道蠕动、免疫功能等均具有双向调节作用，并有抗炎、镇静、镇痛、抗病毒、抑制迟发型过敏反应、增强应激能力等功能。

有学者（如经方扶阳派主力赵杰教授等）认为，若素体调节功能低下（表虚），则虽然感受风寒但毛孔亦不能及时关闭，血管调节功能障碍，不能降低血管通透性可导致血容量减少，此时汗出和恶风就会同时出现，并表现为脉浮缓（血液趋向体表以抗邪致脉浮、汗腺开放、血容量丢失致脉缓）。因汗腺开放，组织间液通过汗出丢失，但张力增高不明显，故全身疼痛，但疼痛不严重，仅以酸楚为主，而酸楚的主要原因是以血管壁为主的肌筋膜组织功能障碍。呼吸道、消化道上皮也表现出类似体表汗出的现象，并有循环功能障碍，具体表现为鼻鸣、干呕，此时称为中风，治以桂枝汤。汤中生姜、大枣、甘草是经方中从中焦调集能量的基础组合，三者合用，在补充营养的同时，能轻度振奋全身细胞功能，同时，生姜的刺激作用可使能量的散发趋势表现为由里向半表半里直至体表。从中焦得到的能量通过桂枝从心脏向外围扩散，可改善以血管壁为主的筋膜活性。芍药可松弛平滑肌，增加血容量，改善微循环，与生姜合用，可使血管、汗腺调节功能恢复，故病可愈，这就是经方扶阳法在太阳病中应用的原理，也是经方治疗六经病通用的原则。

本方合玉屏风散再加杏仁、厚朴、贝母、百部、五味子、蜈蚣等治疗咳嗽变异性哮喘、慢性支气管炎、肺炎后期等反复咳喘见上述主证者效优。

【经选】太阳中风，阳浮而阴弱，阳浮者，热自发；阴弱者，汗自出。啬啬恶寒，淅淅恶风，翕翕发热，鼻鸣干呕者，桂枝汤主之。（《伤寒论》第12条）

太阳病，头痛，发热，汗出，恶风，桂枝汤主之。（《伤寒论》第13条）

2. 桂枝加桂汤（桂枝汤加重桂枝量）

【方歌】桂枝加桂气心冲，少腹而来势不同。

汗出上虚主因是，桂加二两治奔豚。

【组成】桂枝五两（15克），芍药三两（10克），生姜三两（切，10克），甘草二两（炙，6克），大枣十二枚（擘，6枚）。

【用法】上五味，水煎温服。

【功效】调和阴阳，平冲敛降。

【主证】桂枝汤证又见气上冲者。

【应用】主治：①奔豚证。症见气从少腹（或腹以上）上冲胸咽，或见腹痛、头痛、眩晕、胁胀、出汗，舌淡，苔白，脉弦缓。②心脾肾阳虚气逆证。症见心悸、胸闷、气短气逆、腹胀时痛、噫气不除、心烦欲绝、四肢不温，舌淡，苔白滑，脉沉弦缓。

慢性胃炎、胃和十二指肠溃疡、慢性肝炎、胃肠神经官能症、神经衰弱、发作性神经症、内分泌失调、心律不齐、房室传导阻滞、心肌缺血、冠心病、风湿性心脏病等临床表现符合上述主证者可考虑用本方治疗。

【提示】本方即桂枝汤再加大桂枝量至五两（15克），以治桂枝汤证而气上冲剧烈或心脾肾阳虚而气逆者，"因桂枝具有平冲气、益心（胃）气作用"（刘渡舟教授语）。

【经选】烧针令其汗，针处被寒，核起而赤者，必发奔豚。气从少腹上冲心者，灸其核上各一壮，与桂枝加桂汤，更加桂二两也。（《伤寒论》第117条）

3. 桂枝加葛根汤（桂枝汤加葛根）

【方歌】桂枝加葛表虚施，项背几几反汗濡。

四两葛根消渴热，舒筋缓急解肌宜。

【组成】葛根四两（12克），桂枝二两（去皮，6克），芍药三两（10克），生姜三两（切，10克），大枣十二枚（擘，6枚），甘草二两（炙，6克）。

【用法】以水先煮葛根数沸，去上沫，再纳余药，煎取一杯，温服。

【功效】解肌祛风，调和营卫，生津柔筋。

【主证】桂枝汤证见项背拘急不舒。

【应用】主治太阳柔痉证。症见项背强几几，颈部拘急，或见头痛、发热、汗出、恶风、口干，舌淡红，苔薄白。

颈椎增生、颈椎间盘狭窄、落枕、神经性头痛、三叉神经痛、单侧神经痛、纤维肌疼痛、闭塞性动脉硬化、风湿性关节炎、肌肉劳损、荨麻疹等临床表现符合上述主证者可考虑用本方治疗。

【提示】葛根甘平，《神农本草经》谓其"主消渴，身大热"，可见葛根是清润性解热药，有解肌及缓解筋脉拘急的作用，尤具缓解项背强急的特点，故治桂枝汤证而有项背拘紧者。

本方证是桂枝汤证的延伸，即以桂枝汤证为主，以项背强急为辅。葛根汤证亦有项背强急，但却是无汗恶风的太阳伤寒证，应予鉴别。

应用本方时还要注意，葛根的用量须是桂枝的两倍以上方能保证疗效。

我国台北市立联合医院的陈旺全教授用本方加龙骨、牡蛎等治高血压持续不降有良效。（详见《名师经方讲录（第四辑）》）。

【经选】太阳病，项背强几几，反汗出，恶风者，桂枝加葛根汤主之。（《伤寒论》第14条）

4. 瓜蒌桂枝汤（桂枝汤加瓜蒌根）

【方歌】瓜蒌桂枝解急拘，花粉强滋三两施。

营卫调和桂枝证，津虚反见脉沉迟。

【组成】瓜蒌根（即天花粉）三两（10克），桂枝三两（去皮，10克），芍药三两（10克），生姜三两（切，10克），大枣十二枚（擘，6枚），甘草二两（炙，6克）。

【用法】上六味，水煎温服，取微汗，汗不出啜热粥发之。

【功效】调和营卫，解肌清热生津。

【主证】桂枝汤证又见拘急痉挛者。

【应用】主治太阳柔痉体强证。症见发热或不发热，恶风，汗出，口干或渴，项背或肢体拘急痉挛，舌淡，苔白，脉沉迟或沉但兼弦者。

颈椎增生，颈椎间盘狭窄、突出，急慢性鼻炎，咽炎，风湿病，骨质疏松，钙缺乏症，慢性胃炎，慢性胆囊炎，皮肤干燥综合征，感染性、变态反应性、精神神经性疾病等见上述主证者可用本方治疗。

【提示】临床上因外感风寒而发痉病者固然有之，但外感温热、热伤津液致痉病者更多，尤其是小儿。温热致痉之初，宜用银翘散加瓜蒌根治之；病久阴阳俱损者，宜用本方治之。有报道以本方化裁治疗热性痉病及不明原因之阵发性抽搐症疗效满意。

本证与桂枝加葛根汤证颇为相似，但有轻重之别。彼为项背强急，此为身体强急；彼为邪阻于表，故加葛根，重在解肌，此则津伤在里，故以瓜蒌根为君药，清热生津，滋养筋脉。

【经选】太阳病，其证备，身体强，几几然，脉反沉迟，此为痉，瓜蒌桂枝汤主之。（《金匮要略·痉湿暍病脉证治》第11条）

5. 桂枝加黄芪汤（桂枝汤加黄芪）

【方歌】桂枝何证要加芪，汗出恶风表更虚。

　　　　寒湿脉浮黄汗者，加芪二两得心机。

【组成】桂枝三两（10克），芍药三两（10克），生姜三两（10克），大枣十二枚（擘，6枚），甘草二两（炙，6克），黄芪二两（6克）。

【用法】上六味，水煎温服，同桂枝汤将息。

【功效】调和解肌，益气固表。

【主证】汗出恶风，比桂枝汤证更明显或见黄汗。

【应用】主治营卫虚弱证，或寒湿黄汗证，或太阳中风证与寒湿黄汗证相兼证。症见烦躁，胸痛，不食，黄汗，腰以上汗出，腰髋弛痛，瘙痒，倦怠，如有物在皮中状，小便不利，身疼重乏力，舌淡，苔薄白，脉浮细。

内分泌失调、代谢紊乱、汗腺分泌异常、过敏性紫癜、神经性皮炎、药物性皮炎、过敏性皮炎、免疫功能低下、产后感冒、维生素缺乏、风湿、类风湿、强直性脊柱炎、骨质疏松等临床表现符合上述主证者可以选择应用本方。

【提示】黄芪有益气、利湿祛黄作用。诸黄疸证，多为湿、热、瘀交结在里所致，宜利小便治之。今黄疸汗出而脉浮，更宜加入桂枝汤为治。本方主治黄汗，但临床上多以治表虚痹病。

本方治慢性肝炎、肝硬化并见黄汗为寒湿瘀阻者有效，先退黄再治肝病常可提高疗效，这是仲景学说"先表后里"原则的活用。

【经选】若身重，汗出已辄轻者，久久必身𥆨，𥆨即胸中痛，又从腰以上必汗出，下无汗，腰髋弛痛，如有物在皮中状，剧者不能食，身疼重，烦躁，小便不利，此为黄汗，桂枝加黄芪汤主之。（《金匮要略·水气病脉证并治》第29条）

6. 黄芪芍药桂枝苦酒汤（芪芍桂酒汤）

【方歌】芪芍桂枝苦酒汤，调和利水治汗黄。

黄芪五两为方主，桂芍均三酒升裹。

【组成】黄芪五两（15克），芍药、桂枝各三两（10克）。

【用法】上三味，以苦酒一升（米醋200毫升）、水七升（1400毫升），煎取三升（600毫升），分次温服。

【功效】通阳利水，调和营卫，化湿泻热。

【主证】黄汗、汗出口渴者。

【应用】主治黄汗病。症见身体肿，发热汗出而渴，状如风水，汗沾衣、色黄如黄柏汁，脉沉。也常用于风湿痹痛，口渴明显，心悸，心痛，汗出，舌淡红，苔黄腻，脉沉弦或结代。

内分泌失调、汗腺异常、代谢紊乱、心悸、心绞痛、心律不齐、心动过速、房室传导阻滞等见上述主证者可用本方加减治疗。

【提示】本方是桂枝汤去甘草、大枣、生姜加黄芪、苦酒（米醋）而成。去甘草、大枣因其味甘易致壅满，去生姜因其辛温偏辛散，增黄芪为补虚实表，加苦酒可敛汗救液，泻营中郁热，故用以治黄汗表虚多汗致口渴者。

"状如风水"是说身体肿、发热汗出，与风水的证候很相似，但风水脉浮，而黄汗脉沉。黄汗的特征是色黄如黄柏汁，且质黏沾染，病人表虚，因汗出多而津伤，故口渴明显，宜用本方治之。

本方与桂枝加黄芪汤均用于黄汗，但本方常用于风湿痹痛口渴明显者。

【经选】问曰：黄汗之为病，身体肿，发热汗出而渴，状如风水，汗沾衣，色正黄如柏汁，脉自沉，何从得之？师曰：以汗出入水中浴，水从汗孔入得之，宜芪芍桂酒汤主之。（《金匮要略·水气病脉证并治》第28条）

7. 黄芪桂枝五物汤（桂枝汤去甘草加黄芪增生姜）

【方歌】黄芪桂枝五物群，三两桂枝芍芪均。

　　　　六两生姜十二枣，恶风汗出血痹珍。

【组成】黄芪三两（10克），桂枝三两（10克），芍药三两（10克），生姜六两（18克），大枣十二枚（擘，6枚）。

【用法】上五味，水煎温服。

【功效】益气和营，温经通痹。

【主证】身体麻木、疼痛而见汗出恶风。

【应用】主治血痹，症见局部或全身麻木不仁，或疼痛如风痹状，舌淡红或略紫，苔白，脉微细或小紧。

脑血管意外后遗症、窦性心动过缓、冠心病、血栓闭塞性脉管炎、多发性大动脉炎、雷诺病、急慢性肾小球肾炎、坐骨神经痛、神经炎、肩周炎、不宁腿综合征、颈椎综合征、痛经、产后身痛、小儿多汗症等临床表现符合上述主证者可用本方加减治疗。

【提示】本方证以体虚受风、血凝于肌肤为主要病机。本方用以治疗营卫外虚，风虚内缓而致血痹、疼痛、麻木不仁者。其由桂枝加黄芪汤去甘草、增生姜而成。生姜辛温，增其量则可加大温经散寒作用；去甘草，因无急迫症状，且利于阳气的外发。

著名《金匮要略》研究大家、国医大师、原浙江中医学院院长何任教授强调要准确地运用经方，有针对性地辨病辨证，用方用药须严格按原文办。如用黄芪桂枝五物汤治痹病，断不能加甘草，因为本方是桂枝汤去甘草倍生姜加黄芪而成，故称五物，是为治疗阳气不足、营卫不和的痹病而设。临床证明加甘草则效果不好，值得重视。（详见《何任疑难重症验案选析》）

本方条文中的"阴阳俱微"是指浮沉俱不明显的脉象，说明营卫俱虚。关前（寸脉）候表，营卫虚于外，故寸口关上脉微。脉小主虚，脉紧为寒，关后（尺脉）候里，里虚则寒邪内侵，故尺中脉紧，即身体麻木不仁，类似今天之知觉神经麻痹。

所谓血痹，主要指因血瘀、湿气、寒凝所致之身体麻痹、疼痛，宜随证化裁治之。"外证身体不仁，如风痹状"，是指身体麻痹不仁、不知痛痒，像风痹一样，而实际上是血痹，宜用本方治之。

【经选】血痹阴阳俱微，寸口关上微，尺中小紧，外证身体不仁，如风痹状，黄芪桂枝五物汤主之。（《金匮要略·血痹虚劳病脉证并治》第2条）

8. 桂枝加厚朴杏子汤（桂枝汤加厚朴、杏仁）

【方歌】桂枝汤见咳喘家，五十杏仁朴二加。

内饮外寒虚在表，化痰解表效堪夸。

【组成】桂枝三两（去皮，10克），甘草二两（炙，6克），芍药三两（10克），生姜三两（去皮切，10克），大枣十二枚（擘，6枚），厚朴二两（6克），杏仁五十枚（去皮尖，12克）。

【用法】上七味，水煎温服如桂枝汤。

【功效】解肌发表，降气平喘。

【主证】汗出，恶风，咳喘。

【应用】主治肺虚寒饮证，或太阳中风证与寒邪郁肺相兼证。症见咳嗽，气喘，痰多，色白，汗出，舌淡，苔薄白。

慢性支气管炎、阻塞性肺疾病、间质性肺疾病、慢性肺源性心脏病（肺心病）、哮喘、过敏性紫癜、神经性皮炎、药物性皮炎、过敏性皮炎等临床表现符合上述主证者可用本方加减治疗。

【提示】咳嗽变异性哮喘见上述主证者用本方合玉屏风散再加川贝母、蜈蚣、地龙、蝉蜕、射干等效优，此为本人经验，供参考。

【经选】喘家，作桂枝汤，加厚朴杏子佳。（《伤寒论》第18条）

太阳病，下之微喘者，表未解故也，桂枝加厚朴杏子汤主之。（《伤寒论》第43条）

9. 桂枝甘草汤（桂枝汤去芍药、大枣、生姜）

【方歌】桂枝炙草取甘温，四桂二甘两味珍。

叉手冒心犹欲按，汗多心悸气胸奔。

【组成】桂枝四两（12～36克），甘草二两（炙，6～18克）。

【用法】上二味，以水三升（600毫升），煮取一升（200毫升），去滓，顿服。

【功效】温心阳，益心气。

【主证】心下悸，欲得按。

【应用】主治心阳虚证。症见心悸或怔忡，或烦躁，或两手覆盖心胸部，欲按，手足不温，汗出，胸闷或气短，口淡不渴，舌淡，苔薄白，脉虚弱。

感冒、风湿性心脏病、心绞痛、心肌梗死、心律失常等见心阳虚证者可用本方加减治疗。

【提示】本方治心悸确实有效，但药味用量小则效差，心悸明显者，桂枝多用至八两（24克）以上，炙甘草按比例增加。

【经选】发汗过多，其人叉手自冒心，心下悸欲得按者，桂枝甘草汤主之。（《伤寒论》第64条）

10. 桂枝救逆汤（桂枝去芍药加蜀漆牡蛎龙骨救逆汤）

【方歌】桂枝去芍救逆汤，津血伤来痰饮藏。

　　　　五牡四龙三两漆，能疗火劫病惊狂。

【组成】桂枝三两（去皮，10克），甘草二两（炙，6克），生姜三两（切，10克），大枣十二枚（擘，12枚），牡蛎五两（熬，15克），龙骨四两（12克），蜀漆三两（洗去腥，10克）。

【用法】上七味，以水一斗二升（1400毫升），先煮蜀漆，减二升（约200毫升），纳诸药，煮取三升（600毫升），去滓，温服一升（200毫升）。

【功效】补益心阳，镇惊安神。

【主证】汗出恶风，心悸，心神不安。

【应用】主治心阳虚惊狂证。症见心悸，心烦，胸闷，多梦，梦多险恶，身体燥热，易惊如狂，卧起不安，汗出短气，舌淡，苔薄白，脉虚弱。

冠心病、风湿性心脏病、心肌缺血、心律失常、精神分裂症、抑郁症、神经性头痛、疟疾等见上述主证者可用本方加减治疗。

【提示】蜀漆为常山的嫩枝叶，苦辛温，有毒，抗疟效价较高，如无蜀漆可用半夏代替。另本证"亡阳"究竟是亡心阳还是亡津液有争议，尚待临床验证。

【经选】伤寒脉浮，医以火迫劫之，亡阳，必惊狂，卧起不安者，桂枝去芍药加蜀漆牡蛎龙骨救逆汤主之。（《伤寒论》第112条）

11. 桂枝甘草龙骨牡蛎汤（桂枝甘草汤加龙骨、牡蛎）

【方歌】桂枝甘草龙牡汤，一桂二甘龙牡当。

　　　　惊悸躁烦痰饮少，因而不用漆枣姜。

【组成】桂枝一两（3克），甘草二两（炙，6克），牡蛎二两（熬，6～20克），龙骨二两（6～20克）。

【用法】上四味，水煎温服。

【功效】补助心阳，潜镇安神。

【主证】汗出恶风，心悸烦。

【应用】主治心阳虚烦躁证。症见烦躁，心悸，心烦，心痛，失眠，出汗，舌淡，苔薄白，脉缓弱。

风湿性心脏病、肺心病、冠心病、病毒性心肌炎、中风后遗症、内分泌失调、免疫功能低下、心律失常、抑郁症、神经衰弱等临床表现符合上述主证者可用本方加减治疗。

【提示】本证病机为心阳虚，心浮越，故不必局限于烧针之误。

【经选】火逆下之，因烧针烦躁者，桂枝甘草龙骨牡蛎汤主之。（《伤寒论》第118条）

12. 桂枝加龙骨牡蛎汤（桂枝汤加龙骨、牡蛎）

【方歌】桂加龙牡悸惊医，三两相均草二施。

　　　　梦泄失眠津虚故，二加龙牡入附薇。

【组成】桂枝、芍药、生姜各三两（10克），甘草二两（6克），大枣十二枚（擘，6枚），龙骨、牡蛎各三两（10～20克）。

【用法】上七味，水煎温服。

【功效】调和阴阳，固摄心肾。

【主证】桂枝汤证兼见津液虚、惊悸不安。

【应用】主治心肾虚寒证。症见目眩，发落，胸腹动悸，少腹弦急，阴头寒冷，梦交，失精，心悸，失眠多梦，自汗盗汗，乏力，舌淡，苔薄白，脉极虚芤迟。

前列腺炎、前列腺增生、性早熟等见遗精、滑泄、倦怠，盆腔炎、附件炎、阴道炎见带下异常，心律失常、风湿性心脏病、冠心病等见心悸、汗出、胸闷者，抑郁症，癔症，睡眠障碍等临床表现符合上述主证者可用本方加减治疗。

【提示】本方对营卫不固，男女老少之多汗、遗尿、失眠亦有良效。

【附】二加龙骨汤 《小品方》云："虚弱浮热汗出者除桂加白薇、附子各三分，曰二加龙骨汤。"经方大师胡希恕常用此汤治营卫不和、虚阳浮越之遗精，有奇效。姜春华大师则用此汤再加五味子等化裁治眩晕、失眠、遗精三症同患且临床表现符合上述主证者，亦非常有效，理曰："诸药合用，动中求静，静中求动，伏其所主，先其所因，故三病同愈矣！"

【经选】夫失精家，少腹弦急，阴头寒，目眩，发落，脉极虚芤迟，为清谷，亡血，失精。脉得诸芤动微紧，男子失精，女子梦交，桂枝加龙骨牡蛎汤主之。（《金匮要略·血痹虚劳病脉证并治》第8条）

13. 桂枝去芍药汤（桂枝汤去芍药）

【方歌】桂枝去芍腹中虚，胸满寸浮独促宜。

　　　　若见恶寒阳不振，更加附子一枚需。

【组成】桂枝三两（10克），甘草二两（炙，6克），生姜三两（10克），大枣十二枚（擘，6枚）。

【用法】上四味，水煎温服同桂枝汤。

【功效】解肌祛风，宣通胸阳。

【主证】桂枝汤证又见寸脉独浮、胸满。

【应用】主治太阳中风证合胸阳不足证。症见下后发热、恶风寒、汗出、胸闷、心悸、气短、咳逆，舌淡，苔薄白，脉促。

窦性心律不齐、室性心动过速、心房纤颤、心动过缓、冠心病、心肌炎后遗症、慢性胃炎、慢性食管炎、慢性过敏性鼻炎、过敏性皮炎等见上述主证者均可用本方加减治疗。

【提示】本方证以胸阳不振、表邪未解为主要病机。桂枝汤中用芍药以治桂枝汤证有腹满痛者，今去芍药，可知是因为有桂枝汤证而无腹满痛，且腹中必虚，芍药又阴柔，有碍宣通阳气。如兼见心肾阳虚证及肌肉关节疼痛者可加附子，即桂枝去芍药加附子汤，用之有良效。本方证的"脉促"是胸阳不振、阳郁不伸、正邪交争之象，与阳热亢盛之脉促有别。

【经选】太阳病，下之后，脉促胸满者，桂枝去芍药汤主之。（《伤寒论》第21条）

14. 桂枝去芍药加皂荚汤（桂枝汤去芍药加皂荚）

【方歌】桂枝去芍加枚皂，温化饮痰咳吐涎。

【组成】桂枝、生姜各三两（10克），大枣十枚（擘，6枚），甘草二两（6克），皂荚（去皮子，炙焦，6克）。

【用法】上五味，水煎温服。

【功效】温阳行气，消除顽痰。

【主证】外有桂枝汤证，内有寒饮。

【应用】主治桂枝汤证腹中虚、无满痛、脉促胸满者。

慢性支气管炎、支气管扩张、慢性鼻炎、肺癌等见上述主证者可用本方加减治疗。

【提示】皂荚辛温，为温化寒饮、祛痰排脓良药。治癌大家王三虎教授用本方化裁治疗肺癌属肺痿者取得一定成效，可供临床参考。

【经选】《千金》桂枝去芍药加皂荚汤，治肺痿吐涎沫。（《金匮要略·肺痿肺痈咳嗽上气病脉证治》附方）

15. 小建中汤（桂枝汤增芍药加饴糖）

【方歌】小建中本桂枝汤，倍芍加饴一升量。

调和气血温中外，悸烦腹痛有奇长。

【组成】桂枝三两（10克），甘草二两（炙，6克），大枣十二枚（擘，6枚），芍药六两（18克），生姜二两（切，10克），胶饴一升（50克）。

【用法】前五味，水煎汤成，饴糖烊化分冲，分两次温服。

【功效】温中补虚，和里缓急。

【主证】桂枝汤证兼见胃腹痛、心悸而不呕。

【应用】主治虚劳里急及气血虚寒腹痛证。症见腹中急痛，软如舟状，喜温喜按，或心悸而烦，或手足烦热，口干咽燥，或虚劳发黄，面色不荣，舌淡，苔薄白，脉细弱。

慢性胃炎、胃或十二指肠球部溃疡、胃黏膜脱垂、慢性肠炎、慢性肝炎、神经衰弱、心律失常、缺铁性贫血、再生障碍性贫血、功能性发热、冠心病、风湿性心脏病等临床表现符合上述主证者可考虑应用本方治疗。

【提示】本方为治疗虚寒性胃腹痛的最有效方剂，此腹痛以喜温喜按为特点，但芍药（白芍）的用量宜大。另呕家不宜予此方，因呕家不喜甜。有医家用此方治中风后呃逆不止、脾胃虚衰之失音、习惯性便秘获良效。

有报道以本方合白术、佛手、海螵蛸等治疗消化性溃疡、慢性胃炎，合茵陈、苍术、蒲公英、虎杖、白花蛇舌草等治疗慢性肝炎，合细辛、延胡索等治疗反复发作性腹痛，合鱼鳔胶、熟地黄、当归、丹参等治疗再生障碍性贫血及加味治疗抑郁症都有较好的效果。本方中饴糖、桂枝、白芍均为主药，不可或缺，如无饴糖可用蜂蜜代替。

另动物实验证明，本方对胃、十二指肠球部溃疡黏膜损伤有良好的抑制作用，对炎症、疼痛、活性氧等有对抗作用。

【经选】伤寒，阳脉涩，阴脉弦，法当腹中急痛，先与小建中汤，不瘥者，小柴胡汤主之。（《伤寒论》第100条）

伤寒二三日，心中悸而烦者，小建中汤主之。（《伤寒论》第102条）

虚劳里急，悸衄，腹中痛，梦失精，四肢酸痛，手足烦热，咽干口燥，小建中汤主之。（《金匮要略·血痹虚劳病脉证并治》第13条）

16. 当归建中汤（小建中汤加当归）

【方歌】当归建中补血虚，四两归加瘀痛祛。

产后虚羸诸不足，调营腹痛引腰除。

【组成】当归四两（12克），桂枝三两（10克），芍药六两（18克），生姜三两（9克），甘草二两（炙，9克），大枣十二枚（擘，6枚），饴糖一升（50克）。

【用法】前六味水煎汤成，饴糖烊化分冲，分两次温服。

【功效】建中和血，散寒止痛。

【主证】小建中汤证更见血虚证者。

【应用】主治妇人产后虚弱不足，腹中刺痛不止，少气，或苦少腹拘急挛痛引腰背，不能食饮。令人强壮。

消化系统、生殖系统、血液系统、神经系统病变临床表现符合上述主证者以该方化裁治疗效优。

【提示】本方为小建中汤加补血的当归，治小建中汤证而有血虚证者。腹痛属血虚明显者，尚可加阿胶、熟地黄等药，且不可限于妇人、产后，凡男女见血虚腹痛时，皆可用。

【经选】《千金》内补当归建中汤，治妇人产后虚羸不足，腹中刺痛不止，吸吸少气，或苦少腹中急挛痛，引腰背，不能食饮，产后一月，日得四五剂为善。令人强壮，宜。（《金匮要略·妇人产后病脉证治》附方）

17. 黄芪建中汤（小建中汤加黄芪）

【方歌】黄芪建中善补虚，小建中加两半芪。

里急虚劳甘缓补，恶风腹痛汗淋漓。

【组成】桂枝三两（10克），芍药六两（18克），生姜三两（10克），大枣十二枚（擘，6枚），甘草二两（炙，6克），黄芪一两半（20克）。

【用法】同当归建中汤。

【功效】益气建中，调补阴阳。

【主证】里急腹痛，汗出恶风明显。

【应用】主治：①脾胃寒痛证。症见心胸中大寒痛，或脘腹疼痛，或缓或急，喜温喜按，痛可因劳累、受寒而加重，纳差乏力，肢厥或自汗，面色萎黄，大便溏，舌淡，苔白，脉弱。②虚劳里急，诸不足。

肠胃痉挛、急慢性胃炎、胃和十二指肠溃疡、胃下垂、胃黏膜脱垂、慢性肝炎、慢性非特异性结肠炎、心肌炎、心肌缺血、心绞痛等符合上述主证者可用本方加减治疗。

【提示】本方是治疗脾胃虚寒证的重要代表方，且对心、肺、肝、胆虚寒诸证亦有较好疗效。黄芪甘、微温，可补虚、利水消肿、益胃固表，加于小建中汤中更能补中益气、固表，治虚劳里急、腹中痛。黄疸多有小便不利，小便自利属中气虚，宜用黄芪建中汤治疗。本方加蒲公英、三七、白及、阿胶、开河参、艾叶等化裁治疗胃溃疡并出血效果理想，加鳖甲、砂仁、白术、三七、露蜂房等治疗胃癌有效。

著名《伤寒论》研究大家、原福建中医学院院长俞长荣教授曾用本方加味共10剂药治愈一例胃病长达二十多年的病人，病以空腹加重、得食痛解、遇寒常发为特点，诊为中焦虚寒、营卫不足、久痛入络之胃脘病。该疗法疗效显著，并经得起临床重复验证，被多数医家认可。（详见《俞长荣伤寒论研究与临床带教》）

据现代药理研究，本方有较好的镇静、解痉、抑制胃液和胃酸分泌、促进溃疡愈合、增强免疫功能及止血等功效。

【经选】虚劳里急，诸不足，黄芪建中汤主之。（《金匮要略·血痹虚劳病脉证并治》第14条）

男子黄，小便自利，当与虚劳小建中汤。（《金匮要略·黄疸病脉证并治》第22条）

18. 桂枝加芍药生姜各一两人参三两新加汤（桂枝新加汤，桂枝汤加芍药、生姜量并加人参）

【方歌】新加汤证桂枝基，汗出身疼表里虚。

脉见沉迟增气液，参三加一芍姜俱。

【组成】桂枝三两（10克），芍药四两（12克），甘草二两（炙，6克），人参三两（10克），大枣十二枚（擘，6枚），生姜四两（12克）。

【用法】上六味，水煎温服。

【功效】益气生血，调和营卫。

【主证】桂枝汤证身疼明显、胃气虚、脉沉迟者。

【应用】主治太阳中风证与营血不足相兼证。症见发热，恶风寒，汗出，头身疼痛甚，或肌肉酸痛，或关节活动不利，舌淡，苔薄白，脉沉迟；亦治素体阳虚自汗或感邪后欲汗无力者。

感冒、流行性感冒、风湿性关节炎、肌肉风湿病、慢性胃炎、胃和十二指肠溃疡、末梢神经炎、面神经炎、神经性头痛、梅尼埃病、甲状腺功能减退（甲减）、更年期综合征、糖尿病周围神经病变等临床表现符合上述主证者以本方化裁治之效优。

【提示】本方宜用于太阳太阴并病、表里俱虚之较轻证，若有厥逆、下利等阴寒重证则不宜用，应按先救其里、后救其表的原则治之。本方合玉屏风散化裁治虚人反复感冒、发热难退、咳嗽缠绵者效优。

【经选】发汗后，身疼痛，脉沉迟者，桂枝加芍药生姜各一两人参三两新加汤主之。（《伤寒论》第62条）

19. 桂枝人参汤（桂枝甘草汤合理中汤）

【方歌】桂参桂入理中汤，痞利太阴并太阳。

桂草方中皆四两，同行三两术参姜。

【组成】桂枝四两（12克），甘草四两（炙，12克），白术三两（10克），人参三两（10克），干姜三两（10克）。

【用法】上五味，以水九升（1800毫升），先煮四味（除桂枝），取五升（1000毫升），纳桂，更煮取三升（600毫升），去滓，温服一升（200毫升），日均三次服。

【功效】温阳解肌，健脾益气。

【主证】桂枝甘草汤证又见理中汤证。

【应用】主治太阳中风证与脾胃虚寒证相兼证。症见心下痞硬，或疼痛，或胀满，下利，食欲减退，发热，恶风寒，汗出，舌淡，苔薄白，脉沉弱。

感冒、流行性感冒、心律失常、房室传导阻滞、心肌缺血、风湿性心脏病、慢性胃炎、慢性肝炎、慢性胰腺炎、慢性结肠炎等见上述主证者可用本方加减治疗。

【提示】本方与桂枝加芍药生姜各一两人参三两新加汤同治太阳太阴并病，本方适用于太阴证重者而后方适用于太阳证重者，另要注意煎服法。

【经选】太阳病，外证未除，而数下之，遂协热而利，利下不止，心下痞硬，表里不解者，桂枝人参汤主之。（《伤寒论》第163条）

20. 当归四逆汤（桂枝汤去生姜加当归、细辛、通草）

【方歌】当归四逆表虚能，三两辛归桂芍行。

　　　　二两甘通十二枣，厥回痹逐脉重生。

　　　　头心腹痛兼呕逆，寒甚吴萸姜酒烹。

【组成】当归三两（10克），桂枝三两（10克），芍药三两（10克），细辛三两（10克），甘草二两（炙，6克），通草二两（6克），大枣十二枚（擘，8枚）。

【用法】上七味，水煎温服。

【功效】养血通脉，温经散寒。

【主证】手足凉，表虚而里寒不甚。

【应用】主治营卫不利、血虚寒凝证。症见手足厥寒，肢体疼痛麻木，舌淡，苔白，脉沉细弱，心腹痛，头痛因寒加重。

末梢神经炎、多发性神经炎、偏头痛、坐骨神经痛、末梢循环障碍、大动脉炎、风湿性关节炎、类风湿性关节炎、骨质增生、强直性脊柱炎、痛经、闭经、慢性盆腔炎、慢性附件炎、子宫内膜炎等临床表现符合上述主证者可用本方加减治疗。

【提示】本方为桂枝汤加减方，是治厥阴血虚寒凝致厥的主方，故主营卫不利的外寒，而与四逆汤、通脉四逆汤专以里寒为治者大异。此所谓"厥寒"，亦是伤寒之寒，以示寒之在外，血脉不通，与厥冷不同，宜细辨。本方治冻疮、脉管炎、肌肉痛等亦有良效。

【经选】手足厥寒，脉细欲绝者，当归四逆汤主之。（《伤寒论》第351条）

21. 当归四逆加吴茱萸生姜汤（当归四逆汤加吴茱萸、生姜）

【方歌】当归四逆表虚能，三两辛归桂芍行。

二两甘通十二枣，厥回痹逐脉重生。

头心腹痛兼呕逆，寒甚吴萸姜酒烹。

萸重二升姜八两，诸疼痼疾胃肝经。

【组成】当归三两（10克），桂枝三两（10克），芍药三两（10克），细辛三两（10克），甘草二两（炙，8克），通草二两（8克），大枣二十五枚（擘，12枚），生姜半斤（切，24克），吴茱萸二升（30克）。

【用法】上九味，水或水酒各半煎，温服。

【功效】养血通脉，温阳祛寒。

【主证】当归四逆汤证见心腹痛，呕逆，头痛。

【应用】主治血虚痼寒证。症见手足厥逆，肢体疼痛麻木，受寒加重，妇女月经不调，少腹冷痛，或胁痛、寒呕、下利，或头痛，舌淡，苔白，脉细或沉紧。

血栓闭塞性脉管炎、脑血栓形成、心衰、多发性神经炎、坐骨神经痛、肥大性脊柱炎、风湿性关节炎、非特异性附睾炎、闭经、痛经、慢性盆腔炎、小儿硬皮肿、雷诺病等临床表现符合上述主证者用本方化裁治疗效优。

【提示】本方是治疗血虚沉寒痼痛的重要代表方，多种疼痛以之化裁治疗效果显著。本方以当归四逆汤养血通络、温经散寒，加吴茱萸、生姜温散陈寒久滞，以清酒入煎引经，散寒通脉。本方证与当归四逆汤证略同，并兼见少腹冷痛、呕吐清涎、巅顶疼痛等肝胃虚寒表现。本方治疗一些疑难杂症如头痛、胸痛、腹痛、肢冷、缩阴等有奇效。

【经选】若其人内有久寒者，宜当归四逆加吴茱萸生姜汤。
（《伤寒论》第352条）

22. 苓桂术甘汤（茯苓桂枝白术甘草汤，桂枝甘草汤加茯苓、白术）

【方歌】苓桂术甘四三二，冲摇短气尿不利。

　　　　外寒内饮脉紧弦，胸胁支满眩晕既。

【组成】茯苓四两（12克），桂枝三两（10克），白术二两（6克），甘草二两（炙，6克）。

【用法】上四味，水煎温服。

【功效】温中健脾，化水降逆。

【主证】外寒内饮之眩晕、短气、小便不利、气上冲。

【应用】主治寒饮侵扰证。症见呕吐，吐而渴，欲饮暖水，眩晕、咳喘，心悸，水肿，肢体困重，苔滑腻。

慢性胃炎、慢性肠炎、慢性肝炎、慢性胆囊炎、慢性胰腺炎、慢性支气管炎、间质性肺疾病、阻塞性肺疾病、支气管哮喘等见上述主证者可用本方加减治疗。

【提示】本方为苓桂类方的主方，以善治痰饮病而彰显中医特色，尤其是对痰饮性眩晕疗效显著（无气上冲者效差）。伤寒名家刘渡舟教授生平善用苓桂剂，治愈疑难杂症无数，如冠心病、精神病、梅尼埃病、水肿、失眠、心律失常、风湿性心脏病、肺心病、心衰、急慢性支气管炎、胸膜炎、胸腔积液等，并总结出苓桂剂的四大主要作用：甘淡利水，养心安神，行肺治节，补脾厚土。刘渡舟教授在用苓桂术甘汤治"水心病"（水气上冲所致之冠心病）方面积累了丰富的经验。水心病以舌胖大水滑（水舌）、面色黧黑（水色）为主证，其苓桂术甘汤证的特征更为突出。刘渡舟教授临证不管什么病，只要发现有水舌或兼起则头眩、心下逆满、心悸、气上冲者即用苓桂术甘汤，效果较好，从而形成他"辨方证抓主证用经方"的临床特色。其学生傅延龄教授还通过实验研究证明，苓桂术甘汤具有一定的抗心脏缺血、抗心律失常及正性肌力等作用。

日本汉方名家本间枣轩创"连珠饮"，即苓桂术甘汤加川芎、当归、熟地黄、白芍，治血虚眩晕、心悸等获良效而长久流传。（详见《名医经方讲录（第四辑）》）

【经选】伤寒若吐若下后，心下逆满，气上冲胸，起则头眩，脉沉紧，发汗则动经，身为振振摇者，茯苓桂枝白术甘草汤主之。（《伤寒论》第67条）

心下有痰饮，胸胁支满，目眩，苓桂术甘汤主之。（《金匮要略·痰饮咳嗽病脉证并治》第16条）

夫短气有微饮，当从小便去之，苓桂术甘汤主之，肾气丸亦主之。（《金匮要略·痰饮咳嗽病脉证并治》第17条）

23. 茯苓桂枝甘草大枣汤（桂枝甘草汤加茯苓、大枣）

【方歌】苓桂甘枣桂草基，奔豚欲作悸宁需。

　　　　枣推十五扶中土，八两茯苓四桂枝。

【组成】茯苓八两（24克），桂枝四两（12克），甘草二两（6克），大枣十五枚（擘，15枚）。

【用法】上四味，水煎温服。

【功效】温通心阳，化气行水。

【主证】桂枝甘草汤证又见心下悸、腹挛急、气上冲。

【应用】主治气虚水湿上逆证。症见脐下悸，欲作奔豚，倦怠，眩晕，因劳加剧，舌淡，苔白腻。

内分泌失调、内脏神经功能紊乱、肾小球肾炎、肾病综合征、慢性肠炎、慢性胃炎、慢性胰腺炎等见上述主证者可参考本方治之。

【提示】奔豚指气从少腹上冲胸脘、咽喉的一种发作性疾病，多为神经官能症。中医认为汗后损伤心阳，心阳虚不能制水于下，肾水上逆而见脐下悸、欲作奔豚，是阳虚肾水初动之证。故增量桂枝，以温阳化气平冲；加大茯苓量，以宁心利水、除湿平悸；因无心下痞硬和眩冒，知胃无停饮或少停饮，故不用白术，改加大枣，用甘缓以解腹挛急。本方与苓桂术甘汤貌似而实异。另若见心阳虚损，下焦虚寒之气上冲，则已成奔豚，应用桂枝加桂汤治疗，学者宜细辨。

【经选】发汗后，其人脐下悸者，欲作奔豚，茯苓桂枝甘草大枣汤主之。（《伤寒论》第65条）

24. 茯苓甘草汤（桂枝甘草汤加茯苓、生姜）

【方歌】苓甘汤本桂甘加，里饮外寒治细查。

一甘二桂三姜茯，呕而不渴厥悸瘥。

【组成】茯苓二两（6克），桂枝二两（6克），甘草一两（炙，3克），生姜三两（切，10克）。

【用法】上四味，水煎温服。

【功效】温胃化饮，通阳渗湿。

【主证】桂枝甘草汤证又见呕逆。

【应用】主治脾胃阳郁水气证。症见神志昏厥，心下悸，不渴，手足厥冷，不思饮食，脘腹悸动或呕吐清稀涎水，舌淡，苔白滑。

慢性胃炎、慢性肠炎、慢性肝炎、慢性胰腺炎、心肌缺血、房室传导阻滞、病毒性或细菌性心肌炎等见上述主证者可参考本方治之。

【提示】对神经官能症出现失眠、心悸者，本方增茯苓量加生龙骨、牡蛎治之有良效。后世医家喜把失眠、心悸归为虚劳，注重补五脏气血而忽略外邪里郁，是离经之举，可致病迁延不愈，应注意。

【经选】伤寒，汗出而渴者，五苓散主之；不渴者，茯苓甘草汤主之。（《伤寒论》第73条）

伤寒，厥而心下悸，宜先治水，当服茯苓甘草汤，却治其厥，不尔，水渍入胃，必作利也。（《伤寒论》第356条）

25. 茯苓泽泻汤（茯苓甘草汤加泽泻、白术）

【方歌】茯苓泽泻治胃反，呕吐频频渴又加。

二两桂甘三两术，生姜泽四八苓夸。

【组成】茯苓八两（24克），泽泻四两（12克），白术三两（10克），桂枝二两（6克），甘草二两（炙，6克），生姜四两（切，12克）。

【用法】上六味，水煎温服。

【功效】健脾利水，化饮止呕。

【主证】茯苓甘草汤证又见口渴而呕吐。

【应用】主治脾胃寒饮呕渴证。症见畏寒，呕吐频繁，呕后渴欲饮热水，或吐清涎，口淡，小便不利，舌淡，苔白，脉紧或沉。

慢性胃和十二指肠溃疡、胃炎、幽门水肿、胃癌、慢性肝炎、肝硬化腹水、脂肪肝、肝囊肿、神经性呕吐、慢性肾炎、肾病综合征、尿路结石等见上述主证者可用本方加减治疗。

【提示】胃反，指"朝食暮吐或暮食朝吐"之发作性呕吐症，多属消化功能差、停食或停水所致，当伴渴欲饮水，且喜热饮，愈吐愈饮，愈饮愈吐，又小便不利或兼见心下悸、头眩等，此时用本方确有奇效，因本方可温阳化气，易除水饮。注意茯苓、泽泻、生姜用量宜大些。

【经选】胃反，呕而渴欲饮水者，茯苓泽泻汤主之。（《金匮要略·呕吐哕下利病脉证治》第18条）

26. 桂苓五味甘草汤（茯苓桂枝五味甘草汤，桂枝甘草汤加茯苓、五味子）

【方歌】苓桂味甘桂草功，眩晕咳逆气咽冲。

半升五味甘三两，苓桂温消四两同。

【组成】茯苓四两（12克），桂枝四两（去皮，12克），五味子五两（15克），甘草三两（10克）。

【用法】上四味，水煎温服。

【功效】温阳化饮，平冲降逆。

【主证】桂枝甘草汤证又见咳逆上气、眩晕。

【应用】主治寒饮郁肺气冲证。症见多唾口燥，手足逆冷，麻痹不仁，气从少腹上冲胸咽，小便不利，眩晕，面翕热如酒醉，寸脉沉，尺脉微。

慢性支气管炎、哮喘、肺气肿、肺心病、肺结核、慢性胃炎、慢性肝炎、过敏性皮炎等见上述主证者可用本方化裁治之。

【提示】本方亦由桂枝甘草汤变化而成。茯苓可加强利尿逐饮之功，五味子治咳逆上气，两味加于桂枝甘草汤中，可治疗桂枝甘草汤证见咳逆上气、眩晕者。

【经选】青龙汤下已，多唾，口燥，寸脉沉，尺脉微，手足厥逆，气从小腹上冲胸咽，手足痹，其面翕热如醉状，因复下流阴股，小便难，时复冒者，与茯苓桂枝五味甘草汤，治其气冲。（《金匮要略·痰饮咳嗽病脉证并治》第36条）

27. 五苓散（茯苓泽泻汤去生姜、甘草加猪苓）

【方歌】五苓术桂泽猪苓，倍泽研三克服灵。

汗热躁浮淋渴悸，外寒内饮水逆平。

【组成】猪苓十八铢（去皮，10克），泽泻一两六铢（15克），白术十八铢（10克），茯苓十八铢（10克），桂枝半两（去皮，6克）。

【用法】上五味，捣研为细末，以白饮和服方寸匕（3克），多饮暖水，汗出愈。以上剂量作煎剂（一次量）亦可，但水逆证仍以散服为佳。

【功效】健脾利水，温阳化气，兼解表。

【主证】太阳表虚证兼见心下停饮、小便不利。

【应用】主治：①太阳中风蓄水（水逆）证。症见发热，头痛，身疼痛，心烦，消渴，渴欲饮水（量少、喜温水），水入则吐，小便不利，脉浮。②水湿内停证。症见眩晕，水肿，小便不利，或见霍乱吐泻，肉上粟起，汗出而渴，或渴不欲饮，脉浮或浮数。③痰饮。心下痞，脐下动悸，吐涎沫而头眩，或短气而咳。

冠心病、高血压、高脂血症、肾小球肾炎、肾盂肾炎、膀胱炎、尿路结石、慢性支气管炎、阻塞性肺疾病、支气管哮喘、慢性胃炎、慢性肝炎、慢性胆囊炎、慢性胰腺炎等见上述主证者可参考本方治之。

【提示】脉浮、小便不利、微热、气冲、消渴、水入则吐等症状古代统称为水逆证，五苓散为此证的特效专方。五苓散证与桂枝去桂加茯苓白术汤证、真武汤证颇相似。五苓散证病邪在表，属太阳中风兼内有水饮之证，故须桂枝解表，合苓术以化饮而获效；桂枝去桂加茯苓白术汤证虽也属表证，但因有胃痞腹痛的里证迹象，且表证轻，故不用桂枝而用生姜解表，重在用苓术配合姜芍以化饮利水，使小便利则诸证愈；倘若过汗伤津甚而见眩晕、心悸、下利等症时便已进入少阴太阴合病之真武汤证，非五苓散所能胜任了。这说明治病用方要先弄清病位，辨明方证才能有疗效。经方大家胡希恕教授总结的"先辨六经，后辨方证，方证对应"的经方临床应用方法可谓辨证尖端、学用捷径，的确可执简驭繁，以应无穷之变。

20世纪50年代，中国中医研究院的老中医蒲辅周就用五苓散加人参治好了某重要领导人气化不利之癃闭，彰显了中医治疗疑难重症的特色。（详见《名师经方讲录（第六辑）》）

本方临床应用很广泛，不但慢性病多用，急性病甚至恶性传染病如霍乱亦有治验。经方大家黄煌教授推荐用本方治疗的现代疾病就有近百种之多，可供参考。但应记住，用中药方治疗西医诊断之病，必须符合中医理论，即方证要对应，否则无效。

【经选】太阳病，发汗后，大汗出，胃中干，烦躁不得眠，欲得饮水者，少少与饮之，令胃气和则愈；若脉浮、小便不利、微热消渴者，五苓散主之。（《伤寒论》第71条）

中风发热，六七日不解而烦，有表里证，渴欲饮水，水入则吐者，名曰水逆，五苓散主之。（《伤寒论》第74条）

太阳病，寸缓、关浮、尺弱，其人发热、汗出，复恶寒，不呕，但心下痞者，此以医下之也；如其不下者，病人不恶寒而渴者，此转属阳明也；小便数者，大便必硬，无所苦也，渴欲饮水，少少与之，但以法救之；渴者，宜五苓散。（《伤寒论》第244条）

霍乱，头痛，发热，身疼痛，热多欲饮水者，五苓散主之；寒多不用水者，理中丸主之。（《伤寒论》第386条）

假令瘦人脐下有悸，吐涎沫而癫眩，此水也，五苓散主之。（《金匮要略·痰饮咳嗽病脉证并治》第31条）

28. 防己茯苓汤（桂枝甘草汤加防己、茯苓、黄芪）

【方歌】己苓肢聂动无休，皮水表虚浮肿求。

　　　　己桂芪三甘二两，茯苓六两砥中流。

【组成】防己三两（10克），黄芪三两（10克），桂枝三两

（10克），甘草二两（6克），茯苓六两（18克）。

【用法】上五味，水煎温服。

【功效】健脾利水，温经散湿。

【主证】浮肿见汗出恶风。

【应用】主治：①太阳表虚风湿痹病。症见身重，汗出，恶风寒，肌肉关节疼痛，舌淡，苔白，脉浮或沉或缓。②太阳表虚皮水证。症见眼睑四肢皮肤水肿，四肢肌肉微动，身重，汗出，舌淡，苔白，脉浮或沉缓。

风湿性关节炎、类风湿性关节炎、肌肉风湿病、慢性肾小球肾炎、肾病综合征、肾积水、慢性肾盂肾炎、心脏性及内分泌性水肿等见上述主证者可用本方加减治疗。

【提示】皮水是"外证胕肿，按之没指，不恶风""四肢肿，水气在皮肤中，四肢聂聂动"之证，为脾肺气虚、水湿内停、阳气被遏所致，故以防己、黄芪走表祛湿，以桂枝、茯苓通阳化水。其方意近防己黄芪汤，但去术加桂苓，以专行皮肤，故茯苓用量宜稍大。

另有实验研究证明，桂枝、汉防己的利尿作用较强，可提高人和动物尿量50%左右，供参考。

【经选】皮水为病，四肢肿，水气在皮肤中，四肢聂聂动者，防己茯苓汤主之。（《金匮要略·水气病脉证并治》第24条）

29. 蜘蛛散

【方歌】蜘蛛狐疝散能医，大小肿偏上下时。

焙杵蜘蛛十四枚，桂枝半两恰相宜。

【组成】蜘蛛十四枚（熬焦，14枚），桂枝半两（2克）。

【用法】上二味，为散，每服1克，温水送服，一日二次，蜜丸亦可。

【功效】温肝散寒，通达阳气。

【主证】小儿寒疝腹痛。

【应用】主治肝寒狐疝（疝气）证。症见阴囊或少腹或股内一侧有肿物、时大时小、时上时下、时隐时现，劳累、咳嗽、哭笑可诱发，或少腹冷痛、牵引胸胁，舌淡，苔白，脉紧。

睾丸肿大、睾丸结节、腹股沟斜疝、末梢血管循环障碍、淋巴结结核等临床表现符合上述主证者可用本方加减治疗。

【提示】小儿疝气服本方有效，成年人疝气现已多用手术治疗。

【经选】阴狐疝气者，偏有小大，时时上下，蜘蛛散主之。（《金匮要略·趺蹶手指臂肿转筋阴狐疝蛔虫病脉证治》第4条）

30. 桂枝生姜枳实汤

【方歌】桂姜枳服饮痰蹇，诸逆心悬痛痞连。

三两桂姜五两枳，祛寒降逆白滑弦。

【组成】桂枝三两（10克），生姜三两（10克），枳实五枚（15克）。

【用法】上三味，水煎温服。

【功效】通阳化痰，平冲开结。

【主证】心下痞塞，胸胁闷痛。

【应用】主治痰阻气逆胸痹病。症见心中痞硬，心胸疼痛，牵引肩背，胸中浊气上逆，舌淡，苔白或滑，脉弦或细。

冠心病、肺心病、风湿性心脏病、肋间神经痛、支气管炎、支气管哮喘、肺气肿、慢性胃炎等临床表现符合上述主证者可用本方加减治疗。

【提示】本方虽可治心绞痛等心脏诸痛症，但总较用枳实薤白桂枝汤、大柴胡汤与桂枝茯苓丸或桃核承气汤合方的机会为少，临床应注意。

【经选】心中痞，诸逆心悬痛，桂枝生姜枳实汤主之。

（《金匮要略·胸痹心痛短气病脉证治》第8条）

31. 桂枝茯苓丸

【方歌】桂苓丸服久瘀除，丹芍桃苓等量施。

满悸冲疼痛处定，冠心胸腹妇癥宜。

【组成】桂枝、茯苓、桃仁（去皮尖，熬）、牡丹皮（去心）、芍药各三两（10克）。

【用法】上五味，研末，炼蜜为丸，如兔屎大，每天食前服一丸，不知，加至三丸。亦可水煎温服。

【功效】消癥化瘀。

【主证】久有瘀血疼痛，痛有定处。

【应用】主治癥积。症见经水漏下不止，色紫黑晦暗，或经行不定期，或一月再至，或经水不行，或经期正常，少腹、胞宫痞块，按之坚硬有物，或胎动不安，舌紫黯边有瘀斑，脉沉或涩。

子宫肌瘤、宫外孕、卵巢囊肿、子宫内膜异位症、慢性盆腔炎、慢性附件炎、肿瘤、囊肿、下肢静脉血栓、冠心病等临床表现符合上述主证者可用本方加减治疗。

【提示】实验研究证实，本方可明显降低全血黏度、血小板聚集、全血比黏度、全血还原比黏度、血浆比黏度等而改善血液循环，对弥散性血管内凝血有明显的预防和治疗作用，尚有抗炎、抗肿瘤、开通冠脉血管、提高免疫力的作用，故临床应用广泛，为古代中医活血化瘀第一方，尤其在妇科病中。

经方大家黄煌教授用本方合大柴胡汤化裁治疗高血压、高血脂、高血糖等代谢综合征获良效，可供参考。另经方大家冯世纶教授认为本方不仅能治妇人癥病下血，而且对于因瘀血而下血，或瘀血引起的胸腹疼痛、痛有定处不宜攻下者，无论男女，大多可用本方，亦可用本方治疗冠心病及胸腹急慢性炎症。其老师胡希恕教授更推荐用本方合大柴胡汤治疗高血压、脑出血，尤其是脑外伤出血，效果良好，并形成固定组方。

笔者家传医案中有用本方化裁治愈瘀阻型多囊卵巢综合征、痤疮、牙痛的案例。

【经选】妇人宿有癥病，经断未及三月，而得漏下不止，胎动在脐上者，为癥痼害。妊娠六月动者，前三月经水利时，胎也，下血者，后断三月，衃也。所以血不止者，其癥不去故也，当下其癥，桂枝茯苓丸主之。（《金匮要略·妇人妊娠病脉证并治》第2条）

32. 半夏散及汤（桂枝甘草汤加半夏）

【方歌】半夏桂甘等分施，散须一克饮调之。

若煎少呷当微冷，咽痛表虚痰咳宜。

【组成】半夏（洗）、桂枝（去皮）、甘草（炙）各等分。

【用法】上三味，各别捣筛已，合治之，白饮和服方寸匕（2克），日三服。若不能散服者，以水一升，煎七沸，纳散两方寸匕，更煮三沸（取3克以适量水煎5分钟），下火令小冷，少少咽之。

【功效】通阳散寒，涤痰开结。

【主证】咽痛，有表证而口不渴。

【应用】主治咽痛寒证。症见全咽痛，多伴有表证，或咽不适如有物堵，或咳唾白痰，口淡不渴，脉浮或紧。

急慢性咽喉炎、扁桃体炎、急慢性支气管炎、间质性肺疾病、慢性胃炎等见上述主证者可用本方加减治疗。

【提示】以少阴病提纲衡量可知，本方证并非少阴病，应为太阳太阴合病、桂枝甘草汤证的咽喉肿痛。后世多将咽喉肿痛作热看，或见咽喉红肿、声音嘶哑、滤泡增生便统以为热，药用寒凉，而忌桂枝、半夏、附子等温性药，致使病情迁延难愈，这是没有理解《神农本草经》的药性与仲景六经及方证的实质所致。咽痛的证型较多，属小柴胡汤证的亦不少，宜细辨。

【经选】少阴病，咽中痛，半夏散及汤主之。（《伤寒论》第313条）

33. 炙甘草汤（复脉汤，桂枝去芍药汤加人参、麦冬、生地黄、阿胶、麻仁）

【方歌】复脉生津四两甘，枣枚三十桂姜三。

麻麦半升一斤地，二两参胶酒水涵。

【组成】甘草四两（炙，12克），生姜三两（切，10克），人参二两（6克），桂枝三两（10克），生地黄一斤（48～100克），阿胶二两（6克），麦冬半升（去心，15克），麻仁半升（15克），大枣三十枚（擘，20枚）。

【用法】上九味，以酒、水各半，先煮八味（除阿胶），汤成烊阿胶消尽，温服。

【功效】通阳复脉，滋阴养血。

【主证】心动悸、脉结代属津血虚、阳不足者。

【应用】主治：①心阴阳俱虚证。症见心动悸，或怔忡，或自汗，或盗汗，胸痛，胸闷，气短，眩晕，或手足心热，或手足不温，或口干欲饮水，舌红少苔，或舌淡或紫，脉结代。②虚劳肺痿证。症见咳嗽，气喘，唾涎沫，两颧暗红，或痰中带血，或盗汗，或自汗，或手足心热或手足不温。

病毒性心肌炎、病态窦房结综合征、β受体功能亢进综合征、风湿性心脏病、冠心病、频发性室性期前收缩等心律异常、心力衰竭、缺血性心脏病、肺结核病、胸膜炎等临床表现符合上述心肺阴阳俱虚证者均可用本方加减治疗。

【提示】本方主治"伤寒，脉结代心动悸"证，为太阳之邪传入少阴而阴阳两虚之证，指外感病人自觉心前区怦怦而跳、不能自控，甚至停跳，而有惊慌、濒死之感，与西医的期前收缩（早搏）等心律失常相当。结、代脉都属动而中止，都和"心动悸"相联系，但属两种脉。结脉为脉来较缓，时停一下，过续复跳，中间没有规律性；代脉则为停后待会儿再跳，复跳后还跳得比较快，有一定的规律性。《伤寒论》第178条中说"得此脉者，必难治"，所以临床遇此脉时必须十分谨慎。代脉或相当于西医频发性室性期前收缩或并二联律、三联律，或并病态窦房结综合征、变性心动过速、窦房传导阻滞、慢快综合征等，当见于冠心病、心肌梗死等器质性心脏病及长期慢性疾病极度衰弱者，都是危重症。"结生代死自殊途"（李时珍语），因此应紧急处置，中西医结合治疗或转入专科病房综合处理，此时单用炙甘草汤已难奏效。炙甘草汤中虽有主药炙甘草补血益气以复脉，生地黄、麦冬、阿胶、火麻仁益阴养血，人参、大枣补气滋源，桂枝振奋心阳，配生姜温通血脉，清酒（清醇的陈米酒或以绍兴黄酒代替，酒水各半，不能偷工减料）同煎煮可行热势，但毕竟是阴药七而阳药三，其所治疾病以阴虚血少兼心阳不足为主要病机，与以上代脉所关联诸证的"心阳虚衰，血瘀痰阻"病机有很大的区别。故柯雪帆教授认为，本方所治之脉结代、心动悸主要是外感病引起者，非泛指一切原因所致者，即本方治疗病毒性心肌炎、肺炎后遗症之心律不齐效果佳，此即本方条文冠以"伤寒"二字之义。胡希恕教授亦认为本方适用于太阳太阴合病兼气血俱虚之证，为治津枯血燥而脉结代、心动悸的良方。不过本方重用甘寒，故虽有"复脉"之名，但若病人为虚脱的阴寒重证，则本方是"不中与"的。

　　临床应用本方时须注意：①结、代脉是否频发（每分钟超过5次为频发）；②是否合并器质性心脏病；③心电图是否为频发性室性期前收缩或并有危重症的表现；④病人是否有心阳虚衰为主的症状；⑤服用本方后是否有大便溏、恶寒、口淡之弊端。以上情况均应避用本方。就算以上情况均没有，亦不应长期大量服用本方，或根据情况酌加五味子、干姜、炙黄芪等温阳益气药，并考虑用一些经当代药理实验证实有纠正心律失常作用的单味药，如附子、甘松、三七、苦参、黄杨等，以提高疗效。著名国医大师、上海海派中医的杰出代表裘沛然教授认为，本方中桂枝、炙甘草一般用20克左右，可使病人心阳不振、心血不畅而脉结代的症状消失或基本缓解，少用则病情易反复或效果不显著。

药理研究表明，本方具有抗心律失常、增强中枢神经系统活动、旺盛新陈代谢作用，以及止血、促进造血、抑制心肌缺血等作用，是古代的止血强心强壮剂和急救用方，经典的滋阴剂，常用于以羸瘦肌痿、贫血、脉结代、心动悸为特征的病弱体质的治疗。经临床观察，本方加酒煎则效果佳，不加酒煎则效果差（酒与水之比为7∶8）。纳差、畏寒、大便溏者宜加温阳健脾药。

【经选】伤寒，脉结代，心动悸，炙甘草汤主之。（《伤寒论》第177条）

《外台》炙甘草汤：治肺痿涎唾多，心中温温液液者。（《金匮要略·肺痿肺痈咳嗽上气病脉证治》附方）

（二）麻黄解表类方

1. 麻黄汤

【方歌】麻黄三两杏七十，二桂一甘发汗剂。

　　　　发热恶寒浮紧脉，太阳表实喘疼除。

【组成】麻黄三两（去节，10克），桂枝二两（去皮，10克），甘草一两（炙，3克），杏仁七十个（去皮尖，16克）。

【用法】上四味，水煎去上沫温服，覆取微似汗，不需饮粥，余如桂枝汤法将息。

【功效】解表发汗，宣肺平喘。

【主证】发热，恶寒，无汗，脉浮紧。

【应用】主治：①风寒表实证（太阳伤寒证）。症见发热恶寒，头身疼痛，腰痛，骨节疼痛，无汗而喘，口不渴，舌淡，苔白，脉浮紧。②风寒犯肺证。症见咳嗽，气喘，痰白，舌淡，苔薄白，脉浮紧。

感冒、流行性感冒、支气管炎、支气管肺炎、支气管哮喘、慢性阻塞性肺疾病（慢阻肺）、慢性鼻炎、神经性头痛、风湿性关节疼痛、肾炎水肿等临床表现符合上述主证者均可用本方加减治疗。

【提示】麻黄汤为古代伤寒病的主方，经典的辛温解表方，发汗、平喘功效明显。本方的临床常见适应证还有：太阳阳明合病，喘而胸满者（麻黄汤证与承气汤证皆可喘，前者以胸满为主，后者以腹满为主，主从、表里辨证至关重要）；太阳伤寒脉浮紧，因不发汗致衄者（经曰"所以然者，阳气重故也"，实为津液如津、血、水湿及邪气等过多郁积于体表，故可发汗）；阳明病，脉浮无汗而喘者（实为太阳阳明并病，且表实明显，亦可发汗）。

衄家，即长期鼻出血、皮肌出血者，如白血病、再障、血小板减少性紫癜病人，因长期失血，津血内虚，故即使遭受外感亦不可发汗。另平素多汗、眩晕、心悸、失眠、烦躁者，高血压、心脏病、糖尿病病人，放化疗期间的肿瘤病人及极度瘦弱者，均应忌用。

【经选】太阳病，头痛、发热、身疼、腰痛、骨节疼痛、恶风、无汗而喘者，麻黄汤主之。（《伤寒论》第35条）

太阳与阳明合病，喘而胸满者，不可下，宜麻黄汤。（《伤寒论》第36条）

太阳病，十日已去，脉浮细而嗜卧者，外已解也。设胸满胁痛者，与小柴胡汤；脉但浮者，与麻黄汤。（《伤寒论》第37条）

太阳病，脉浮紧、无汗、发热、身疼痛，八九日不解，表证仍在，此当发其汗。服药已微除，其人发烦目瞑，剧者必衄，衄乃解。所以然者，阳气重故也，麻黄汤主之。（《伤寒论》第46条）

脉浮而数者，可发汗，宜麻黄汤。（《伤寒论》第52条）

阳明病，脉浮，无汗而喘者，发汗则愈，宜麻黄汤。（《伤

寒论》第235条）

2. 葛根汤（桂枝汤加葛根、麻黄）

【方歌】葛根汤本桂枝汤，葛四麻三桂二当。

　　　　无汗憎风时下利，项强喘痹太阳方。

【组成】葛根四两（12克），麻黄三两（去节，10克），桂枝二两（去皮，6克），生姜三两（切，10克），芍药三两（10克），甘草二两（炙，6克），大枣十二枚（擘，6枚）。

【用法】上七味，以水先煮麻黄、葛根，去上沫，纳诸药再煎，汤成温服，覆取微似汗。

【功效】解表发汗，生津舒筋。

【主证】太阳病，项背强几几，无汗恶风或见下利者。

【应用】主治太阳刚痉证（寒湿侵筋证）或太阳伤寒兼寒热夹杂下利证。症见发热，恶风寒，头痛，无汗，口噤不得语，项背强几几，气上冲胸，小便反少，自下利，苔薄白，脉浮紧。

感冒、流行性感冒、肌肉风湿病、风湿性关节炎、末梢神经炎、面神经炎、神经性头痛、颈项肌肉疼痛、肩关节炎、颈椎增生、颈椎损伤、支气管炎、急慢性肠炎等临床表现符合上述主证者均可用本方加减治疗。

【提示】本方为温和的发汗剂，有散寒舒筋的功效，亦为古代的醒酒方。

本方加黄芪、熟附子、制川乌（8克左右，蜜煎两小时以上）、威灵仙等治急性颈、腰疼痛效优。

药理研究发现本方有抗炎、抗疲劳、扩张脑血管、增加脑血流量、降低脑血管阻力、抗血栓、抑制血小板聚集、镇痛、促进乳汁分泌、促排卵等作用。

【经选】太阳病，项背强几几，无汗恶风，葛根汤主之。（《伤寒论》第31条）

太阳与阳明合病者，必自下利，葛根汤主之。（《伤寒论》

第32条）

太阳病，无汗而小便反少，气上冲胸，口噤不得语，欲作刚痉，葛根汤主之。（《金匮要略·痉湿暍病脉证治》第12条）

3. 甘草麻黄汤

【方歌】甘草麻黄表实证，汗无皮水肿黄呈。

　　　　甘需二两麻黄四，里水无疼喘热轻。

【组成】甘草二两（6克），麻黄四两（12克）。

【用法】上二味，先煮麻黄，去上沫，纳甘草，汤成温服，盖棉被使微汗出。

【功效】发汗散水消肿。

【主证】浮肿表实无汗。

【应用】主治里水（皮水）证。症见一身面目黄肿，脉沉，小便不利。

肾小球肾炎初期、急慢性肾盂肾炎、风湿性心脏病、支气管炎、肺气肿、支气管扩张等临床表现符合上述主证者可用本方加减治疗。

【提示】本方即麻黄汤去桂枝、杏仁，增麻黄、甘草量而成，治里水证。《金匮要略·水气病脉证并治》曰："里水者，一身面目黄肿，其脉沉，小便不利。"

此种里水证，身疼不明显故不用桂枝，喘不甚故不用杏仁。浮肿有表证、无汗、里热不显者可用本方治疗，若有内热，则用越婢加术汤治疗。亦有论述认为本方可用于脾寒阳郁水气证，见食欲减退、脘腹胀闷、四肢困重、全身水肿，或腰以上肿，按之没指，小便不利，身重恶寒无汗，舌淡，苔薄白，脉缓或迟者。临床上急性肾炎等以本方加减治之者多见。本方的煎煮方法是先煮麻黄，后下甘草，有报道认为此种分煎法麻黄生物碱的煎出量高于混合煎法。

【经选】里水，越婢加术汤主之，甘草麻黄汤亦主之。

（《金匮要略·水气病脉证并治》第25条）

4. 半夏麻黄丸

【方歌】半夏麻黄悸饮为，夏麻等分蜜丸剂。

一升一降存其意，表解肿消水气挥。

【组成】半夏、麻黄各等分。

【用法】上二味，末之，炼蜜为丸，小豆大，饮服三丸，日三服。

【功效】宣肺通阳，除饮止悸。

【主证】表实饮停见心下悸者。

【应用】主治饮邪凌心证。症见心悸，或怔忡，或眩晕，咳喘痰稀，胸闷或有水肿，或呕吐，舌淡，苔薄滑，脉沉或浮滑。

室性心动过缓、心律不齐、心肌炎、风湿性心脏病、贲门痉挛、幽门水肿、急慢性胃炎、支气管炎、支气管哮喘等临床表现符合上述主证者均可用本方加减治疗。

【提示】心下悸为水饮凌心者以茯苓、桂枝类治疗较多见，如临床见表实明显又心下停饮而悸者，可用本方治疗。

研究显示，本方具有较明显的抗室性期前收缩作用，半夏有较明显的抗心律失常作用。

【经选】心下悸者，半夏麻黄丸主之。（《金匮要略·惊悸吐衄下血胸满瘀血病脉证治》第13条）

5. 葛根加半夏汤（葛根汤加半夏）

【方歌】葛根半夏太阳阴，呕则当然利或临。

须取葛根汤剂量，半升夏入义涵深。

【组成】葛根四两（12克），麻黄三两（去节，10克），桂枝二两（去皮，6克），生姜二两（切，6克），大枣十二枚（擘，6枚），芍药二两（6克），甘草二两（炙，6克），半夏五两（洗，15克）。

【用法】上八味，以水先煮葛根、麻黄，去上沫，纳诸药，汤成温服，覆取微似汗。

【功效】解表散寒，和胃止呕。

【主证】葛根汤证有下利或无下利而呕。

【应用】主治太阳太阴合病，见葛根汤证有下利或无下利而呕者。亦治太阳阳明合病，外邪不解，里气不和，邪迫于胃，兼见呕吐者。

急性胃肠炎、胃肠型感冒、急性支气管炎、慢性胃炎等临床表现符合上述主证者均可用本方加减治疗。

【提示】下利和呕皆常见于阳明病和太阴病。本方为葛根汤与小半夏汤合方，前者主治太阳阳明合病，后者为太阴里虚寒证治剂，因此可知葛根加半夏汤治的是呕明显的太阳太阴合病。本方证多见于外感初起时。

【经选】太阳与阳明合病，不下利，但呕者，葛根加半夏汤主之。（《伤寒论》第33条）

6. 麻黄加术汤（麻黄汤加白术）

【方歌】麻黄加术湿家行，无汗心烦寒痹疼。

原量麻黄汤解表，术加四两尿能增。

【组成】麻黄三两（去节，10克），桂枝二两（去皮，6克），甘草一两（炙，3克），杏仁七十个（去皮尖，16克），白术四两（12克）。

【用法】上五味，以水先煎麻黄，去上沫，纳诸药，汤成温服，盖棉被取微似汗。

【功效】解表散寒，除湿止痛。

【主证】麻黄汤证而湿痹烦疼。

【应用】主治太阳寒湿痹病。症见发热或无热，无汗，身体疼痛且重，烦扰不宁，遇寒湿加剧，或关节疼痛，舌淡，苔薄白，脉浮或紧。或痰湿蕴肺证，见咳嗽、多白痰气喘等。

风湿性关节炎初期、坐骨神经痛、感冒、流行性感冒、急慢性支气管炎等见上述主证者均可用本方加减治疗。

【提示】表证当从汗解，但湿邪又不宜过汗，故用麻黄加术汤以发汗除湿。麻黄得术虽发汗而不致过汗；术得麻黄，能行表里之湿，不仅适用于寒湿痹痛的病情，亦是湿病解表微发汗的好方法。如用火攻发汗，则大汗淋漓，风去湿存，病自难除，且火攻还会引起发黄或衄血等恶变，应慎之。

另本方化裁治急慢性肾炎，肾病初期一身浮肿、小便不利者，荨麻疹身痒者效优。

【经选】湿家，身烦疼，可与麻黄加术汤，发其汗为宜，慎不可以火攻之。（《金匮要略·痉湿暍病脉证治》第20条）

7. 射干麻黄汤

【方歌】射麻咳逆水鸡声，三两干辛款菀行。

夏味半升枣七粒，姜麻四两饮寒灵。

【组成】射干三两（10克），麻黄四两（12克），生姜四两（12克），细辛三两（10克），紫菀三两（10克），款冬花三两（10克），五味子半升（15克），大枣七枚（擘，5枚），半夏半升（洗，15克）。

【用法】上九味，以水先煮麻黄，去上沫，纳诸药，汤成温服。

【功效】散寒宣肺，下气化痰开结。

【主证】外寒内饮，喉中痰鸣明显。

【应用】主治虚寒肺痿证。症见咳嗽气喘，胸膈满闷，咳吐涎沫、清稀白痰，量多，喉中痰鸣，如水鸡声响甚则难以平卧；或不咳，咽喉不适，眩晕，畏寒，口淡不渴，神疲乏力，短气不足以息，小便频或遗尿，舌淡，苔薄白或白滑，脉浮弦或虚弱。

咽喉炎、支气管炎、支气管肺炎、肺间质纤维化、肺气肿、肺不张、支气管哮喘、咳嗽变异性哮喘、肺癌、慢性胃炎、心律不齐等见上述主证者可用本方加减治疗。

【提示】本方是治疗寒饮郁肺、咳喘痰多甚而成哮的重要代表方，且对痰阻咽喉证也有较好疗效。其以麻黄、细辛发表，射干（主药）、五味子下气，款冬花、紫菀润燥，半夏、生姜豁痰，大枣健脾和药，合治寒饮郁肺、肺气不宣、痰阻气逆之证。其与小青龙汤俱治寒饮咳喘，但本方证特征为“喉中咳逆水鸡声”，以支气管病变为主，而小青龙汤证特征为“心下有水气”，以肺部实质病变为主。治癌名家王三虎教授认为肺癌临床表现属肺痿证型的不少，以本方化裁治疗可获得一定的疗效。另用本方时若有口干或烦躁可加适量生石膏。

动物实验表明，本方有明显的镇咳、祛痰、松弛气管平滑肌作用。

【经选】咳而上气，喉中水鸡声，射干麻黄汤主之。（《金匮要略·肺痿肺痈咳嗽上气病脉证治》第6条）

8. 桂枝麻黄各半汤（桂枝汤、麻黄汤合方）

【方歌】桂麻各半桂两余，甘芍麻姜一两符。

杏廿四枚枣四粒，热多寒少疟瘙除。

【组成】桂枝一两十六铢（去皮，5克），芍药、生姜（切）、甘草（炙）、麻黄（去节）各一两（3克），大枣四枚（擘，2枚），杏仁廿四枚（去皮尖，汤渍，6克）。

【用法】上七味，以水先煮麻黄，去上沫，纳诸药再煎，汤成温服。

【功效】解表散邪，稍发其汗。

【主证】发热恶寒，热多寒少，身瘙痒。

【应用】主治太阳伤寒轻证。症见发热，恶风寒，热多寒少，如疟状，一日二三度发，面色赤，身痒，舌淡，苔薄白，脉浮或紧。

感冒，流行性感冒，发热病后期，慢性病复感染，皮肤病如荨麻疹、风疹、皮肤干燥综合征，支气管、肺部感染等临床表现符合上述主证者可用本方加减治疗。

【提示】发热恶寒为太阳病的重要特征，邪之轻重，往往要看寒热的多少。脉微缓为邪衰正复的反映，热多寒少时见此脉，大多为病衰将愈之兆。时发热汗出者，为桂枝汤证，今虽时发热而不得小汗出，又有麻黄汤证见，故宜用桂枝麻黄各半汤治之。临床以本方加荆芥、防风、蝉蜕、苦参等治发热恶寒、身痒起疹者常获良效。

【经选】太阳病，得之八九日，如疟状，发热恶寒，热多寒少，其人不呕，清便欲自可，一日二三度发。脉微缓者，为欲愈也；脉微而恶寒者，此阴阳俱虚，不可更发汗、更下、更吐也；面色反有热色者，未欲解也，以其不得小汗出，身必痒，宜桂枝麻黄各半汤。（《伤寒论》第23条）

9. 桂枝二麻黄一汤（桂枝汤、麻黄汤合方）

【方歌】桂二麻一亦疟形，麻铢十六杏同行。

　　　　桂姜芍两多枣五，麻弱桂强日再呈。

【组成】桂枝一两十七铢（去皮，6克），麻黄十六铢（去节，3克），芍药一两六铢（5克），生姜一两六铢（切，5克），杏仁十六个（去皮尖，4克），甘草一两二铢（炙，4克），大枣五枚（擘，4枚）。

【用法】上七味，以水先煮麻黄一二沸，去上沫，纳诸药，再煎，汤成温服。

【功效】解肌散邪，小和营卫。

【主证】桂枝汤证多而麻黄汤证少者。

【应用】主治太阳中风轻证。症见发热，恶风寒，形似疟状，一日二次发，头痛，汗出，舌淡，苔薄白，脉浮。

感冒、流行性感冒、支气管炎、支气管肺炎、过敏性疾病、皮肤病等临床表现符合上述主证者可用本方加减治疗。

【提示】本方证与桂枝麻黄各半汤证相似，如桂枝汤证明显者，可用本方，如汗出不明显而发热明显者，可用桂枝麻黄各半汤。学用本方应重视桂枝与麻黄、桂枝与芍药的用量调配关系，即取桂枝汤原量的十二分之五、麻黄汤原量的九分之二组方，才能达到微发其汗的效果，足见组方用药剂量的重要性。另本方条文中的"脉洪大"应是脉浮之误，若脉洪大则为里热盛之象，是不应用桂枝汤的，疑为错简。

【经选】服桂枝汤，大汗出，脉洪大者，与桂枝汤，如前法。若形似疟，一日再发者，汗出必解，宜桂枝二麻黄一汤。（《伤寒论》第25条）

10. 小青龙汤

【方歌】小青麻桂芍辛三，姜甘同之解表担。

夏味半升消里饮，咳喘泡沫证寒凉。

【加减】渴时去夏取蒌根，三两加来功亦壮。

微利去麻加荛花（茯苓可代），熬赤取如鸡子样。

若噎去麻炮附加，只用一枚功莫上。

麻去再加四两苓，能除尿短小腹胀。

若喘除芍加杏仁，须去皮尖半升量。

【组成】麻黄（去节）、芍药、细辛、干姜、甘草（炙）、桂枝（去皮）各三两（10克），五味子、半夏（洗）各半升（12克）。

【用法】上八味，以水先煮麻黄，去上沫，纳诸药再煎，汤成温服。

【功效】宣肺降逆，散寒化饮。

【主证】外邪里饮而咳喘恶寒、无汗。

【应用】主治：①外寒里饮证。症见发热恶寒，头身疼痛，无汗，咳嗽，气喘，痰稀白色量多或呈泡沫状，或胸中痞闷，或干呕，或倚息不得平卧，或头面四肢水肿，或身体疼重，舌淡，苔薄白，脉浮紧。②寒饮郁肺证。症见咳嗽，气喘，痰稀白量多或泡沫状，或胸闷，或倚息不得平卧，或头面四肢水肿，舌淡，苔薄白，脉紧弦。③溢饮寒证。症见头面四肢水肿，或身体疼重，舌淡，苔薄白，脉浮紧。

急慢性支气管炎、支气管哮喘、慢阻肺、肺心病、百日咳、结核性渗出性胸膜炎、间质性肺炎、老年性肺气肿等见上述主证者均可用本方加减治疗。

【提示】本方为治咳喘名方，临床应用于多种呼吸系统疾病，尤以治疗外寒内饮、咳唾清白稀痰或泡沫状痰效果佳，另对过敏性疾病、老年人咳喘属肺气不宣及膀胱失司之遗尿也有良效。

现代著名经方临床家、教育家熊继柏教授用本方加人参治愈一例产后暴脱（寒饮咳喘虚脱）的病人。他自身的咳喘病亦用此法治愈，故此法可称为他治外寒内饮而气虚咳喘证之最佳选方。（详见《从经典到临床——国医大师熊继柏〈内经〉与临证治验》）

当代著名经方大师李可老中医以本方为基础，合四逆汤，加人参、麻黄、细辛、茯苓、紫菀、款冬花、白果、竹沥、生姜汁等（剂量加大至常规量的3～5倍），组成小青龙虚化汤，用于支气管肺炎、哮喘、肺气肿、肺心病、肺间质纤维化、胸腔积液、心包积液、肺癌等见咳喘痰鸣、窒闷厥逆的危重患者，大大提高了疗效，为中医攻克当代医学难题开辟了新路。

药理实验证明，本方具有显著的止咳、平喘、抗过敏作用。又本方之加减用法，后世较多医家疑其非仲师原意。《金匮要略·肺痿肺痈咳嗽上气病脉证治》内有小青龙加石膏汤，即在小青龙汤的基础上加石膏二两（6～30克），治"肺胀，咳而上气，烦躁而喘，脉浮者，心下有水"，以解表化饮、清热除烦，临床确有疗效。亦有临床医家用小青龙汤合麻黄杏仁甘草石膏汤治疗肺炎、麻疹后合并肺炎、喘息性支气管炎等见咳嗽、气喘、心烦者，也颇为有效。

【经选】伤寒表不解，心下有水气，干呕、发热而咳，或渴，或利，或噎，或小便不利，少腹满，或喘者，小青龙汤主之。（《伤寒论》第40条）

咳逆倚息不得卧，小青龙汤主之。（《金匮要略·痰饮咳嗽病脉证并治》第35条）

病溢饮者，当发其汗，大青龙汤主之，小青龙汤亦主之。（《金匮要略·痰饮咳嗽病脉证并治》第23条）

妇人吐涎沫，医反下之，心下即痞，当先治其吐涎沫，小青龙汤主之。涎沫止，乃治痞，泻心汤主之。（《金匮要略·妇人杂病脉证并治》第7条）

（三）其他解表类方

1. 防己黄芪汤

【方歌】防己黄芪五两同，术姜三两二甘通。

千金方量六枚枣，身重脉浮汗恶风。

【加减】喘者再入五钱麻，胃不和兮芍药加。

三分分字去声读，七钱五分今不差。

寒取细辛气冲桂，俱照三分效可夸。

服后如虫行皮里，腰下如冰取被遮。

遮绕腰温得微汗，伊岐秘法阐长沙。

【组成】防己五两（15克），甘草二两（炙，6克），黄芪五两（15克），白术三两（10克），生姜三两（10克），大枣十二枚（擘，6枚）。（《金匮要略》中本方剂量较其他经方明显少，疑经后人改动，现依《千金要方》卷八风痹门所载正之）

【用法】上六味，水煎温服。

【功效】发表益气，健脾散水。

【主证】脉浮，汗出恶风，身重，身肿以腰以下为甚。

【应用】主治：①太阳表虚风湿痹病。症见肌肉关节疼痛，身重，汗出，恶风寒，舌淡，苔白，脉浮或沉或缓。②太阳表虚风水证。症见眼睑水肿，腰以下肿较甚，身重，汗出，恶风寒，舌淡，苔白，脉浮或沉缓。

风湿性关节炎、类风湿性关节炎、肌肉风湿病、慢性肾小球肾炎、肾积水、慢性肾盂肾炎等见上述主证者可用本方加减治疗。

【提示】从本方组成仅用生姜发汗解表，却合用黄芪、甘草、大枣补中益气固表，复用除里饮的白术、防己利湿可知，本方为治外邪内饮证而设。本方证的表虚比桂枝汤更甚，虽居密室亦觉寒冷侵袭，当属太阳太阴合病。本方证与防己茯苓汤证近似，虽有风水和皮水称谓的不同，但都有表虚不固证，而本方证症状较重，故黄芪用量大。皮水有皮肤"聂聂动"故用茯苓利水，本方证无此症状，故不用茯苓而用白术利水。古代常用本方治疗下肢浮肿、关节痹痛或肌肉松软无力之病。

本方中防己的品种应采用防己科多年生藤本植物汉防己的根（粉防己），广防己因含有易致肾功能不全的马兜铃酸，故不宜使用。

药理研究证实，本方具有解热镇痛、利尿、扩张血管、抗炎、升高白细胞等作用。

【经选】风水，脉浮，身重，汗出恶风者，防己黄芪汤主之。腹痛加芍药。（《金匮要略·水气病脉证并治》第22条）

《外台》防己黄芪汤：治风水，脉浮为在表，其人或头汗出，表无他病，病者但下重，从腰以上为和，腰以下当肿及阴，难以屈伸。（《金匮要略·水气病脉证并治》附方）

2. 桂枝去桂加茯苓白术汤（桂枝汤去桂枝加茯苓、白术）

【方歌】桂枝去桂术苓三，内饮外邪满痛淋。

【组成】芍药、白术、茯苓、生姜（切）各三两（10克），甘草二两（炙，6克），大枣十二枚（擘，6枚）。

【用法】上六味，水煎温服。

【功效】运脾利水，调和营卫。

【主证】外邪内饮见身热、头痛、胃腹胀痛、小便不利。

【应用】主治太阳与脾虚水饮相兼证。症见发热，恶风寒，无汗，头痛项强，心下满微痛，或腹满，小便不利，或大便溏泄，舌淡，苔薄白，脉弱。

胃肠型感冒、慢性胃肠炎、胃和十二指肠溃疡、幽门水肿、膀胱炎、慢性肾炎、内分泌功能紊乱等见上述主证者可用本方加减治疗。

【提示】水停心下，则里有所阻，表亦不能透解，故治疗时不兼利水则表必不解；若强发其汗激动里饮，则变证多端。这种外邪内饮的情况，唯有在解表的同时兼以利尿逐水才能表解里和，这便是本方的配伍原理，可见古人辨证论治之严谨细致。

本方通治胃肠胸膈间有积水者，吞酸吐水多涎沫者，浮肿小便不利者，心下满、不欲食、消化不良者，持久咳嗽多痰涎者，脚气胫肿者，妊娠浮肿者，困倦、身重、多寐者。

【经选】服桂枝汤，或下之，仍头项强痛、翕翕发热、无汗、心下满微痛、小便不利者，桂枝去桂加茯苓白术汤主之。（《伤寒论》第28条）

3. 葛根黄芩黄连汤（葛根芩连汤）

【方歌】葛合芩连草二秤，葛根八两太阳明。

　　　　喘而汗出脉兼促，误下风邪利不停。

【组成】葛根八两（24克），黄芩、黄连各三两（10克），甘草二两（炙，6克）。

【用法】上四味，水煎温服。

【功效】清热止利，表里双解。

【主证】下利，汗出，气喘，不恶寒，寸脉独浮。

【应用】主治：①太阳阳明夹热下利证。症见发热，出汗，气喘，下利不止，舌红，苔薄黄，脉浮数或滑数，寸浮。②大肠热利证。症见下利，或发热，胸脘烦热，口渴喜饮，喘而汗出，舌红，苔黄，脉数。

胃肠型感冒、急慢性肠炎、非特异性溃疡性结肠炎、中毒性肠炎、肠伤寒、副伤寒、细菌性痢疾（菌痢）、上消化道出血、糖尿病、牙周炎、高血压、心律不齐等见上述主证者用本方化裁治之效优。

【提示】本方为古代清热止利、解酒的要方，多用于体格较壮实、满面油腻、项背强痛、利下黏臭、唇舌红暗者。现代药理研究证实，本方具有较好的解热、抗病原体、抗乙酰胆碱、抗心律失常、抗缺氧、抗疲劳、降血糖及免疫调节等作用。另本方条文中说的"脉促"，是指关尺皆平、寸脉独浮的脉象，要全面分析理解。

梁伯龙为梁氏经方世家第四代传人。其孙女在16岁时因高热、咳喘出汗、烦躁、大便溏黏、脉促而住院，诊为肺炎，治疗一周未愈。他诊后认为是太阳阳明夹热犯肺证，即以葛根芩连汤加栀子、大黄、鱼腥草治之，四剂而愈。

【经选】太阳病，桂枝证，医反下之，利遂不止。脉促者，表未解也，喘而汗出者，葛根黄芩黄连汤主之。（《伤寒论》第34条）

4. 升麻鳖甲汤

【方歌】升鳖掌大痛咽方，升草二阳二两当。

　　　　阳毒面红斑似锦，归椒一两半雄黄。

【组成】升麻二两（10克），当归一两（6克），蜀椒一两（炒，去汗，6克），甘草二两（12克），鳖甲手掌大一片（炙，30克），雄黄半两（研，3克）。

【用法】上六味，水煎温服。

【功效】清热解毒，活血利咽。

【主证】红肿脓痛或咽喉肿痛呈太阳阳明合病者。

【应用】主治毒热阳郁血证，症见面赤斑斑如锦纹，咽喉肿痛，唾脓血，舌红或紫或有瘀点，脉数。

急性化脓性扁桃体炎、时行瘟疫、毒血症、败血症、红斑狼疮、白血病、再生障碍性贫血、血小板减少性紫癜、荨麻疹、银屑病等见上述主证者可试用本方治疗。

【提示】升麻入阳明、太阴二经，可升清逐秽、辟百邪、解百毒，治瘟疫阴阳诸病。本方用大量升麻配甘草以清热解毒（清阳明热）、排脓、利咽，用蜀椒解肌致汗，复用鳖甲、当归和血祛瘀；雄黄苦平寒，主寒热，杀百虫毒，这里用其攻肿毒痈脓。故本方合力可治瘟疫，呈太阳阳明合病见红肿痈脓、咽喉肿痛或有瘀血者。

广东省1894年春夏季曾暴发鼠疫大流行。鼠疫为鼠疫杆菌引发的烈性传染病，以发热、严重毒血症、淋巴结肿大、肺炎、出血、皮肤红紫黯黑等症状为多见，可导致死亡。当时广东四大伤寒学家易巨荪、黎庇留、谭星缘、陈伯坛发现鼠疫病情与《金匮要略》中的"阴阳毒"相似，即以升麻鳖甲汤随证化裁（如加金银花、紫草等）救治，挽救了大量病人，彰显了中医治瘟疫急症的疗效和特色，被当局和群众誉为"四大金刚"。

以善用经方治疗疑难病而著称的四川刘方柏主任中医师发现，升麻鳖甲汤是治疗以发斑、疼痛为主的血小板减少症的特效方。他认为，要治好疑难病，就要从经方中寻找对应的方药、挖掘特殊用药如雄黄等。（详见《名师经方讲录（第六辑）》）

【经选】阳毒之为病，面赤斑斑如锦纹，咽喉痛，唾脓血，五日可治，七日不可治，升麻鳖甲汤主之。（《金匮要略·百合狐惑阴阳毒病脉证治》第14条）

5. 升麻鳖甲汤去雄黄蜀椒汤（升麻鳖甲汤去雄黄、蜀椒）

【方歌】升鳖掌大痛咽方，升草二阳二两当。

阳毒面红斑似锦，归椒一两半雄黄。

黄椒去治身犹痛，微表皮青阴毒藏。

【组成】升麻二两（12克），当归一两（6克），甘草二两（12克），鳖甲手掌大一片（炙，30克）。

【用法】上四味，水煎温服。

【功效】解毒清热，凉血化瘀。

【主证】咽喉肿痛、身痛明显而表证不明显者。

【应用】主治热毒血证。症见面目赤或青或肿，身疼痛，或疼痛剧烈，咽喉肿痛，舌红，脉数。

急慢性咽喉炎、扁桃体炎、瘟疫、毒血症、败血症、红斑狼疮、白血病、再生障碍性贫血、血小板减少性紫癜、荨麻疹等见上述热毒血证者可用本方加减治疗。

【提示】去蜀椒则无解表作用，而专注于清里热；未见肿毒痛脓，故去雄黄。面色赤为阳气怫郁在表，故谓阳毒，用升麻鳖甲汤治疗；面色青则邪在内，故谓阴毒，宜用本方治疗。

【经选】阴毒之为病，面目青，身痛如被杖，咽喉痛。五日可治，七日不可治，升麻鳖甲汤去雄黄、蜀椒主之。（《金匮要略·百合狐惑阴阳毒病脉证治》第15条）

二、阳明病（里阳证）

以八纲分析，阳明病即在里的阳热实证。若热而不实，则只见身热、汗自出、不恶寒反恶热、心烦、口渴、脉浮大洪滑等主要表现，为无形热邪充斥内外之阳明热盛证，治疗以白虎汤为主方。若兼见口干舌燥或大渴引饮不解，或背微恶寒，或时时恶风等则是兼热盛伤津证，就要用白虎加人参汤以益气生津；若在阳明热证基础上见心烦懊恼不得眠，饥不能食，或但头汗出、舌苔微黄等，则要以清宣上焦郁热的栀子豉汤为主治之；若见脉浮发热、渴欲饮水、小便不利等，则是阳明津伤、水热互结证，就要用清利下焦水热之猪苓汤治疗。

阳明病本证属实证的有胃家实、脾约、大便难三种情况。"胃家实"是阳明病的提纲，即阳明实证的主型，又可分为燥热结实、腑实轻、腑实重三证。燥热结实证以燥热为主，痞满不甚，见蒸蒸发热，或心烦或谵语，腹满痛，不大便等，当用调胃承气汤以泻热去实、调和胃气；若阳明腑实，虽见潮热、谵语，但以痞满为主，或无潮热而重在"腹大满不通"，宜用小承气汤泻热去实、行气消满；亦有大便虽硬，燥结未甚者，可先用小承气汤试治之；若不大便较久，症见潮热、谵语、手足溅然汗出，腹满硬痛或绕脐痛、发作有时，甚至喘冒不能卧、不能食，脉沉实或沉迟有力，则是腑实重证，宜用大承气汤峻下实热、涤荡燥结。更有阳明腑实重证，发则不识人，循衣摸床，惊惕不安，微喘直视，或目中不了了、睛不和，或阳明病发热汗多，或发汗不解，腹满痛，则是阳热亢盛，阴液潜消，均应当机立断，急用大承气汤以攻下存阴。上述急下存阴数法，应熟悉掌握。

若胃热气盛，脾阴不足见大便秘结、小便短数、口干的则为脾约证，麻子仁丸主之。

若大便硬，小便自利，为津液内竭，则应用蜜煎方、土瓜根、猪胆汁外用通导之法。

阳明里热、实证兼表证未解者，治疗应先表后里，兼太阳表虚的用桂枝汤，兼太阳表实的用麻黄汤，太阳与阳明合病，不下利只呕的用葛根加半夏汤等。病机向上呕多者（兼少阳柴胡汤证），心下硬满为胃气虚者，不能用下法。壮热最耗津液，热实津竭则死，故阳明病最忌发汗。

阳明病兼变证中，以发黄和血证最为常见。发黄有瘀热在里和寒湿在里两种，前者又名阳黄，轻者治以栀子柏皮汤，重者治以茵陈蒿汤，如兼表证，则宜用麻黄连翘赤小豆汤。寒湿发黄属阴黄，以黄色晦暗、畏冷喜温、大便溏薄、口淡苔白、脉沉迟缓等为表现者，治当参照太阴温法，"于寒湿中求之"。

阳明为多气多血之经，尚多血分热证。热入血分证之特征为口干，但欲漱水不欲饮，鼻衄等；阳明蓄血证则表现为喜忘，大便虽硬而解时反易，色黑如漆等；阳明热入血室证则可与太阳热入血室证互参。

里证亦分阴阳两类，《伤寒论》谓之阳明病者属里阳证，谓之太阴病者属里阴证，二者关系密切。

阳明病亦有中风、中寒证，能食者为中风，不能食者为中寒。中寒证即胃中虚冷证，有表现为大便初硬后溏的欲作痼瘕证，有脉迟、食难用饱，饱则微烦头眩，必小便难的欲作谷疸证，有无汗，小便利，咳、呕、厥时伴头痛的寒饮上逆证，有饮水则哕证，有食欲呕证（吴茱萸汤证）等。

阳明病虽以实证为主，但也不乏虚证，尤以气阴虚为主，如久虚之人患阳明病则可因气虚津亏而无汗，或里热蒸腾、汗出过多致阳亡阴竭而谵语等。可见仲圣在着重辨明阳明胃家实热证时也不忘辨明胃家虚寒证，足见其辨证论治之精细独到。

（一）表里双解类方

1. 白虎加桂枝汤

【方歌】白虎桂加三两襄，太明表里二阳良。

无寒但热为温疟，骨节疼烦呕可尝。

【组成】知母六两（18克），甘草二两（炙，6克），石膏一斤（50～200克），粳米二合（30克），桂枝三两（去皮，10克）。

【用法】上五味，水煎温服，汗出愈。

【功效】解肌调营，清热通络。

【主证】身热不恶寒，骨节烦痛。

【应用】主治：①太阳热痹病。症见关节疼痛，遇热则甚，或关节红肿，发热，烦躁，口干，口渴，舌红，苔黄，脉数。②温疟证。症见身无寒但热或寒热交替出现，头痛，或热痹，舌红，苔黄，脉数。

风湿热、风湿性关节炎、类风湿性关节炎、骨质增生、痛风、传染性疾病、感染性疾病、免疫性疾病、甲状腺功能亢进（甲亢）、糖尿病酮症酸中毒、周围神经病变等临床表现符合上述主证者可用本方加减治疗。

【提示】身无寒但热，为热在里；骨节疼烦，时呕，为邪在表。本方表里双解，实为治太阳阳明合病之妙方。

【经选】温疟者，其脉如平，身无寒但热，骨节疼烦，时呕，白虎加桂枝汤主之。（《金匮要略·疟病脉证并治》第4条）

2. 桂枝加芍药汤（桂枝汤芍药增量）

【方歌】桂枝倍芍表犹虚，表里二阳满痛宜。

【组成】桂枝三两（去皮，10克），芍药六两（20克），生

姜三两（切，10克），大枣十二枚（擘，6枚），甘草二两
（炙，6克）。

【用法】上五味，水煎温服。

【功效】调营和中，缓急止痛。

【主证】腹满痛，合太阳表虚证。

【应用】主治：①太阳表虚腹满痛证。症见发热，恶寒，有
汗而腹满痛，舌淡，苔白，脉弦。②气血不和、阳虚络瘀腹满痛
证。症见脘腹胀满疼痛，恶寒，有汗，肢凉，乏力，舌淡或边紫
或有瘀点，苔白，脉浮弦或迟涩。

慢性胃炎、胃术后疼痛不休、慢性肠炎、慢性肝炎、慢性胰
腺炎、慢性胆囊炎、慢性痢疾、肠易激综合征等临床表现符合上
述主证者可用本方加减治疗。

【提示】本方为桂枝汤倍芍药量而成。芍药味苦性微寒，
可缓急而清热。全方意在解表的同时加强缓急止痛作用，故适
用于太阳阳明合病而明显腹挛痛者。至于本方条文中说的"属太
阴也"，胡希恕教授认为有误。他认为本方证是因太阳病误下、
邪热内陷而呈现的表里并病，并非太阴病的虚满腹痛，本方证重
在腹肌不和，不是阴证而是阳证，故加偏寒性的芍药治疗是合
理的。笔者赞同此观点并于临床应用有效。若里寒甚者，应加饴
糖、当归、吴茱萸、干姜等温药治疗。所以读书应独立思考，并
于实践中检验方能得到真理。

现代药理研究发现，本方有抗炎、解热、发汗、止痛、解痉
的作用。

【经选】本太阳病，医反下之，因尔腹满时痛者，属太阴
也，桂枝加芍药汤主之；大实痛者，桂枝加大黄汤主之。（《伤
寒论》第279条）

3. 桂枝加大黄汤（桂枝加芍药汤加大黄）

【方歌】桂枝倍芍表犹虚，表里二阳满痛宜。

大实痛为阳道结，大黄二两下无疑。

【组成】桂枝三两（去皮，10克），芍药六两（20克），生姜三两（切，10克），甘草二两（6克），大枣十二枚（擘，6枚），大黄二两（6克）。

【用法】上六味，水煎温服。

【功效】通阳活血，化瘀止痛。

【主证】太阳中风又见腹痛属阳明里实证者。

【应用】主治太阳中风并阳明里实证。症见发热或不发热，汗出，恶风，腹满痛甚，大便不通，舌淡、边紫或有瘀点，苔白、根黄腻，脉弦滑或涩。

急慢性胃肠炎，腹部手术后疼痛，溃疡病，肝、胆、胰腺炎症等临床表现符合上述主证者可用本方加减治疗。

【提示】腹满时痛，只是由于邪热入里致腹肌拘急，里实不甚，故而用桂枝加芍药汤治疗；若里实、腹满痛甚，仲师则以大实痛称之，即呈太阳阳明并病的里证，故治疗须加大黄攻下。

【经选】同上，即《伤寒论》第279条。

4. 防己地黄汤（桂枝甘草汤加防己、防风、地黄）

【方歌】己黄妄语病如狂，一分己甘三桂防。

里热表轻阴不足，二斤蒸地绞和尝。

【组成】防己一分（3克），桂枝三分（9克），防风三分（9克），甘草一分（3克）。

【用法】上四味，以酒一杯，浸之一宿，绞取汁。又用生地黄二斤（100克），㕮咀，蒸之如斗米饭久（蒸30分钟），以铜器盛其汁，更绞地黄汁，和分再服（分两次温服）。

【功效】养心清热，散邪定狂。

【主证】血虚里热重而表热轻，如狂者。

【应用】主治心、肝虚热发狂证。症见发狂而精神萎靡，善动妄行而困乏，视物模糊如见鬼状，无人独语不休，无寒热，舌淡红，脉浮或虚。

精神分裂症抑郁型、阿尔茨海默病（老年性痴呆）、小儿多动症、风湿热、脑血管意外、心肌炎等临床表现符合上述主证者可用本方加减治疗。

【提示】桂枝、防风、甘草辛温解表，防己苦辛平，治"寒热诸痫"（《神农本草经》），生地黄量独重，用于养血清热，止妄行独语不休。本方适用于血虚里热而表热轻者，即太阳阳明合病兼血虚血瘀证。

【经选】防己地黄汤：治病如狂状，妄行，独语不休，无寒热，其脉浮。（《金匮要略·中风历节病脉证并治》附方）

5. 竹皮大丸

【方歌】竹丸烦乱乳中虚，二分石膏与竹茹。

薇桂一分草七分，二阳呕逆便通需。

【组成】生竹茹二分（6克），石膏二分（6克），甘草七分（20克），白薇一分（3克），桂枝一分（3克）。

【用法】上五味，末之，枣肉为丸，弹子大，以饮服一丸，日三夜二服。

【功效】安中益气，清热除烦止呕。

【主证】产后呕逆，心烦，大便不难。

【应用】主治（产后）虚热烦逆证。症见恶心，呕吐，心烦，倦怠，或口干，或大便干，或小便赤，舌红少津，脉虚数。

妊娠呕吐、妊娠中毒、病毒性肝炎、急性胃炎、消化性溃疡、反流性食管炎、经前烦乱等见上述主证者可用本方加减治疗。

【提示】产后血虚易生病，治疗要看具体证候表现。烦乱呕逆是由于太阳表虚、阳明里热上逆，故用解表益气、清降阳明里热的本方治疗。如是阳明实热或有痉病发生者，则不能用本方治疗。

【经选】妇人乳中虚，烦乱、呕逆，安中益气，竹皮大丸主之。（《金匮要略·妇人产后病脉证治》第10条）

6. 木防己汤、木防己汤去石膏加茯苓芒硝汤

【方歌】防己痞坚面色黧，己三桂二四参施。

石膏二个如鸡子，辛苦寒温喘满宜。

四两苓加膏不用，芒硝三合便通之。

【组成】木防己三两（10克），石膏如鸡子大两个（50～100克），桂枝二两（6克），人参四两（12克）。

【用法】上四味，水煎温服。

【功效】补气温阳，清热化饮消痞。

【主证】喘满，心下痞坚，烦渴。

【应用】主治胸膈间阳郁热饮证。症见胸满，心烦，气喘，心下痞硬坚，面色黧黑，短气，乏力，舌红，苔黄腻，脉沉紧或弦滑。

心功能不全、肺心病所致心衰、风湿性心脏病所致心衰、冠心病、高血压、肺气肿、肺间质纤维化、支气管哮喘、肺癌、胸腔积液等临床表现符合上述主证者可用本方加减治疗。

【提示】本方善治久咳气喘之肺心病而见肝脾肿大者，对心脏病胸闷、心悸、气短、面色青紫、心下痞坚者亦有一定的疗效，亦通治脚气、浮肿，以肿而烦渴、痞满为辨治要点。

有木防己汤证而心下痞坚甚、二便不利者，则去石膏，加茯苓四两（12克）、芒硝三合（12克），以通阳散结、利水逐饮，名"木防己汤去石膏加茯苓芒硝汤"，主治胸膈间阳郁饮结重证。

【经选】膈间支饮，其人喘满，心下痞坚，面色黧黑，其脉沉紧，得之数十日，医吐下之不愈，木防己汤主之；虚者即愈，实者三日复发，复与不愈者，宜木防己汤去石膏加茯苓芒硝汤主之。（《金匮要略·痰饮咳嗽病脉证并治》第24条）

7. 厚朴七物汤（桂枝去芍药汤合厚朴三物汤）

【方歌】厚七满腹脉数浮，三两甘黄半朴投。

二桂五姜十个枣，五枚枳实热难留。

【组成】厚朴半斤（24克），枳实五枚（10～50克），甘草、大黄各三两（10克），大枣十枚（擘，5枚），桂枝二两（6克），生姜五两（15克）。

【用法】上七味，水煎温服。呕者加半夏五合（20克），下利去大黄，寒多者加生姜至半斤（24～60克）。

【功效】行气除满，泻热去积，疏散表邪。

【主证】发热，脉浮，腹满，大便干结。

【应用】主治太阳中风证与阳明内热相兼证。症见腹满，腹痛，大便硬或不大便，饮食尚可，发热，恶风寒，汗出，脉浮数。

习惯性便秘，老年性便秘，产后便秘，肠梗阻，肠扭转，过敏性、药物性、神经性、日光性皮炎，湿疹，风疹，感冒伤食，痢疾等临床表现符合上述主证者可参考本方治疗。

【提示】外感发热，脉浮数而不恶寒，又出现腹满，属太阳阳明并病，可用本方。

【经选】病腹满，发热十日，脉浮而数，饮食如故，厚朴七物汤主之。（《金匮要略·腹满寒疝宿食病脉证治》第9条）

8. 越婢汤

【方歌】越婢身肿恶风多，水涌风翻汗不渴。

二草三姜十二枣，石膏八两六麻和。

术加四两添黄渴，小便通来湿痹瘥。

【组成】麻黄六两（18克），石膏半斤（30～100克），生姜三两（10克），甘草二两（6克），大枣十二枚（擘，6枚）。

【用法】上五味，以水先煮麻黄，去上沫，纳诸药再煎，汤成温服。

【功效】发汗散水，清宣郁热。

【主证】周身浮肿，脉浮，恶风。

【应用】主治太阳风水夹热证。症见发热，恶风寒，一身悉肿，口微渴，骨节疼痛，或身体反重而酸，汗自出，或目窠上微肿，如蚕新卧起状，其颈脉动，按手足肿下陷而不起，脉浮或寸口脉沉而滑。

急性感冒、肺炎、流行性出血热、肾小球肾炎、肾盂肾炎、肾病综合征、脂溢性皮炎、接触性皮炎、湿疹等临床表现符合上述主证者均可用本方加减治疗。

【提示】本方善治太阳阳明合病的风水夹热证，一身悉肿、身无大热而续自汗出者。有人用本方化裁治癃闭、声哑、阴痒糜烂有效。

【经选】风水，恶风，一身悉肿，脉浮不渴，续自汗出，无大热，越婢汤主之。（《金匮要略·水气病脉证并治》第23条）

9. 越婢加术汤

【方歌】见越婢汤方歌"术加四两添黄渴，小便通来湿痹瘥"。

【组成】麻黄六两（18克），石膏半斤（30～100克），生姜三两（10克），大枣十五枚（擘，8枚），甘草二两（6克），白术四两（12克）。

【用法】上六味，以水六升（800毫升），先煮麻黄，去上沫，纳诸药，煮取三升（400毫升），分温三服（每服200毫升，早晚各一次温服）。

【功效】清宣郁热，运中行水。

【主证】周身浮肿、脉浮、恶风，并见小便不利或湿痹疼痛。

【应用】主治脾胃阳郁水气病。症见腹大，身重，四肢乏力烦热，心烦，一身面目浮肿，或口渴，舌红，苔薄黄，脉沉滑。

急慢性支气管炎、支气管扩张、肺炎、哮喘、急慢性胃炎、急慢性风湿性关节炎、流行性感冒等临床表现符合上述主证者可用本方加减治疗。

【提示】本方所主之水肿，临床上以肾功能障碍病人多见，其一身面目黄肿，很似"肾炎面容"。每一望此黄肿，再细辨有越婢加术汤证，用本方多取良效，不但水肿消退，且肾功能亦好转甚至痊愈，彰显了中医的优势。本方条文中的"里水"，是就病水的原因而言的，即相对于风气相击的风水来说的，风水可说是小便不利的外因，本方证则为小便不利之内因，故以里水别之。"肉极"为肉变色，多汗之谓。痛引肩背不可动转，谓之"厉风"。下焦脚弱，即脚气一类病。以上通用越婢加术汤，再加附子治疗效果更好，《千金要方》中有记述，亦为笔者家传医案所证实。

【经选】里水者，一身面目黄肿，其脉沉，小便不利，故令病水。假如小便自利，此亡津液，故令渴也，越婢加术汤主之。（《金匮要略·水气病脉证并治》第5条）

《千金》越婢加术汤：治肉极，热则身体津脱，腠理开，汗大泄，厉风气，下焦脚弱。（《金匮要略·中风历节病脉证并治》第20条）

10. 越婢加半夏汤（越婢汤加半夏）

【方歌】越婢身肿恶风多，水涌风翻汗不渴。

　　　　二草三姜十二枣，石膏半斤六麻和。

　　　　加夏半升愈肺胀，头疼目胀脉浮数。

【组成】麻黄六两（18克），石膏半斤（30～100克），生姜三两（10克），大枣十二枚（擘，6枚），甘草二两（6克），半夏半升（15克）。

【用法】上六味，以水六升（800毫升），先煮麻黄，去上沫，纳诸药，煮取三升（400毫升），分两次温服。

【功效】宣肺泻热，降逆止喘。

【主证】越婢汤证见咳逆上气、两目发胀或头痛。

【应用】主治寒饮郁肺夹热水气证（肺胀）。症见咳嗽，气喘，两目胀突，烦躁，口渴欲饮水而量少，或面目浮肿，痰多或黄或白，苔白或黄，脉浮大或弦滑数。

支气管哮喘、支气管扩张、肺炎、肺心病、肾小球肾炎、肾病综合征、脂溢性皮炎、荨麻疹、湿疹等临床表现符合上述主证者可用本方加减治疗。

【提示】肺胀为热壅、饮逆复兼外邪束表而致咳嗽气喘之证。本方条文中的"目如脱状"是形容眼球突出如欲脱之状，为胀之甚。"脉浮大"为内邪内热之象。半夏豁痰下气，辛凉而化饮定喘，故治诸支气管肺系疾病见肺胀症状者效优。

【经选】咳而上气，此为肺胀，其人喘，目如脱状，脉浮大者，越婢加半夏汤主之。（《金匮要略·肺痿肺痈咳嗽上气病脉证治》第13条）

11. 大青龙汤（麻黄汤合越婢汤）

【方歌】大龙越婢倍麻黄，卅杏鸡膏解二阳。

无汗烦疼热郁里，归肢溢饮肿喘良。

【组成】麻黄六两（去节，18克），桂枝二两（去皮，6克），甘草二两（炙，6克），杏仁四十枚（去皮尖，10克），生姜三两（切，10克），大枣十二枚（擘，6枚），石膏如鸡子大（碎，80克）。

【用法】上七味，以水九升（1800毫升），先煮麻黄，减二升（400毫升），去上沫，纳诸药，煮取三升（600毫升），去滓，温服一升（200毫升），取微似汗。汗多者，温粉粉之。一服汗者，停后服。

【功效】外散风寒，内清郁热。

【主证】麻黄汤证、越婢汤证并见且烦躁者。

【应用】主治：①外寒里热证。症见发热，恶风寒，无汗，身疼痛，烦躁，咳嗽或气喘，或渴，舌淡或淡红，苔白或薄黄，脉浮紧。②溢饮热实证。症见饮水流行，归于四肢，当汗出而不汗出，身体肿重，口干，无汗，烦躁，舌红，苔薄白或薄黄，脉浮缓或弦滑者。

重症感冒、各种感染性疾病、支气管炎、大叶性肺炎、支气管扩张、哮喘、风湿病、急慢性肾小球肾炎等肾病及脑炎等凡见肿胀、喘满、小便不利、烦躁者用本方治疗可获良效，尤其是肾炎水肿，效更显著。

【提示】本方为发汗利水峻剂，用于太阳阳明合病，并祛在表之水湿。若脉微弱、汗出恶风，为太阳中风本证，慎不可误用本方，否则会造成四肢厥逆、筋惕肉瞤，成为虚以实治的坏病，仲师称"此为逆也"。

当代著名经方临床家、教育家、经方大师胡希恕高足冯世纶教授，曾用大青龙汤加薏苡仁、败酱草、桔梗等治愈一例反复发热4年诊为太阳阳明合病的患儿。（详见《当代经方名家临床之路》）

【经选】太阳中风，脉浮紧，发热恶寒，身疼痛，不汗出而烦躁者，大青龙汤主之；若脉微、汗出恶风者，不可服之。服之则厥逆、筋惕肉瞤，此为逆也。（《伤寒论》第38条）

伤寒，脉浮缓，身不疼，但重，乍有轻时，无少阴证者，大青龙汤发之。（《伤寒论》第39条）

病溢饮者，当发其汗，大青龙汤主之，小青龙汤亦主之。（《金匮要略·痰饮咳嗽病脉证并治》第23条）

12. 麻黄杏仁甘草石膏汤（麻杏甘石汤，麻黄汤去桂枝加石膏）

【方歌】麻杏甘石八两膏，二甘五十杏同熬。

四麻同解热壅肺，汗、喘、干、烦、恶风煲。

【**组成**】麻黄四两（去节，12克），杏仁五十枚（去皮尖，12克），甘草二两（炙，6克），石膏八两（碎，绵裹，30～100克）。

【**用法**】上四味，以水先煮麻黄，去上沫，纳诸药再煎，汤成温服。

【**功效**】清宣肺热，止咳平喘。

【**主证**】汗出而喘，口干，烦满而不恶风。

【**应用**】主治邪热迫肺证。症见身热，咳嗽，气喘，或汗出或无汗，口渴，舌红苔黄，脉浮数。

急性支气管炎、大叶性肺炎、病毒性肺炎、支气管哮喘、麻疹肺炎、百日咳、嗜酸性粒细胞性肺炎等临床表现符合上述主证者均可用本方加减治疗。

【**提示**】本方为治疗肺热喘咳的名方，医家无人不晓，甚至见"肺炎"辄用之，每每有效，但也有乏效而困惑者，尤其是那些习惯了西医辨病治疗思维的人。究其原因，主要是不明白中医辨证论治的原则，准确地说是尚未掌握六经定位、方证对应的获效钥匙。具体到治肺热喘咳的经方，计有大青龙汤、越婢加半夏汤、小青龙加石膏汤、麻黄杏仁甘草石膏汤、文蛤汤、厚朴麻黄汤等。这些方的主证都有发热、咳喘、有汗或无汗、脉浮等，故都属太阳病，又都有烦躁、口干或渴、肺胀等阳明内热证，故均可定为六经辨证中的太阳阳明合病。

重要的是各方又有独特的主证，如大青龙汤证为麻黄汤证＋越婢汤证＋烦躁，越婢加半夏汤证为越婢汤证＋咳逆上气＋两目发胀、头痛，小青龙加石膏汤证为小青龙汤证＋烦躁，麻黄杏仁甘草石膏汤证为汗出而喘、口干、烦闷不恶风，文蛤汤证为麻黄杏仁甘草石膏汤证＋越婢汤证＋口渴不欲饮、烦热明显，厚朴麻黄汤证为小青龙加石膏汤证＋胸闷、短气、脉浮。凡病人各自有上述主证时即对应选用上述方治疗，则效如桴鼓，这是千百年来经众多医家临床实践证明了的真理。

近年经方大家胡希恕教授总结说："要从六经八纲继续辨证，直辨到具体方药，即'方证对应'，甚至剂量、用法等都要对应，才能提高疗效，这就是辨证的尖端！用西医辨病的方法套用中医的方，常常无效，甚至有害，这是学者必须明确的！'先辨六经，继辨方证，方证对应'，就是中医经方应用的灵魂！"

至于有汗或无汗、发热或无热，因是或然症，故要具体分析。本方条文强调本方证是有汗的，须知麻黄杏仁甘草石膏汤证的病机是邪热壅肺之太阳阳明合病，肺热熏蒸，迫津外泄，故见汗出，但汗出黏稠、量多而臭味重；条文强调无大热，是说不似阳明病热实于里那样的身大热。热实于里当大热，今无大热则说明病情未至阳明内结的热实程度。喘也不是里实满的承气汤证，而是表热郁闭和里热壅滞所致的麻黄杏仁甘草石膏汤证，故用本方以两解表里。方证对应中是有病机内涵的，辨证论治是张仲景倡导的中医原则，我们要深刻领会和精确运用，才能提高疗效。

【经选】发汗后，不可更行桂枝汤。汗出而喘，无大热者，可与麻黄杏仁甘草石膏汤。（《伤寒论》第63条）

下后，不可更行桂枝汤。若汗出而喘无大热者，可与麻黄杏仁甘草石膏汤。（《伤寒论》第162条）

13. 小青龙加石膏汤（小青龙汤加石膏）

【方歌】小青分量照原方，二两膏加辨细详。

水饮得温方可散，欲除烦躁借辛凉。

【组成】麻黄三两（去节，10克），芍药三两（10克），细辛三两（10克），干姜三两（10克），甘草三两（炙，10克），桂枝三两（去皮，10克），五味子半升（15克），半夏半升（洗，15克），石膏二两（6～30克）。

【用法】上九味，以水先煮麻黄，去上沫，纳诸药再煎，汤成温服。

【功效】解表化饮，清热除烦。

【主证】小青龙汤方证兼烦躁。

【应用】主治太阳伤寒与寒饮郁肺化热相兼证。症见发热恶寒（或无），头身痛，无汗，咳嗽，气喘，胸胀闷塞烦躁，或夹白稠黄痰，咳唾不利，口干，或不欲饮水，舌淡，苔白滑或白黄而燥，脉浮或浮紧。

慢性支气管炎、支气管哮喘、支气管扩张、慢阻肺、肺心病急性发作、肾病综合征水肿、急性肾小球肾炎、过敏性鼻炎、鼻窦炎、过敏性皮炎、脂溢性皮炎等临床表现符合上述寒饮郁肺夹热主证者均可以本方加减治疗。

【提示】小青龙汤证见咳喘脉浮，为心下有水气而表不解，本方证则只多上气烦躁，而呈太阳阳明合病，故加石膏以清阳明经热。肺胀除外邪内饮外还必兼热壅气逆之症，以咳喘上气且烦躁为主要特征。上气者，即气冲逆上而不下之状。

【经选】肺胀，咳而上气，烦躁而喘，脉浮者，心下有水，小青龙加石膏汤主之。（《金匮要略·肺痿肺痈咳嗽上气病脉证治》第14条）

14. 厚朴麻黄汤（小青龙加石膏汤去桂枝、芍药加厚朴、杏仁、小麦）

【方歌】朴麻杏夏味半升，升麦四麻五朴呈。

二两姜辛膏蛋大，脉浮喘咳气短灵。

【组成】厚朴五两（15克），麻黄四两（12克），杏仁半升（10克），石膏如鸡子大（80克），半夏半升（15克），干姜二两（6克），细辛二两（6克），小麦一升（30克），五味子半升（12克）。

【用法】上九味，以水先煮小麦，去滓，纳诸药，再煮，汤成温服。

【功效】散饮降逆，止咳平喘。

【**主证**】小青龙加石膏汤证见胸满、短气甚、脉浮。

【**应用**】主治寒饮郁肺夹热胸满证。症见咳嗽，气喘，胸满，烦躁，口干欲饮水，咽喉不利，痰多色偏白，气逆不得平卧，舌淡红，苔白滑或黄白相兼，脉浮或浮紧。

支气管炎、支气管肺炎、哮喘、肺气肿、肺心病、肾病综合征水肿、急性肾小球肾炎、慢性鼻窦炎、湿疹等临床表现符合上述主证者均可用本方加减治疗。

【**提示**】本方是小青龙加石膏汤的变剂，故主治亦相近。加杏仁、厚朴去桂枝、芍药则偏于治喘满。咳而脉浮，为病在表，亦是咳而上气之类的证候，当有喘满短气等里热实证时，为太阳阳明合病。临床以本方用于外邪内饮、咳逆喘满而里实者为宜。

【**经选**】咳而脉浮者，厚朴麻黄汤主之。（《金匮要略·肺痿肺痈咳嗽上气病脉证治》第8条）

15. 文蛤汤（麻黄杏仁甘草石膏汤合越婢汤加文蛤）

【**方歌**】文蛤越婢五蛤强，麻杏甘膏略减量。

渴不饮来烦热重，文蛤咸平入应当。

【**组成**】文蛤五两（15克），麻黄三两（10克），甘草三两（10克），生姜三两（10克），杏仁五十枚（10克），大枣十二枚（擘，6枚），石膏五两（15～30克）。

【**用法**】上七味，水煎温服。

【**功效**】解表散邪，清热化痰。

【**主证**】麻黄杏仁甘草石膏汤证合越婢汤证，口渴不饮而烦热明显者。

【**应用**】主治太阳伤寒与胃肺饮热相兼证。症见发热，恶风寒，无汗，头痛，渴而不欲饮或饮水不多，时咳，有白黄痰，舌红，苔薄白，脉紧或数。

重症感冒、支气管肺炎、支气管哮喘、急慢性肠胃炎、急慢性肾小球肾炎、渗出性胸膜炎、胸腔积液、风湿性关节炎等临床表现符合上述主证者可用本方加减治疗。

【提示】文蛤究竟为何物，历史上有争议。李时珍在《本草纲目》中释为花蛤、海蛤，为海中诸蛤烂壳的总称。《现代中药学大辞典》在"基源"一项中定其为帘蛤科动物文蛤的贝壳，性味咸平，无毒，功能为清热化痰、软坚散结、制酸止痛。我国沿海均有分布，广东较多。验方黛蛤散亦用之。笔者在多年临床中用之效佳。

本方条文"吐后渴欲得水，而贪饮者，文蛤汤主之"中的"汤"应是"散"，因为此方证中喜大量饮水应是胃热津伤的表现，用含有发汗的麻黄、生姜的文蛤汤便不妥了，宜用含有清热止渴之文蛤的文蛤散治疗，而"意欲饮水，反不渴者，服文蛤散"之"文蛤散"则应为"文蛤汤"。后面"若不瘥者，与五苓散"，说明胃有停水，且服后烦热，故用化饮力更强的五苓散治之。条文中每有编写错误之处，宜细辨并通过实践证明为要。

【经选】吐后渴欲得水，而贪饮者，文蛤汤（应为散）主之，兼主微风、脉紧、头痛。（《金匮要略·呕吐哕下利病脉证治》第13条）

病在阳，应以汗解之，反以冷水噀之，若灌之，其热被劫不得去，弥更益烦，肉上粟起，意欲饮水，反不渴者，服文蛤散（应为汤），若不瘥者，与五苓散。（《伤寒论》第141条）

16. 桂枝二越婢一汤（桂枝汤合越婢汤）

【方歌】桂二越一表里机，热多寒少量征微。

　　　　膏铢廿四四枚枣，桂芍麻甘十八铢。

【组成】桂枝（去皮）、芍药、麻黄、甘草（炙）各十八铢（3克），大枣四枚（擘，2枚），生姜一两二铢（切，5克），石膏二十四铢（碎，绵裹，15克）。

【用法】上七味，以水先煮麻黄去沫，纳诸药再煎，汤成温服。

【功效】微汗宣郁，兼清里热。

【主证】桂枝汤证多，越婢汤证少者。

【应用】主治太阳阳明合病。症见发热，恶风寒，头痛，咽干、口渴，或咽痛，舌偏红，苔薄黄，脉浮数。

感冒、流行性感冒、肌肉及关节疼痛、神经性疼痛、过敏性鼻炎、荨麻疹、过敏性皮炎等临床表现符合上述主证者均可用本方加减治疗。

【提示】本方适用于太阳阳明合病，有汗出恶风且见口干甚至口渴、烦躁者，故其病机与大青龙汤证略同，只是症状、用药分量轻得多。温病初期此方亦常应用。此方有关条文中所说的"无阳"指津液不足于外，故脉应之微弱（麻黄汤条的"阳气重"、甘草干姜汤条的"以复其阳"中的"阳"均指津液），宜以剂量较轻的本方治疗。桂枝麻黄各半汤、桂枝二麻黄一汤均为外邪未了的轻证而设，不可不知。

【经选】太阳病，发热恶寒，热多寒少，脉微弱者，此无阳也，不可发汗，宜桂枝二越婢一汤。（《伤寒论》第27条）

17. 麻黄杏仁薏苡甘草汤（麻杏薏甘汤）

【方歌】麻杏薏甘热晡时，周身节痛肿重俱。

薏麻半两十枚杏，炙草扶中一两宜。

【组成】麻黄半两（去节，汤泡，9克），杏仁十枚（去皮尖，炒，6克），薏苡仁半两（18克），甘草一两（炙，6克）。

【用法】上四味，水煎温服。

【功效】解表祛风，利湿清热。

【主证】周身关节痛、发热、身重或肿。

【应用】主治风湿热痹病。症见一身尽疼痛，发热，甚于日晡所（申时，下午3—5时），四肢沉重，或头昏，或疼痛游走不定，苔薄，脉弦或沉迟。

感冒、流行性感冒、支气管炎、慢阻肺、慢性鼻炎、风湿性关节炎、强直性脊柱炎、坐骨神经痛、急慢性肾炎、无名热等临床表现符合上述主证者可用本方加减治疗。

【提示】本方轻清宣化、解表祛湿，主治风湿在表化热的太阳阳明合病之湿热痹病。薏苡仁，味甘性微寒，《神农本草经》谓其"主筋急拘挛，久风湿痹"。本方与麻黄加术汤俱治风湿，且都可发汗利湿而治湿痹，但麻黄加术汤偏于治寒，故用温性的白术，而本方偏于治热，故用性偏寒的薏苡仁，并去桂枝。本方加白茅根、赤芍等清热凉血解毒药治疗结节性红斑、慢性血尿有良效。方中剂量疑为后人所定，宜按临床实际情况而定。

现代病理研究表明，本方具有解热、镇咳、平喘、抗炎、抑菌、增强免疫力等作用。

【经选】病者一身尽疼，发热，日晡所剧者，名风湿。此病伤于汗出当风，或久伤取冷所致也，可与麻黄杏仁薏苡甘草汤。（《金匮要略·痉湿暍病脉证治》第21条）

18. 风引汤

【方歌】风引四黄二牡甘，龙姜四两桂枝三。

　　　　滑、寒、赤、白、紫、膏六，惊痫热寒瘛疭参。

【组成】桂枝三两（10克），甘草、牡蛎各二两（6克），大黄、干姜、龙骨各四两（12克），寒水石、滑石、赤石脂、白石脂、石膏、紫石英各六两（18克）。

【用法】上十二味，杵，粗筛；以韦囊盛之，取三指撮（9克），井花水三升（600毫升），煮三沸，温服一升（200毫升）。

【功效】清肝益阴，潜阳息风定惊。

【主证】惊痫瘛疭，寒热错杂。

【应用】主治肝热动风证。症见昏仆，或两目上视，或四肢抽搐，或手足麻木、无力，或口吐涎沫，头晕，头痛，烦热，急躁，或肌肉筋膜震颤，口苦干，舌红，苔少或薄黄，脉弦数。

高血压、高脂血症、流行性乙型脑炎（乙脑）、流行性脑脊髓膜炎（流脑）、癫痫、血管神经性头痛、颅脑损伤、窦性心动过速、癔症等见上述主证者可以本方化裁治疗。

【提示】本方为桂枝甘草龙骨牡蛎汤变方。桂枝甘草龙骨牡蛎汤原治津液损伤、表虚饮逆所致之躁、烦、惊、悸，本方加入寒水石、滑石、石膏、大黄清里热，又加赤石脂、紫石英、干姜温下固涩，故治津液更虚呈阳明太阳合病之惊痫瘈疭。

著名经方大师王付教授用本方加全蝎、白附子、僵蚕、钩藤治疗肝热生风型的帕金森病获良效。（详见《经方合方辨治疑难杂病》）

【经选】风引汤：除热癫痫。（《金匮要略·中风历节病脉证并治》附方）

19. 麻黄连翘赤小豆汤

【方歌】麻翘二两草姜同，赤豆一升梓白从。

十二枚枣四十杏，身黄表里热瘀攻。

【组成】麻黄二两（去节，6克），连翘二两（6克），杏仁四十枚（去皮尖，12克），赤小豆一升（60克），大枣十二枚（擘，6枚），生姜二两（切，6克），生梓白皮一升（切，25克），甘草二两（炙，6克）。

【用法】上八味，以水先煮麻黄再沸，去上沫，纳诸药再煎，汤成温服。

【功效】解表散邪，清热除湿退黄。

【主证】表实无汗而里热明显，或身黄、目黄，或身痒。

【运用】主治太阳伤寒合湿热发黄证。症见发热，恶风寒，无汗，身黄，身痒，小便黄或不利，腹微满，纳差，舌红，苔黄或腻，脉滑或浮。

病毒性肝炎、肝实质弥漫性损伤、急慢性胆囊炎、急性肾盂肾炎、急性肾小球肾炎、慢性肾炎、肾病综合征、过敏性皮肤炎、神经性皮炎、荨麻疹、结膜炎、过敏性鼻炎等临床表现符合上述主证者均可用本方加减治疗。

【提示】本方是麻黄汤去桂枝加生姜、大枣以发表安胃，复以生梓白皮（如无，可用同样苦寒清热的桑白皮代之）、连翘、赤小豆清热祛湿，故治表实无汗、瘀热在里之太阳阳明合病而发黄者。

【经选】伤寒，瘀热在里，身必黄，麻黄连翘赤小豆汤主之。（《伤寒论》第262条）

20. 竹叶石膏汤（麦门冬汤去大枣加竹叶、石膏）

【方歌】竹二膏斤二草随，麦升夏半粳同陪。

参二消渴平逆呕，热后虚烦少气羸。

【组成】竹叶二把（20克），石膏一斤（50～200克），半夏半升（洗，15～30克），麦冬一升（去心，30～50克），人参二两（6克），甘草二两（炙，6克），粳米半升（30～100克）。

【用法】上七味，以水一斗（2000毫升）先煮前六味，煮取六升（1200毫升），去滓，纳粳米，煮米熟汤成（600毫升），去米，温服一升（200毫升），日三服。

【功效】清热和胃，益气生津。

【主证】热病后期，虚羸少气、烦渴。

【应用】主治胃热气逆证。症见身热多汗，心胸烦闷，气逆欲吐，口干喜饮，或虚烦不寐，或胃脘疼痛，舌红，少苔或薄黄，脉虚数。

急性胃炎、流行性出血热、夏季热、热射病、肺炎、肺结核后期、口腔黏膜溃疡、痤疮、流行性脑炎、登革热、糖尿病等临床表现符合上述主治证者均可用本方加减治疗。

【提示】本方在诸热病后期有较多应用机会，对无名热有胃或肺热盛伤津气逆表现者也有较好疗效，可化裁治之。

【经选】伤寒解后，虚羸少气，气逆欲吐，竹叶石膏汤主之。（《伤寒论》第397条）

（二）和解清里类方

1. 柴胡加芒硝汤（小柴胡汤加芒硝）

【方歌】小柴三分一原秤，二两芒硝后入成。

　　　　误下热潮日晡所，少阳满呕结阳明。

【组成】柴胡二两十六铢（10克），黄芩一两（3克），人参一两（3克），半夏二十铢（洗，3克），甘草一两（炙，3克），生姜一两（切，3克），大枣四枚（擘，4枚），芒硝二两（6克）。

【用法】上八味，先用水煎前七味，去滓，纳芒硝，更煮数沸，分温再服，不解更作。

【功效】和解少阳，泻热润燥。

【主证】小柴胡汤证里有热而大便干结。

【应用】主治少阳阳明并病胃肠热结轻证。症见日晡所发潮热，胸胁苦满，表情沉默，不欲饮食，心烦，喜呕，口苦，咽干，目眩，腹胀，大便微利或干结，苔薄黄，脉弦。

感冒、流行性感冒、感染性疾病、胃肠疾病、急性胆囊炎、心血管疾病等见上述主证者可用本方加减治疗。

【提示】本方条文中，"胸胁满而呕"属少阳，"日晡所发潮热"属阳明，可见这是少阳阳明并病，当用大柴胡汤，但服后不应下利。若病人反微利，说明是医者以其他丸药缓下，故证未解而反下利。此时虽仍潮热、里实未去，但在下后已微利，大柴胡汤已非所宜，故宜先用小柴胡汤以解阳明之外证，再予柴胡加芒硝汤兼攻其里。此外证不是太阳表证，而是相对于阳明里证的小柴胡汤证。

【经选】伤寒十三日不解，胸胁满而呕，日晡所发潮热，已而微利，此本柴胡证，下之以不得利，今反利者，知医以丸药下之，此非其治也。潮热者，实也。宜先服小柴胡汤以解外，后以柴胡加芒硝汤主之。（《伤寒论》第104条）

2. 柴胡加龙骨牡蛎汤（小柴胡汤去甘草加桂枝、茯苓、大黄、龙骨、牡蛎、铅丹）

【方歌】柴加龙牡桂铅丹，芩夏参苓姜枣飧。

枣六余皆一两半，大黄二两悸惊烦。

【组成】柴胡四两（12克），龙骨、黄芩、生姜、铅丹、人参、桂枝、茯苓各一两半（5克），半夏二合（洗，10克），大黄二两（6克），牡蛎一两半（熬，6克），大枣六枚（擘，6枚）。

【用法】上十二味，水煎温服。

【功效】和解泻热，镇惊安神。

【主证】小柴胡汤证见气冲心悸、二便不利、烦惊不安。

【应用】主治少阳阳明合病热扰胆心证。症见胸闷，心烦，易惊，谵语，一身尽重，不可转侧，小便不利，舌红，苔薄黄，脉弦数。

急性胆囊炎、急性胰腺炎、胃溃疡穿孔、急慢性胃炎、扁桃体炎、癫痫、神经系统疾病、阿尔茨海默病、精神病、泌尿系统疾病、慢性前列腺炎、性功能障碍、慢性盆腔炎等见上述主证者可用本方加减治疗。

【提示】本方可以治疗胆心热证和肝胆郁热证。本方治疗神经系统疾病、精神病有一定的疗效。注意铅丹含汞，不可超量久服，可用生铁落代之。

著名经方研究专家冯学功主任医师曾用半月时间以本方加郁金、川芎、石菖蒲、磁石等化裁治愈一脑外伤致癫痫大发作30年的病人。说明只要方证对应，经方的确能愈痼疾。（详见《全国经方论坛现场实录》）

岭南著名经方践行者刘志龙教授用本方化裁治疗肝郁化火生痰上扰心神，且多兼胸闷惊悸、脉象沉弦或脉上鱼际之失眠而获良效。广东省中医院心理科李艳主任用本方合温胆汤化裁治愈了很多汶川地震创伤后应激障碍的病人。（详见《名师经方讲录（第二辑）》）

【经选】伤寒八九日，下之，胸满、烦惊、小便不利、谵语、一身尽重、不可转侧者，柴胡加龙骨牡蛎汤主之。（《伤寒论》第107条）

3. 大柴胡汤

【方歌】大柴八四枳五姜，芩芍皆三二大黄。

半夏半升十二枣，小柴更见实急良。

【组成】柴胡半斤（24克），黄芩三两（10克），芍药三两（10克），半夏半升（洗，15克），生姜五两（切，15克），枳实四枚（炙，20克），大枣十二枚（擘，8枚），大黄二两（6克）。

【用法】上八味，水煎温服。

【功效】和解少阳，兼泻结热。

【主证】胸胁苦满，口苦咽干，心下急、按之满痛，里实。

【应用】主治少阳阳明并病里实证。症见往来寒热，胸胁苦满，呕不止，郁郁微烦，心下痞硬，或心下满痛按之甚，或大便干结，或夹热下利，舌红，苔薄黄，脉弦数有力。

急慢性胆囊炎、胆石症、胆绞痛、胆道蛔虫病、支气管哮喘、急慢性胰腺炎、急慢性病毒性肝炎、肝硬化、胆汁反流性胃炎、急性肠胃炎、胃溃疡穿孔、高脂血症、糖尿病、高血压、脑出血、冠心病、帕金森病、尿路结石等临床表现符合上述主证者可用本方加减治疗。

【提示】心下痞硬、按之心下满痛皆与心下急一类，为本方的要症。结合临床经验，本方的辨证要点包括：①病人体质壮实，多是肥胖、肌肉丰满、骨骼发达、营养状态好之人，男性多见；②有少阳证，如往来寒热、胸胁苦满等；③有阳明腑证，如便秘、郁郁微烦，或有潮热等；④腹部拘急疼痛或压痛。

外感发汗，汗出而热不解，大多为小柴胡加石膏汤证，或本方证，或本方加石膏汤证。若大便干，腹满痛，舌红苔黄，则用本方有捷效。

胡希恕教授有用大柴胡汤合桂枝茯苓丸加生石膏治愈妊娠妇女脑外伤出血神志重症案，症见二便不得，舌苔黄厚，脉弦实有力。服上方化裁八剂诸证尽已，足见方证对应，其效神奇。（详见《胡希恕医论医案集粹》）

综合现代实验研究报道，本方具有抗炎、镇静、双向调节免疫功能、利胆、降低括约肌张力、降低胆石形成率、防止动脉硬化、护肝、降脂、抗过敏、降血压、镇痛、止呕、清热等作用。

【经选】太阳病，过经十余日，反二三下之，后四五日，柴胡证仍在者，先与小柴胡汤；呕不止，心下急，郁郁微烦者，为未解也，与大柴胡汤下之则愈。（《伤寒论》第103条）

伤寒发热，汗出不解，心下痞硬，呕吐而下利者，大柴胡汤主之。（《伤寒论》第165条）

伤寒十余日，热结在里，复往来寒热者，与大柴胡汤；但结胸，无大热者，此为水结在胸胁也，但头微汗出者，大陷胸主之。（《伤寒论》第136条）

按之心下满痛者，此为实也，当下之，宜大柴胡汤。（《金匮要略·腹满寒疝宿食病脉证治》第12条）

（三）清里实热类方

1. 瓜蒂散

【方歌】瓜蒂散胸痞硬佳，咽喉气逆息难捱。

豆瓜三克同调豉，痰热阳明实吐排。

【组成】瓜蒂（熬黄）、赤小豆各等分。

【用法】上二味，混为细末，每用一钱匕（2～3克），另取香豉一勺，用热汤煮成稀糜，去滓，取汁和药末，温顿服之。不吐者，稍稍加，得快吐为止。

【功效】涌吐痰实。

【主证】胸脘痞满，欲吐而不能吐。

【应用】主治痰（饮、食物或毒物）阻滞胸脘证。症见气上冲咽喉不得息，胸中痞硬，烦闷不安，欲呕不出，手足寒，舌红，苔腻或厚，脉弦。

精神分裂症、抑郁症、癫痫、中毒、胃扩张、病毒性肝炎、内分泌紊乱、肿瘤等临床表现符合上述主证者均可用本方加减治疗。

【提示】瓜蒂（青甜瓜之蒂）苦寒，可祛湿除热而有催吐作用，为君药，赤小豆清热除湿护胃为臣药，佐以香豉辛散宣郁助吐，诸药共奏引胸脘之热痰、宿食、湿毒上升，顺势催吐之功。仲景方中催吐剂仅有此方，但此方却体现了中医辨证论治中顺应机体抗病趋势原则的妙用，用之得当，效如桴鼓。《伤寒论注评》中录有验案数则，可供参考。胡希恕教授总结出瓜蒂散的应用要点：①胸中痞硬，气上冲，咽喉不得息。②胸中满而烦，饥不能食。③饮食入口则吐，心中温温欲吐而又不能吐。实际上该方证也是胃家实、邪实在上的阳明病，上述要点都是机体祛邪于胸中欲吐而出的一种病理反应。因瓜蒂散药力甚猛，故吐血、咳血病人、体弱、虚寒、年老、怀孕者均忌用。

本方条文中的"胸中有寒"是说胸中有寒水（或痰食）之毒，不是虚寒之寒，故宜以寒性的催吐剂如本方治之。

【附】一物瓜蒂汤　此方是用瓜蒂一物20个（约8克），治暑湿营卫不和、脾胃湿热等证，亦为经方之一，每用于夏秋季身重、身热、脉微弱者。其不配香豉，只是除热利水，无催吐作用，两方不应混淆。

【经选】病如桂枝证，头不痛，项不强，寸脉微浮，胸中痞

硬，气上冲喉咽不得息者，此为胸中有寒也。当吐之，宜瓜蒂散。（《伤寒论》第166条）

少阴病，饮食入胃即吐，心中温温欲吐，复不能吐。始得之，手足寒，脉弦迟者，此胸中实，不可下也，当吐之；若膈上有寒饮，干呕者，不可吐也，当温之，宜四逆汤。（《伤寒论》第324条）

病人手足厥冷，脉乍紧者，邪结在胸中，心下满而烦，饥不能食者，病在胸中，当须吐之，宜瓜蒂散。（《伤寒论》第355条）

宿食在上脘，当吐之，宜瓜蒂散。（《金匮要略·腹满寒疝宿食病脉证治》第24条）

太阳中暍，身热疼重，而脉微弱，此以夏月伤冷水，水行皮中所致，一物瓜蒂汤主之。（《金匮要略·痉湿暍病脉证治》第27条）

2. 白虎汤

【方歌】白虎膏斤六米知，二甘热汗渴烦施。

背寒兼见滑数脉，却是阳明气热时。

【组成】知母六两（18克），石膏一斤（碎，50～200克），甘草二两（6克），粳米六合（18克）。

【用法】上四味，以水煮至米熟，汤成去滓，温服。

【功效】辛寒清热。

【主证】阳明病，自汗出，脉滑数。

【应用】主治阳明热盛气津两伤证。症见高热，自汗，口中麻木言语不利，口渴甚（渴欲大饮凉水而不解渴），面垢心烦，或时时恶风，或背微恶寒，或小便黄赤，舌红，苔黄而燥，脉滑数或浮滑或洪大者。

感冒、流行性感冒、流脑、乙脑、流行性出血热、钩端螺旋体病（钩体病）、疟疾、伤寒、斑疹伤寒、非典、尿崩症、糖尿病、甲亢、中暑等临床表现符合上述主证者均可用本方加减治疗。

【提示】本方临床应用较多，特别是急性传染病中有四大（大热、大渴、大汗、脉洪大）表现的，用之疗效显著。1955年石家庄用本方化裁治疗乙脑、2003年全国用本方化裁治疗非典，都取得了令人信服的效果，也打破了伤寒方不能治温病、中医药难以治急症的误区，彰显了中医辨证论治的魅力。临床经验证明，本方加减治疗热性淋巴结肿大亦很有效。

首届国医大师、广州中医药大学终身教授邓铁涛对白虎汤甚为赞赏，临床上除用其治疗多种伤寒热病外，对多种温热病亦化裁运用而收高效，如乙脑、流脑、钩体病、非典等，他还曾用此方治愈一例剥脱性皮炎病人，足见此方用广而效优。（详见《邓铁涛医案与研究》）

方中粳米为晚稻好米，必用，但不应太多，以免熬成粥。

现代药理实验研究表明，白虎汤具有显著的解热、抗菌消炎、提高机体免疫力、降血糖、镇静、解毒、利尿、促血凝及肾上腺素皮质激素样作用。

【经选】伤寒脉浮滑，此表有热，里有寒，白虎汤主之。（《伤寒论》第176条）（注："里有寒"的"寒"字应为错简，当为"热"）

三阳合病，腹满、身重、难以转侧、口不仁、面垢、谵语、遗尿，发汗则谵语，下之则额上生汗、手足逆冷。若自汗者，白虎汤主之。（《伤寒论》第219条）

伤寒脉滑而厥者，里有热，白虎汤主之。（《伤寒论》第350条）

3. 白虎加人参汤

【方歌】白虎膏斤六米知，二甘烦、热、汗、洪施。

大渴加参三两补，救津益胃莫迟疑。

【组成】知母六两（18克），石膏一斤（碎，50～120克），甘草二两（6克），粳米六合（20克），人参三两（10克）。

【用法】上五味，以水一斗（2000毫升）煮至米熟，汤成，去滓，温服一升（200毫升），日三服。

【功效】清透里热，益气生津。

【主证】白虎汤证见口渴明显。

【应用】主治阳明热盛津气两伤证。症见身热，汗自出，口燥渴甚，渴欲饮水而不解渴，心烦，或时时恶风，或背微恶寒，或小便黄赤，舌红，苔黄而燥，脉洪大。

流脑、乙脑、流行性出血热、钩体病、斑疹伤寒、流行性感冒、传染性肝炎、肝坏死、肺炎、糖尿病、尿崩症、甲亢、中暑、小儿夏季热等临床表现符合上述主证者均可用本方加减治疗。

【提示】本方证即白虎汤证热盛津伤较甚致大渴引饮，故而加益气养胃生津的要药人参。不少人包括一些方药书认为白虎汤治渴，应归功于石膏，这是不确切的，不符合仲师本意。试观白虎汤条，只见口不仁，无一渴者，而白虎加人参汤各条，无一不渴者，可见治渴主要不在石膏而在人参。胃为水谷之海，营卫之源，人参（注：不是其他杂参）补中益气为治津枯而渴的主药，石膏则功在清热，口舌干燥为其应用的主证，这是应明确的。

姜春华教授等总结了白虎加人参汤的适应证：①治伤寒服桂枝汤后，大汗出，大烦渴不解，脉洪大；②太阳中暍（夏季中暑），汗出恶寒，身热烦躁，火热伤肺，传为膈消；③白虎汤证而心下痞硬；④肺胃热盛之消渴（糖尿病）。

另白虎汤常用的加减变化总结如下：

（1）白虎加桂枝汤：功能清热生津、解表散邪，治"温疟，其脉如平，身无寒但热，骨节烦疼、时呕"（《金匮要略·疟病脉证并治》第4条），即治以热为主的疟病。近来有人用其治疗热痹，症见关节肿痛，发热汗出，恶风，口渴，烦躁等。

（2）白虎加苍术汤：功能清热生津祛湿，治白虎汤证挟湿、热重于湿之风湿性关节炎、乙脑、伤寒、副伤寒等病症。

（3）白虎加生地汤：功能清营热、救胃津、凉血。《温热经纬》云"热已入营则舌色绛，胃火烁液则舌心干，加黄连、石膏、犀角、生地等药，以清营热而救胃津，即白虎加生地汤也"。

（4）白虎加黄连阿胶汤：功能清热生津、清心滋肝肾，治疗高血压、糖尿病、失眠等有阳明气热症状者效良。

（5）白虎汤合化斑汤：白虎汤与金银花、连翘、羚羊角、水牛角等清热解毒凉血药合用，可治温病高热、发斑、抽搐、神昏等急重症。

（6）白虎汤合大承气汤：有报道用之化裁治疗脑卒中、脑炎等有三阳合病表现者有效。

（7）白虎汤合导赤散：有报道用之化裁治疗复发性口腔溃疡有良效。

（8）白虎汤合人参汤合六味地黄汤：有日本中医学家用之化裁治疗老年顽固性口干症获良效。

（9）白虎汤去粳米、甘草加连翘、蝉蜕：此即中医大家张锡纯所创之寒解汤，治阳明经热已成，太阳流连未去之证。证见周身壮热，心中烦渴，头时痛，周身拘束，舌红，苔白薄黄，脉洪滑。此证在白虎汤的基础上加入善引邪达表的连翘、蝉蜕，便可自然作汗而解。

白虎汤、白虎加人参汤是古代最常用的急救方，是伤寒及温病学中的主方，应切实掌握、灵活运用。以上白虎汤的加减类方便是例证，供参考活用。

【经选】服桂枝汤，大汗出后，大烦渴不解，脉洪大者，白虎加人参汤主之。（《伤寒论》第26条）

伤寒病，若吐、若下后，七八日不解，热结在里，表里俱热，时时恶风、大渴、舌上干燥而烦、欲饮水数升者，白虎加人参汤主之。（《伤寒论》第168条）

伤寒无大热、口燥渴、心烦、背微恶寒者，白虎加人参汤主之。（《伤寒论》第169条）

伤寒脉浮、发热、无汗，其表不解，不可与白虎汤。渴欲饮水，无表证者，白虎加人参汤主之。（《伤寒论》第170条）

太阳中热者，暍是也，汗出恶寒，身热而渴，白虎加人参汤主之。（《金匮要略·痉湿暍病脉证治》第26条）

4. 调胃承气汤

【方歌】调胃承气二两草，半硝四两大黄好。

烦谵潮热胃需和，里实阳明下厌早。

【组成】大黄四两（清酒洗，12克），甘草二两（炙，6克），芒硝半升（12克）。

【用法】上三味，以水三升（600毫升）煮前二味成一升（200毫升），去渣后倒入芒硝，更微煮令沸，少温服之。

【功效】泻热和胃，润燥软坚。

【主证】阳明病见腹实证，心烦或谵语、发热。

【应用】主治阳明热结缓（或夹虚）证。症见腹疼痛或按之痛，心烦，蒸蒸发热，或呕吐，大便干燥或秘结，舌红，苔黄，脉沉。

肠梗阻、急性出血性坏死性胰腺炎、急性阑尾炎、急性梗阻性化脓性胆囊炎、菌痢、胃肠神经功能紊乱、病毒性肝炎等符合阳明热结缓证者均可用本方加减治疗。

【提示】本方为治疗阳明燥热初结的主方。其病因一为表邪传经入里化热，二为误治伤津化燥而成阳明腑实证。本方泻下之力较缓，可顺承腑气，方中甘草可使胃气得以调和故名"调胃承气"。本方多用于腑实而腹不甚满，有面红目赤、脉实、舌燥裂、苔黄黑、口臭、五心烦热、小便黄赤者。临床指征以大便燥、心烦而无心下痞或腹胀不甚为要。

对于下法的应用，临床家有"伤寒下不厌迟，温病下不厌早"之说，有一定的参考价值。

【经选】伤寒脉浮、自汗出、小便数、心烦、微恶寒、脚挛急，反与桂枝欲攻其表，此误也。得之便厥、咽中干、烦躁、吐逆者，作甘草干姜汤与之，以复其阳。若厥愈足温者，更与芍药甘草汤与之，其脚即伸；若胃气不和、谵语者，少与调胃承气汤；若重发汗，复加烧针者，四逆汤主之。（《伤寒论》第29条）（注：此条论述了阳虚误服桂枝汤导致变证的治疗。见胃气不和、谵语，当知邪已入里而成阳明里热证，应用小剂量调胃承气汤略下而调和胃气则可愈。文中涉及少阴、阳明、太阴病的证治原则，这也是胡希恕总结的"六经定位、方证对应"的临床核心学术思想的经典例证，应认真领会）

发汗后，恶寒者，虚故也；不恶寒，但热者，实也，当和胃气，与调胃承气汤。（《伤寒论》第70条）

太阳病未解，脉阴阳俱停（注：停，赵本为微，脉阴阳俱微，指浮沉无所偏胜，为营卫自调之象），必先振栗，汗出而解；但阳脉微者，先汗出而解；但阴脉微者，下之而解。若欲下之，宜调胃承气汤。（《伤寒论》第94条）

伤寒十三日不解，过经谵语者，以有热也，当以汤下之。若小便利者，大便当硬，而反下利，脉调和者，知医以丸药下之，非其治也。若自下利者，脉当微厥，今反和者，此为内实也，调胃承气汤主之。（《伤寒论》第105条）

太阳病，过经十余日，心下温温欲吐而胸中痛，大便反溏，腹微满，郁郁微烦，先此时自极吐下者，与调胃承气汤；若不尔

者，不可与；但欲呕、胸中痛、微溏者，此非柴胡汤证，以呕故知极吐下也，调胃承气汤。（《伤寒论》第123条）

阳明病，不吐、不下、心烦者，可与调胃承气汤。（《伤寒论》第207条）

太阳病三日，发汗不解，蒸蒸发热者，属胃也，调胃承气汤主之。（《伤寒论》第248条）

5. 小承气汤

【方歌】小承朴二枳三消，黄四同煎便硬疗。

大满不通下热少，阳明谵语热无潮。

【组成】大黄四两（酒洗，12克），厚朴二两（去皮，炙，9克），枳实三枚（大者，炙，6克）。

【用法】上三味，水煎温服。初服当大便行，如大便不下，再服之；若大便下，勿再服。

【功效】泻热通便，消滞除满。

【主证】阳明病，大便硬而无潮热。

【应用】主治阳明热结腑实轻证，或热结旁流轻证，或阳明热结较重证而正气不足者。症见谵语，或发热，汗出，不大便或大便硬不久，小便数，腹胀满尤甚或疼痛拒按，或噫气，舌红，苔黄，脉沉或滑。

麻痹性肠梗阻、急性出血性坏死性胰腺炎、急性阑尾炎、急性梗阻性化脓性胆囊炎、菌痢、急慢性胃炎、病毒性肝炎、哮喘、习惯性便秘等临床表现符合上述主证者均可用本方加减治疗。

【提示】本方在《伤寒论》条文中共出现18次，在《金匮要略》中出现3次，可见本方应用较多，主要用于阳明腑实证燥屎已经形成而病情较为轻缓，腹胀而大便不通尚不久者。

应用小结：①阳明病，汗出多，津液耗伤，肠道干燥，腑实证形成，大便硬、难，谵语；②阳明腑实证，谵语，潮热，脉滑而疾；③太阳病误治，损伤津液，热入阳明，肠道干燥，腑实形成，微烦，小便数，大便硬；④对于阳明腑实证，疑其大便已硬，而临床证据不甚确凿时可用本方试之；⑤厥阴病，热归阳明，腑实形成，其屎已硬，热结旁流（屎硬而拉秽臭清稀水），下利，谵语。

正气虚弱者、孕妇、脉微涩者禁用本方。

【经选】阳明病，脉迟，虽汗出不恶寒者，其身必重，短气、腹满而喘、有潮热者，此外欲解，可攻里也。（注：此段述表里虚实交错互见之证，应该适用白虎汤，而不是大承气汤）手足濈然汗出者，此大便已硬也，大承气汤主之。（注：汗出不恶寒，潮热，手足不断汗出，大便已硬，即使脉迟亦是里实、气血受阻之证，宜以大承气汤治之）若汗多，微发热恶寒者，外未解也，其热不潮，未可与承气汤。（注：若汗出虽多，但只微发热，并恶寒者，脉迟亦是表虚之应，为外未解，应先以桂枝汤治之）若腹大满不通者，可与小承气汤，微和胃气，勿令至大泄下。（注：虽发热不畏寒，但其热不潮，则里还未实，不可用大承气汤攻下，即使腹大满、大便不通，亦只可予小承气汤微和胃气）（《伤寒论》第208条）

阳明病，潮热、大便微硬者，可与大承气汤；不硬者，不可与之。若不大便六七日，恐有燥屎，欲知之法，少与小承气汤，汤入腹中，转矢气者，此有燥屎也，乃可攻之；若不转矢气者，此但初头硬，后必溏，不可攻之，攻之必胀满不能食也。与水则哕，其后发热者，必大便复硬而少也，以小承气汤和之，不转矢气者，慎不可攻也。（《伤寒论》第209条）

阳明病，其人多汗，以津液外出，胃中燥，大便必硬，硬则谵语，小承气汤主之。若一服谵语止者，更莫复服。（《伤寒论》第213条）

太阳病，若吐、若下、若发汗后，谵语、小便数、大便因硬

者，与小承气汤，和之愈。（《伤寒论》第250条）

下利谵语者，有燥屎也，小承气汤主之。（《金匮要略·呕吐哕下利病脉证治》第41条）

6. 厚朴三物汤（小承气汤增厚朴、枳实量）

【方歌】厚三痛闭下无疑，四两大黄朴倍之。

枳用五枚先后煮，小承胀满甚增需。

【组成】厚朴八两（24克），大黄四两（12克），枳实五枚（25克）。

【用法】上三味，以水先煮厚朴、枳实，后入大黄，汤成温服，以利为度。

【功效】行气泻实，除满通便。

【主证】胸腹胀满而痛，大便闭结。

【应用】主治阳明热结气闭证。症见腹大满而痛，大便不通，小便不利，或气喘，或昏冒，或发热，舌红，苔黄，脉沉滑。

急慢性胃炎、肠胃功能紊乱、菌痢、肠胀气、胃扩张、慢性肠胃炎、肠梗阻、支气管炎、胸膜炎、肺气肿等临床表现符合上述主证者均可用本方加减治疗。

【提示】本方证与小承气汤证近似，对于大便不通、腹胀满甚而痛者更适用。须知，本方与小承气汤、厚朴大黄汤用的药都是大黄、厚朴、枳实，但剂量不同、用法不同而功效有异。本方增加了厚朴、枳实的量，长于治腹胀满甚而痛；但当厚朴用到一尺（30克）、枳实用到四枚（20克）、大黄用到六两（18克）时，则更具化饮涤实的作用，这便是厚朴大黄汤，连方名都变了，足见仲师制方之严谨、巧妙。

现代有李岳夷对上述三方进行了实验研究，探讨了金属元素与三方药理作用的关系，发现三方的通便、消胀、止痛功效与钙、镁有关，行气除满与锌有关，其作用的大小与上述元素的含量和比值相关，厚朴大黄汤可能是通过高镁低钙而达到开胸泄饮功效的。

【附】**厚朴大黄汤**　厚朴大黄汤与厚朴三物汤用药相同而剂量有异。歌曰：朴黄味与小承同，支饮填胸满不通。尺朴为君调气分，四枚枳实六黄攻。

【经选】痛而闭者，厚朴三物汤主之。（《金匮要略·腹满寒疝宿食病脉证治》第11条）

支饮胸满者，厚朴大黄汤主之。（《金匮要略·痰饮咳嗽病脉证并治》第26条）

7. 大承气汤

【方歌】大承后化是三硝，枳五朴八黄四骁。

实热便难坚痞满，伤寒峻下廿多条。

【组成】大黄四两（酒洗，12克），厚朴八两（炙，去皮，24克），枳实五枚（炙，25克），芒硝三合（18克）。

【用法】上四味，以水一斗（2000毫升），先煮二物（枳实和厚朴），取五升（1000毫升）；去滓，纳大黄，更煮取二升（400毫升）；去滓，纳芒硝，更上微火一两沸，分温再服。得下，余勿服。

【功效】峻下热结，救津存阴。

【主证】里实热满，大便难。

【应用】主治：①阳明热结证。症见痞（脘腹气结堵塞）、满（腹胁闷胀甚）、燥（大便硬或燥屎干结）、实（大便不通，腹中转气）、坚（绕脐痛，腹板硬拒按），潮热，烦躁，谵语，手足濈然汗出，舌红，苔黄燥起刺，脉沉实。②阳明热结旁流证。症见自利清水，色纯青秽臭，腹痛，舌红，苔黄燥起刺，脉沉实。③热厥证。症见热极肢冷、抽搐或热极发狂。④阳明刚痉。症见胸满口噤，卧不着席，脚挛急，必齘齿。

传染病昏迷、乙脑、败血症、肝昏迷、粘连性肠梗阻、蛔虫性肠梗阻、粪石性肠梗阻、动力性肠梗阻、腹腔结核性肠梗阻、阑尾炎、急性梗阻性化脓性胆囊炎、急性胰腺炎、菌痢、肠麻痹、铅中毒、呼吸窘迫综合征、多系统器官功能衰竭、脊髓损伤、躁狂抑郁性精神病、精神分裂症、库欣综合征、病毒性肝炎等临床表现符合上述主证者均可用本方加减治疗。

【提示】本方是古今急症用方，常用于发热性疾病、外伤危重病的极期及特殊杂病的急救。其适应证，《伤寒论》中有21条、《金匮要略》中有10条，可见仲圣之重视。其用之得当，即可起死回生，但"不当用而用和当用而不用，均足以误人性命。在不同的情况下而有不同的证候，必须熟记，尤其应变急下各条，更要心中有数。若谓大承气汤法即泄下，所治不外大实、大热、大满云云，而于具体适应证毫无所知，敢断言其动手便错"。（详见《经方传真》）

为方便记忆，归纳本方的适应证如下：

（1）主证。症见脐腹部胀满，硬痛拒按，大便难，脉沉实，身体不弱。

（2）副证。①大便：有多日不通的，有大便硬或微硬、燥屎难排的，有乍难乍易的，有下利清水、色青黑秽臭的，有屁极臭的。②神志：有头极胀痛等而狂乱、惊惕、烦躁不安的，有下后心中懊憹的，有神昏、谵语、循衣摸床、目中不了了（视物不清）、睛不和（眼昏暗无光）的，有直视的，有畏光闭目如睡的。③汗：有身大热汗出的，有额部汗出如蒸的，有手足濈然汗出的。④体温：有身大热的，有时有微热的，有日晡所发潮热的，有不恶寒反恶热的。⑤口舌：有口燥咽干的，有口噤龂齿的，有舌苔黄、黑、燥裂，或有芒刺的，或有黄燥厚腻的，或无苔的（见于食积证）。⑥饮食：有渴欲饮冷的，有憎食的，有不能食的，有不欲食的，有嗳腐吞酸的。⑦脉搏：有迟的，有弦的，有滑而数的，有洪大而实的，有伏的，有六脉皆无但足背高骨冲阳（趺阳）脉大而有力的（可能被误认为少阴证）。⑧四肢：有手足漐漐汗出的，有脚挛急、扬手掷足、抽搐、卧不着席的，有手足时温时冷的，有四肢俱冷的。⑨呼吸：有气短的，有气喘的。⑩小便：有利的，有不利甚至涓滴不通的，有短赤的，有黄的。⑪妇科方面：有产后胃家实、发热、痉痓、郁冒、大便难的。

以上诸证据有关条文及众专家临床经验总结而成，供参考。应用时须明确主证，结合副证、禁忌证、慎用证等全面考虑后再遣方用药，这才符合仲圣临证慎之又慎的指导思想，切记！

我们在临床中总想找到一个好的方法，"以执简驭繁，应无穷之变"，其实这就是胡希恕教授总结的"六经定位，方证对应"。像大承气汤，就须与阳明腑实证相对应。尽管该方证症状多端，瞬息万变，但都是燥热与实邪壅结于胃肠成实耗津的主要矛盾作用的结果。有了这样的认识，才能准确分析纷纭多变的症状，才能正确果断地选方用药。我们应通过承气汤类方的学习和实践，掌握好这一重要方法。

调胃承气汤、大承气汤、小承气汤均属阳明病下剂，其各有适应证，须以辨析。谓胃承气汤虽芒硝、大黄并用，但伍以甘草，攻下之力较缓，且无枳实、厚朴，故消胀力逊；小承气汤有枳实、厚朴而无芒硝，故治胀满尤效，但去热反不如调胃承气汤；大承气汤既用芒硝、大黄，又有枳实、厚朴，且用量重，煎煮时又芒硝、大黄后下，故非大便硬、大实满、大热、大痛者不可轻试。

近年对大承气汤的药理实验研究较活跃，成果较著。已证实其具有明显的泻下、降低毛细血管通透性、抑菌、改善肠血循环、防止内毒血症、保护肝肾功能等作用。近年广大中西医结合工作者把中医辨证与西医辨病相结合，对破伤风、急性呼吸衰竭、肠梗阻、胆道疾病、胰腺炎、尿路结石、急性脑血管疾病、精神分裂症、小儿高热等临床表现为肠腑结热的皆用本方变通治之，只要方证对应，多获卓效而取得理想的科研成果。

《中国医学大辞典》承气八禁：表邪未解，心下硬满（邪不在肠），面合赤色（邪在经不在腑），平素食少（胃素弱），呕多（邪在上焦），脉迟（寒），津液内竭，小便少。

此外，凡老幼体虚、衰弱、脾胃虚寒、妊娠者忌服本方。急腹症中机械性、绞窄性肠梗阻，肠穿孔，肠坏死等禁用本方。

【经选】阳明病，脉迟，虽汗出不恶寒者，其身必重，短气、腹满而喘、有潮热者，此外欲解，可攻里也。手足濈然汗出者，此大便已硬也，大承气汤主之；若汗多，微发热恶寒者，外未解也，其热不潮，未可与承气汤；若腹大满不通者，可与小承气汤，微和胃气，勿令至大泄下。（《伤寒论》第208条）

阳明病，潮热，大便微硬者，可与大承气汤；不硬者，不可与之。若不大便六七日，恐有燥屎，欲知之法，少与小承气汤，汤入腹中，转矢气者，此有燥屎也，乃可攻之。（《伤寒论》第209条）

伤寒若吐、若下后不解，不大便五六日，上至十余日，日晡所发潮热，不恶寒，独语如见鬼状。若剧者，发则不识人，循衣摸床，惕而不安，微喘直视，脉弦者生，涩者死。微者，但发热谵语者，大承气汤主之。若一服利，则止后服。（《伤寒论》第212条）

大下后，六七日不大便，烦不解，腹满痛者，此有燥屎也。所以然者本有宿食故也，宜大承气汤。（《伤寒论》第241条）

病人小便不利，大便乍难乍易，时有微热，喘冒不能卧者，有燥屎也，宜大承气汤。（《伤寒论》第242条）

伤寒六七日，目中不了了，睛不和，无表里证，大便难，身微热者，此为实也。急下之，宜大承气汤。（《伤寒论》第252条）

阳明病，发热，汗多者，急下之，宜大承气汤。（《伤寒论》第253条）

发汗不解，腹满痛者，急下之，宜大承气汤。（《伤寒论》第254条）（注：以上三条为阳明三急下证，注意其并未强调大便燥结，而均为病情险恶所行应急制变以救津之治。其病情看似不重，然稍延即祸，前贤对此有"勿拘必痞、满、燥、实、坚全而后用""勿拘下不厌迟之说""应知承气本为逐邪而设，非专为结粪而设"的明论，极宜细味熟记。以下少阴三急下证其理亦是）

少阴病，得之二三日，口燥咽干者，急下之，宜大承气汤。（《伤寒论》第320条）

少阴病，自利清水，色纯青，心下必痛，口干燥者，急下之，宜大承气汤。（《伤寒论》第321条）

少阴病，六七日，腹胀不大便者，急下之，宜大承气汤。（《伤寒论》第322条）（注：少阴三急下证是阴虚而后阳明腑实，阳明三急下证是阳明腑实而内耗少阴真阴，可见保护阴津在阳明病中的重要意义，急下存阴正是针对其病机的正确抢救方法）

产后七八日，无太阳证，少腹坚痛，此恶露不尽；不大便，烦躁发热，切脉微实，再倍发热，日晡时烦躁者不食，食则谵语，至夜即愈，宜大承气汤主之。（《金匮要略·妇人产后病脉证治》第7条）

8. 大黄甘草汤（调胃承气汤去芒硝）

【方歌】大黄四两一甘随，食已吐来胃热催。

【组成】大黄四两（12克），甘草一两（3克）。

【用法】上二味，水煎分温再服。

【功效】清热泻实，和胃止呕。

【主证】阳明病，大便难，见呕逆或食已即吐。

【应用】主治胃热气逆证。症见口干，口苦，口渴，呕吐或食已即吐，或大便干，或心烦，舌红，苔黄，脉滑或数。

急慢性胃炎、幽门水肿、食管炎、急性胆囊炎、慢性肾炎、肾病综合征、尿毒症、传染性脓疱疮等临床表现符合上述主证者均可用本方加减治疗。

【提示】大黄攻下，甘草缓急，合用治大便难而急迫、胃肠热而燥结不明显、食已即吐者。此证临床每可见到，用之得当效如桴鼓。呕吐临床不少见，须认真辨别。若反复呕吐清水痰涎且脘痞、纳呆、眩晕、心悸，则属痰饮犯胃证，应治以小半夏加茯苓汤；若朝食暮吐，完谷不化，则属胃阳衰弱证，应治以吴茱萸汤。还有其他各型，只要方证对应，便有良效。

【经选】食已即吐者，大黄甘草汤主之。（《金匮要略·呕吐哕下利病脉证治》第17条）

9. 麻子仁丸（小承气汤加火麻仁、杏仁、芍药）

【方歌】麻子仁丸通脾约，一斤黄朴半枳芍。

二麻一杏蜜为丸，老秘虚人热积却。

【组成】麻子仁二升（48克），芍药半斤（24克），枳实半斤（炙，24克），大黄一斤（去皮，48克），厚朴一尺（去皮，炙，24克），杏仁一升（去皮尖，熬，别作脂，20克）。

【用法】上六味，蜜和丸，如梧桐子大，饮服十丸，日三服，渐加，以知为度。

【功效】运脾泻热通便。

【主证】经常便秘、里有热或小便频数。

【应用】主治脾约证。脾约指阳明胃气强，太阴脾阴弱，致脾阴受约束而不能为胃行其津液，症见大便干硬，小便频数，口干，舌红，苔薄黄，脉浮涩。

习惯性、药物性便秘，产后、痔疮术后便秘，肠麻痹，胃柿石，完全性肠梗阻，糖尿病等临床表现符合上述主证者均可用本方加减治疗。

【提示】本方泻下与润肠并举，多用于习惯性便秘，或老人、虚人便秘，或里有积滞兼实热便秘者。

【经选】趺阳脉浮而涩，浮则胃气强，涩则小便数；浮涩相搏，大便则硬，其脾为约，麻子仁丸主之。（《伤寒论》第247条）

10. 泻心汤

【方歌】泻心泻火息惊狂，一两芩连二大黄。

　　　　吐衄心烦大便结，抽薪釜底压能降。

　　　　去芩只为心烦痞，按濡关上脉浮当。

注：与大黄黄连泻心汤方歌合。

【组成】大黄二两（6克），黄连、黄芩各一两（3克）。

【用法】上三味，水煎顿服。

【功效】清心解热，泻火止血。

【主证】心烦，脘痞，吐衄，大便干。

【应用】主治血热出血证。症见吐血或鼻等出血，或牙龈肿痛，或目赤肿痛，或口舌生疮，或胸中烦热，口干咽燥，鼻燥，渴欲饮凉水，舌红，苔黄，脉数。

菌痢、急性肠胃炎、病毒性肝炎、过敏性血小板减少、流行性出血热、猩红热、败血症、脓毒血症、急性泌尿系统感染、乙脑、病毒性心肌炎、糖尿病等临床表现符合上述主证者均可用本方加减治疗。

【提示】本方是古代急救方之一。用于血热出血尤其是吐血、衄血疗效显著。

本方条文中的"心气不足"，《千金要方》作"心气不定"，应是。此即心悸烦、精神不安状，易出现失眠、惊狂、癫痫及其他神经症状。高血压、糖尿病见本方症状明显者，用本方多获效。脾胃郁热者用本方亦效优。

　　黄煌教授用本方合四逆汤化裁治疗一些常吃膏粱厚味而致胃痛不休的病人，喜获良效。（详见《名师经方讲录（第二辑）》）

　　【经选】心气不足（足或作定），吐血衄血，泻心汤主之。（《金匮要略·惊悸吐衄下血胸满瘀血病脉证治》第17条）

11. 大黄黄连泻心汤（泻心汤去黄芩）

　　【方歌】见泻心汤方歌。

　　【组成】大黄二两（6克），黄连一两（3克）。

　　【用法】上二味，以麻沸汤（开水）二升（两杯许）渍之须臾，绞去滓，分温再服。

　　【功效】泻热消痞。

　　【主证】心烦，心下痞。

　　【应用】主治热痞证。症见胃脘部觉气结不通，按之软，其脉关上浮，舌红，苔黄，口渴，心烦，尿黄，大便干等。

　　吐血、咳血、衄血、食管出血、急性菌痢、急性脑血管病、急性扁桃体炎、疱疹、儿科急症、麻疹后肺炎、痤疮、肝炎、肝豆状核变性、肝性血卟啉病、精神分裂症、复发性口腔溃疡、烧伤、褥疮等临床表现符合上述主证者可用本方加减治疗。

　　【提示】本方临床应用较多，但其方名、组成、主证等颇有争议，应予明确。有人认为其组成中应有黄芩，但《伤寒论》自唐至宋诸多传本中"大黄黄连泻心汤"都是大黄和黄连两味药，以治无形邪热之气结阻于中的心下热痞证。其治在气，故其煎服法也有特殊要求，即用沸水渍须臾绞滓分温再服，以薄其味，利于清热之中兼散结消痞。而《金匮要略》中的泻心汤（三黄泻心汤）则由大黄、黄连、黄芩三味药组成，其治在血，病机在于热迫血行，故要水煮，以厚其味，并一次顿服，以清热凉血止血，这是不应混淆的，这正体现了方证对应的严谨性。当然临床时要根据实际情况调整组成，这便是附子泻心汤、黄连解毒汤等的应用了。

现代药理实验证明，本方具有抗菌、消炎、解热、泻下、保护胃黏膜、抗惊厥、抗凝血、增强免疫力等作用。

【经选】心下痞，按之濡，其脉关上浮者，大黄黄连泻心汤主之。（《伤寒论》第154条）

伤寒大下后复发汗，心下痞、恶寒者，表未解也，不可攻痞，当先解表，表解乃可攻痞。解表宜桂枝汤，攻痞宜大黄黄连泻心汤。（《伤寒论》第164条）

12. 附子泻心汤（泻心汤加附子）

【方歌】附子泻心附一枚，芩连一两二军随。

　　　　恶寒汗出心下痞，上热下寒渍煎杯。

【组成】大黄二两（6克），黄连一两（3克），黄芩一两（3克），附子一枚（去皮，破八片，10～15克，炮，另煮取汁）。

【用法】上四味，切三味（大黄、黄连、黄芩），以麻沸汤（开水）二升（两杯许）渍之，须臾，绞去滓，纳附子汁（炮附子用水400毫升煮取200毫升），分温再服。

【功效】泻热消痞，扶阳固表。

【主证】心下痞，上热下寒。

【应用】主治肾虚胃热痞证。症见心下痞满，按之濡软，胃脘灼热不适，恶寒，汗出，或腰酸，舌红，苔黄，脉沉弱。

急慢性胃炎、菌痢、复发性口腔溃疡、上消化道出血、高血压、糖尿病、血管神经性头痛等临床表现符合上述主证者可用本方加减治疗。

【提示】本方寒热药合用，渍煎法并用，治心下痞陷于阴证而呈寒热错杂者效优，足见仲圣治病之胆大、心思缜密和巧妙！值得后人好好学习和发扬。我祖辈常喜用此方化裁治疗消化系统疾病、热病中后期见上热下寒证、湿热夹寒证、老人食滞瞀闷晕倒等疑难杂症，疗效显著，可供参考。

【经选】心下痞，而复恶寒汗出者，附子泻心汤主之。
（《伤寒论》第155条）

13. 大黄硝石汤

【方歌】大黄硝石四柏同，十五枚栀热疸攻。

　　　　二便黄难汗自出，表和里实此方通。

【组成】大黄、黄柏各四两（12克），栀子十五枚（10克），硝石四两（冲，12克）。

【用法】上四味，水煎前三味，去渣，入硝，更煮溶，温服。

【功效】泻热祛湿，化瘀通腑，退黄兼利尿。

【主证】实热黄疸，大便干，小便黄少。

【应用】主治湿热夹瘀黄疸实证。症见身目发黄，小便黄赤而少，脘腹满痞，胁痛不移，心烦，汗自出，大便干燥或黏滞，舌质红或紫或暗或有瘀点，苔黄，脉弦或涩。

急慢性病毒性肝炎、肝硬化、肝癌、胰头癌、胆囊炎、胆结石、流行性出血热等急性传染病临床表现符合上述主证者均可用本方加减治疗。

【提示】大黄、硝石攻实下热祛瘀，栀子、黄柏清热利湿除烦，合治黄疸病里实有湿夹瘀、大小便不利或有心烦者，故临床上急慢性肝胆病等消化系统疾病及急性感染可应用本方。

大黄硝石汤中的硝石，有人认为是芒硝风化后的玄明粉，其主要成分为硫酸钠。而大多数医家认为是火硝（焰硝），其主要成分为硝酸钾和硝酸钠。李时珍的《本草纲目》认为其主要作用是攻坚破积，通淋利水，用于淋证、腹痛、便秘、黄疸、目赤、口疮、喉疾等，民间多用作火药及化工原料。芒硝和火硝二者虽均具有泻热通下作用，但火硝更长于通淋和解毒，按大黄硝石汤的功能，硝石应以火硝为是。

【经选】黄疸，腹满，小便不利而赤，自汗出，此为表和里

实，当下之，宜大黄硝石汤。（《金匮要略·黄疸病脉证并治》第19条）

14. 茵陈蒿汤

【方歌】茵陈蒿六两煲先，十四枚栀黄二煎。

热在阳明湿瘀结，身黄尿短胀烦躅。

【组成】茵陈六两（18克），栀子十四枚（擘，14克），大黄二两（去皮，6克）。

【用法】上三味，先煮茵陈，汤成温服。

【功效】清热利湿退黄。

【主证】阳黄见大便干，小便不利。

【应用】主治湿热黄疸。症见发热，口苦，口干，渴欲饮水，无汗，身目小便黄，黄色鲜明，恶心呕吐，大便干，舌红，苔黄，脉滑数。亦治谷疸寒热不食，食则头眩，心胸不安，久久发黄者。

病毒性肝炎、肝硬化、肝癌、肝炎综合征、化疗性肝损伤、急慢性胆囊炎、胆道蛔虫病、胆结石等临床表现符合上述主证者均可用本方加减治疗。

【提示】这是古今治疗阳黄肝胆湿热证的基础方。一般认为茵陈为方中君药，但也有认为大黄为君药的，如吴又可等。茵陈的作用是"主风湿寒热邪气、热结黄疸"（《神农本草经》），长于减轻症状，而大黄尚可通便排毒祛瘀，善于治本，何者为君应根据实际病情灵活处理。茵陈要先煎，主要是为了充分煎取其有效成分并防止其对胃产生刺激作用。

笔者家数代为医，以擅长治疗黄疸而闻名。祖传秘方就是以茵陈蒿汤为基础加上黄连、赤芍、砂仁、丹参等而成，退肝炎黄疸（湿热型）神速。早年一位曾被某大医院诊为重症肝炎而放弃治疗的利姓青年，就是用此方化裁治疗而痊愈的，其至今仍健在。

为加强本方的药力，临床上对于肝胆感染较重，发热、腹痛腹胀较甚者，可合大柴胡汤；对于胆囊炎等见寒热往来、胸胁苦满、纳差、心烦喜呕者，可合小柴胡汤；对于黄疸、身热、皮肤痒者，可合栀子柏皮汤。阴黄、阳虚、心肾功能不全者应禁用。

【经选】阳明病，发热、汗出者，此为热越，不能发黄也。但头汗出，身无汗，剂颈而还，小便不利，渴引水浆者，此为瘀热在里，身必发黄，茵陈蒿汤主之。（《伤寒论》第236条）

伤寒七八日，身黄如橘子色，小便不利，腹微满者，茵陈蒿汤主之。（《伤寒论》第260条）

谷疸之为病，寒热不食，食即头眩，心胸不安，久久发黄为谷疸，茵陈蒿汤主之。（《金匮要略·黄疸病脉证并治》第13条）

15. 栀子豉汤

【方歌】山栀香豉治何如，烦闷难眠胸窒宜。

十四枚栀四合豉，先栀后豉法煎奇。

虚羸少气甘二两，五两生姜呕逆祛。

加枳三枚消胀满，大黄懊憹便难施。

心烦内热胀满甚，四两朴枳十四栀。

二两干姜栀十四，微烦身热呕病除。

注：栀子甘草豉汤、栀子生姜豉汤、枳实栀子汤、栀子大黄汤、栀子厚朴汤、栀子干姜汤方歌合此。

【组成】栀子十四枚（擘，14克），香豉四合（绵裹，18克）。

【用法】上二味，以水先煮栀子，后煎豉，温服。

【功效】清宣郁热。

【主证】阳明郁热胸中窒塞而烦闷。

【应用】主治热扰胸膈证。症见心烦，心中懊憹，卧起不安，或胸中窒塞、结痛，舌红，苔黄，脉数。

食管炎、食管裂孔疝、急慢性胃炎、胃神经官能症、急慢性咽炎、胆囊炎、心肌炎、脉管炎、冠心病、过敏性紫癜、扁桃体炎、腮腺炎、胸膜炎、肺结核、牙龈肿痛出血、肋软骨炎、肋间神经痛、失眠、急性热病后期等见热郁胸膈的可用本方加减治疗。

【提示】本方为治疗无形热邪郁于胸膈的主方。汗吐下后，表邪内陷，若与有形之水、痰饮、宿食、瘀血等相互搏结而致烦者，称为实烦，而本方所治之烦，只是无形之邪热留扰胸膈、蕴结不去所致，故称为虚烦，但要注意此虚烦并非虚证。

本证之轻者可见"虚烦不得眠"，重者则见"反复颠倒，心中懊侬"（烦之剧者为懊侬，常为阳明里热上扰攻冲头脑之症）。若为热郁气分，则可见"烦热、胸中窒塞"（食管狭窄者常有此症状）；如由气及血，则见"身热不去，心中结痛"。

胡希恕教授认为本方证应为阳明里热而尚未至腑实，此是据《伤寒论》第375条中"按之心下濡"的腹证而说的，故是有道理的；有关条文中虽有"得吐者，止后服"之语，但本方不应被当作涌吐剂。又心中懊侬、饥不能食、但头汗出为大陷胸汤证与栀子豉汤证所共有，但前者为热结在里而外无大热，后者则为外有热、手足温，此为两者的主要鉴别点。

临床上常见胸中窒塞而烦闷者，却不一定发于发汗或泻下之后，烦亦不甚，颇与咽中有炙脔的半夏厚朴汤证相似，每因病人叙述不清而易混淆辨证，此时应详细问诊。如经钡餐造影或电子纤维胃镜检查确诊为食管阻塞而胸窒心烦的，用栀子豉汤治疗效果颇佳，值得参考。

焦虑烦躁不安、失眠、心境障碍、舌红唇红、咽喉充血者，可合半夏厚朴汤或大柴胡汤或温胆汤治疗；以黄疸为特征的疾病如胆囊炎、胆道感染、急性肝炎，新生儿黄疸、妊娠期肝内胆汁淤积等，可合茵陈蒿汤或大、小柴胡汤治疗。另黄煌教授据本方证病机创出"八味除烦汤"（栀子15克、黄芩10克、连翘15克、枳壳15克、制半夏15克、茯苓15克、厚朴15克、紫苏梗15克）以治胸闷、烦躁、腹胀的病人，疗效颇佳，值得学习。

素体脾阳虚、平日大便溏薄者忌用本方。

【经选】发汗后，水药不得入口为逆，若更发汗，必吐不止。发汗、吐下后，虚烦不得眠，若剧者，必反复颠倒，心中懊憹，栀子豉汤主之；若少气者，栀子甘草豉汤主之；若呕者，栀子生姜豉汤主之。（《伤寒论》第76条）

发汗，若下之，而烦热胸中窒者，栀子豉汤主之。（《伤寒论》第77条）

伤寒五六日，大下之后，身热不去，心中结痛者，未欲解也，栀子豉汤主之。（《伤寒论》第78条）

凡用栀子豉汤，病人旧微溏者，不可与服之。（《伤寒论》第81条）

阳明病，下之，其外有热，手足温，不结胸，心中懊憹，饥不能食，但头汗出者，栀子豉汤主之。（《伤寒论》第228条）

下利后更烦，按之心下濡者，为虚烦也，宜栀子豉汤。（《伤寒论》第375条）

16. 栀子甘草豉汤

【方歌】见栀子豉汤方歌中"虚羸少气甘二两"。

【组成】栀子十四枚（擘，14克），香豉四合（绵裹，10克），甘草二两（炙，6克）。

【用法】上三味，以水先煮栀子、甘草，再纳入香豉煎，汤成温服。

【功效】清宣郁热，和中益气。

【主证】栀子豉汤证而虚怯少气。

【应用】主治热扰胸膈伴虚怯、少气、乏力，或阳明热郁证伴虚怯、少气、乏力。

食管炎、急慢性胃炎、急慢性胆囊炎、心肌炎、脉管炎、过敏性紫癜、咽炎、扁桃体炎、腮腺炎、牙龈出血等临床表现符合上述主证者可服用本方。

【提示】少气指语言无力、呼吸微弱短促、四肢乏力沉重，此为热伤元气所致。使用本方时，须具备栀子豉汤"心中懊憹、虚烦不得眠"之主证。气伤较甚、体倦脉虚者可加人参，热邪较甚、口渴喜冷者可加生石膏。

【经选】发汗后，水药不得入口为逆，若更发汗，必吐不止。发汗、吐下后，虚烦不得眠，若剧者，必反复颠倒，心中懊憹，栀子豉汤主之；若少气者，栀子甘草豉汤主之；若呕者，栀子生姜豉汤主之。（《伤寒论》第76条）

17. 栀子生姜豉汤

【方歌】见栀子豉汤方歌中"五两生姜呕逆祛"。

【组成】栀子十四枚（擘，14克），香豉四合（绵裹，18克），生姜五两（15克）。

【用法】上三味，以水先煮栀子、生姜，再入豉煎，汤成去滓，温服。

【功效】清宣郁热，降逆和胃。

【主证】栀子豉汤证而呕。

【应用】主治热扰胸膈证或阳明郁热证伴胃气上逆呕吐者。

食管炎、食管狭窄、急慢性胃炎、急慢性胆囊炎、心肌炎、脉管炎、过敏性紫癜、咽喉炎、扁桃体炎、腮腺炎等临床表现符合上述主证者可选用本方治疗。

【提示】生姜温胃散寒，为治呕圣药，故栀子豉汤证兼呕吐者用本方效优。心烦不眠而呕吐，多为寒热夹杂证，如心烦属热，呕而不喜冷饮属寒，临床上当辨清寒热程度，斟酌使用。

【经选】发汗后，水药不得入口为逆，若更发汗，必吐不止。发汗、吐下后，虚烦不得眠，若剧者，必反复颠倒，心中懊

恼，栀子豉汤主之；若少气者，栀子甘草豉汤主之；若呕者，栀子生姜豉汤主之。（《伤寒论》第76条）

18. 枳实栀子豉汤

【方歌】见栀子豉汤方歌中"加枳三枚消胀满"。

【组成】枳实三枚（炙，15克），栀子十四枚（擘，14克），香豉一升（绵裹，18克）。

【用法】上三味，以水七升（600毫升），先煎枳实、栀子，取二升（400毫升），下豉，更煮五六沸，去滓，温分再服，覆令微似汗。

【功效】清热除烦，宽中行气。

【主证】栀子豉汤证而心下胀满。

【应用】主治热扰胸膈夹气滞证。症见脘腹灼热，或痞满，或胀痛，或腹拒按，心烦，身热，舌红，苔黄，脉数。

食管炎、食管狭窄、急慢性胃炎、急慢性胆囊炎、慢性肝炎、慢性胰腺炎、心肌炎、心律失常、心肌缺血、肋间神经炎、胃肠神经功能紊乱等临床表现符合上述主证者可服用本方。

【提示】本方可清热导滞，为治劳复、食复之方。若宿食较重、脐部胀痛拒按、大便不利，可酌加大黄；里热较重者，可酌加连翘、黄芩、白茅根、薄荷等。身热、心烦、胸腹胀满拒按应是本方三主证。若体虚脉弱，则枳实、大黄慎用。

【经选】大病瘥后，劳复者，枳实栀子豉汤主之……若有宿食者，纳大黄如博棋子五六枚，服之愈。（《伤寒论》第393条）

19. 栀子大黄汤

【方歌】见栀子豉汤方歌中"大黄懊恼便难施"。

【组成】栀子十四枚（擘，14克），大黄一两（3～6克），枳实五枚（炙，25克），香豉一升（绵裹，20克）。

【用法】上四味，以水六升（1200毫升），煮取二升（600毫升），分温三服。

【功效】清肝利胆，理气退黄。

【主证】栀子豉汤证又见腹胀满、大便难。

【应用】主治湿热郁结、酒毒湿热黄疸证。症见胁痛（肝区疼痛），腹胀，脘闷，不欲食，胃脘痛，心中懊憹，头晕眼花，身目小便黄，舌红，苔黄腻，脉数。

化疗性肝损伤、病毒性肝炎、肝硬化、肝癌、肝炎综合征、酒精性肝损伤、急慢性胆囊炎、胆道蛔虫病、胆结石、胃肠炎等临床表现符合上述主证者可用本方治疗。

【提示】胃肠疾病、肝胆疾病等出现阳明里实证而见烦闷、大便难时，或阳明余热与新邪相加（食复、劳复）时用本方有较好的疗效。

【经选】大病瘥后，劳复者，枳实栀子豉汤主之……若有宿食者，纳大黄如博棋子五六枚，服之愈。（《伤寒论》第393条）

酒黄疸，心中懊憹，或热痛，栀子大黄汤主之。（《金匮要略·黄疸病脉证并治》第15条）

20. 栀子厚朴汤

【方歌】见栀子豉汤方歌中"心烦内热胀满甚，四两朴枳十四栀"。

【组成】栀子十四枚（擘，14克），厚朴四两（炙，12克），枳实四枚（水浸，炙令黄，10～20克）。

【用法】上三味，水煎温服。

【功效】清热除烦，宽胸消满。

【主证】心烦热和腹胀满。

【应用】主治热扰胸膈或阳明郁热气滞证。症见心烦，脘腹胀满，或胸闷，卧起不安，或食欲减退，或呕吐，或口干、大便不通，舌红，苔黄，脉数。

食管炎、急慢性胃炎、急慢性胆囊炎、慢性胰腺炎、心肌炎、心肌缺血、心律不齐、肋间神经痛、慢性肝炎等临床表现符合上述主证者可用本方治疗。

【提示】本方为清解胸膈之热兼疏肠胃之滞的妙方。此腹满亦属虚满，即未至阳明腑实的胀满，应有腹部按之不适及喜冷等热证表现，与太阴病的腹满有寒热之别。本方证之卧起不安，为心烦、腹满的具体表现，心烦则难卧，腹满则难起，故而不安。由于没有表热，故不用豆豉；腹满不拒按，只用厚朴即可胜任，拒按者还应考虑加用大黄。

【经选】伤寒下后心烦、腹满、卧起不安者，栀子厚朴汤主之。（《伤寒论》第79条）

21. 栀子干姜汤

【方歌】见栀子豉汤方歌中"二两干姜栀十四，微烦身热呕疴除"。

【组成】栀子十四枚（擘，14克），干姜二两（6克）。

【用法】上二味，水煎温服。

【功效】清上温下，调和脾胃。

【主证】身热微烦而呕逆或下利者。

【应用】主治上热下寒轻证或心肺脾胃寒热夹杂证。症见胸膈、胃脘灼热、烦闷，或呕吐，口干，或身热，腹部畏寒，大便溏泄，舌淡或红，脉数或沉。

急慢性肠胃炎、食管炎、急慢性胆囊炎、胆石症急性发作、胆道蛔虫病感染、心肌炎、肋间神经痛等临床表现符合上述主证者可用本方加减治疗。

【提示】本方多用于热病误治或胃、肠、胆疾病见上热下寒证者。其不用豆豉而加干姜，是因烦热较轻而有呕吐或下利。古云阳证烦躁用栀子，阴证烦躁用干姜，今是阳证，宜清不宜下，误下后身热不去而微烦，故以二味合用。仲圣以一味寒药一味热药合用来和解误下后冷热不调、身热心烦之难证，足见其高妙。

栀子豉类方的鉴别：栀子豉汤、栀子甘草豉汤、栀子生姜豉汤、栀子大黄汤、枳实栀子豉汤、栀子厚朴汤（去豉）、栀子干姜汤（去豉）均以栀子豉汤为基础，以虚烦不眠、懊侬、烦热或胸中窒或胸部结痛为主证，其中栀子甘草豉汤证有少气，栀子生姜豉汤证有身热而呕，栀子大黄汤证有腹胀、大便难，枳实栀子豉汤证兼心下胀满，栀子厚朴汤证见心烦热、腹胀闷甚，栀子干姜汤证则以上热（身热微烦，喜凉而不敢食）下寒（常腹胀畏寒、大便溏泄、呕吐）为特征。以上七方除栀子干姜汤外，均以大便溏泄为禁忌证。

除烦类方的鉴别：栀子豉汤为单纯清热之方，栀子柏皮汤为治黄疸病发热心烦之方，连理汤治寒热错杂证而偏补，猪肤汤治心烦兼下利而以滋润为主，猪苓汤亦治心烦兼下利，但重在利水。

【经选】伤寒，医以丸药大下之，身热不去，微烦者，栀子干姜汤主之。（《伤寒论》第80条）

22. 栀子柏皮汤

【方歌】栀子柏皮发热需，身黄烦郁热湿祛。

　　　　草需一两二黄柏，十五枚栀个个肥。

【组成】栀子十五枚（肥大，擘，15克），甘草一两（炙，5克），黄柏二两（6～10克）。

【用法】上三味，水煎温服。

【功效】清热祛湿退黄。

【主证】黄疸病，发热心烦。

【应用】主治湿热黄疸。症见发热，口苦干，渴欲饮冷水，无汗，身目小便黄而不利，黄色鲜明，恶心呕吐，大便干，舌红，苔黄，脉数滑。

化疗性肝损伤、病毒性肝炎、肝硬化、肝癌、肝炎综合征、酒精性肝损伤、急慢性胆囊炎、胆道蛔虫病、胆结石、湿疹、皮炎、毛囊炎、脓疱疮、丹毒、结膜炎、阴道炎等临床表现符合上述主证者均可参考本方治疗。

【提示】本方为清热利湿以治黄疸的专方，适用于发热、黄疸、烦躁、目赤肿痛或分泌物多的疾病。《伤寒论》中第261条的"发热身黄"可谓本方证的高度概括。本方在既没有可汗之表证（表证宜用麻黄连翘赤小豆汤发汗），又没有可下之里证（里证宜用茵陈蒿汤清里攻下），而仅有内热（发热多在身黄之后才见）表现时最适宜用。

本方现代临床应用广泛，如加茵陈、郁金、白花蛇舌草、虎杖等治疗传染病性肝炎效果明显，加茵陈、茜草、金银花等治钩体病疗效满意，加黄连、白头翁等治疗湿热菌痢效优。此外，本方合麻黄、杏仁、薏苡仁、生石膏、连翘等治皮肤瘙痒流水，合猪苓汤治妇科黄带淋漓，合五苓散治膀胱刺激征，合大柴胡汤和茵陈蒿汤治肝病、胆囊疾病等都有一定的疗效，可参考。

【经选】伤寒身黄发热，栀子柏皮汤主之。（《伤寒论》第261条）

23. 黄连阿胶汤

【方歌】黄连四两烊三胶，二芍芩鸡蛋后敲。

心悸虚烦扪掌热，利脓久血瞑难交。

【组成】黄连四两（12克），黄芩二两（6克），芍药二两（6克），鸡蛋黄二枚，阿胶三两（10克）。

【用法】上五味，以水六升（1200毫升），先煮三物（黄连、黄芩、芍药），得二升（250毫升），去滓，纳胶烊尽，稍冷，纳鸡蛋黄，搅令相得，温服。

【功效】清热育阴，交通心肾。

【主证】虚烦心悸不得眠，手足心热，或下利便脓血。

【应用】主治虚热心烦证或心肾不交失眠证。症见心中烦，不得眠，多梦，口干苦，咽燥，或汗出，或眩晕，或耳鸣，或健忘，或腰酸，或尿血、便血、咯血、衄血，舌红，少苔，脉细数。

室上性心动过速、神经衰弱、甲亢、心脏神经官能症、糖尿病、抑郁症等临床表现符合上述主证者均可用本方加减治疗。

【提示】本方证由于肾阴不足，不能上济于心，于是心火亢盛，而现心烦、不得卧诸证，属邪随热化，故用黄连阿胶汤滋阴养血清心火，以治少阴热化证。古代也常用本方治疗下利脓血、便血、崩漏、皮下出血、慢性失血等属阴虚血热的疾病。

临床上失眠的病人较多，属于阴虚血热的不少，故本方有一定的应用机会，应准确辨证，以提高疗效。如同是心烦不得卧，栀子豉汤证是余热扰于胸膈，更见反复颠倒、心中懊侬、胸窒甚或结痛之症，舌上有黄白相兼之苔，治宜清透郁热，而本方证为阴虚阳亢，常见口燥乏津、眩晕耳鸣，必见舌红绛而干、脉细数等症，治宜滋育肾阴、清心凉肝。

现代有医家报道用本方化裁治疗肝肾阴虚、肝阳上亢、心肾不交、遗精梦泄、反复失眠的神经衰弱症获良效，治疗伤寒病肠出血、顽固性失音、糖尿病口干苦多食多饮、肝硬化、肝昏迷等疑难病症也获得一定的效果。

【经选】少阴病，得之二三日以上，心中烦不得卧，黄连阿胶汤主之。（《伤寒论》第303条）

24. 三物黄芩汤

【方歌】三物黄芩一两投，苦参二两地四收。

　　　　妇人产褥伤风血，肢热心烦或痛头。

【组成】黄芩一两（3～15克），苦参二两（6～30克），干地黄四两（12～60克）。

【用法】上三味，水煎分两次温服。

【功效】清热燥湿，滋阴养血。

【主证】里热血热见心烦、手足心热。

【应用】主治妇女产褥热或湿热下注证。症见产后发热，恶寒，眩晕，乏力，心烦，手足心热，口干苦，或见小便不利，阴痒，或大便时肛门烧灼感、热痛，舌尖红，苔薄白微黄，脉弦细数。

产后感染，红斑性肌痛，泌尿系统、生殖系统感染，肿瘤等临床表现符合上述主证者可予本方加减治疗。

【提示】条文中本方与小柴胡汤列在一起，其主要意义是：产妇患产褥热初期可能是小柴胡汤证，不久便转为阳明里实热证，并因失血多而出现血虚血热，因此在用黄芩、苦参清热的同时还要用大量的生地黄凉血养血。

治癌名家王三虎教授活用本方治疗结肠癌及其术后诸证、肝转移、骨转移等取得了较好的疗效，他以本方随症加减重楼、白头翁、半枝莲、龙葵、鳖甲、土鳖虫、藤梨根、党参、黄芪等，较大幅度提高了上述顽症的疗效。（详见《王三虎抗癌经验》）

本方全是苦寒清热凉血药，虚寒者不宜服用。

【经选】《千金》三物黄芩汤：治妇人草褥，自发露得风，四肢苦烦热，头痛者，与小柴胡汤；头不痛但烦者，此汤主之。（《金匮要略·妇人产后病脉证治》附方）

25. 白头翁汤

【方歌】白头翁二柏连秦，三两同行热痢珍。

口渴心烦脓血便，痛而后重入生军。

胶甘二两疗虚乏，血便黏犹孕产人。

注：后二句为白头翁加甘草阿胶汤方歌。

【组成】白头翁二两（6～10克），黄连三两（10克），黄柏三两（10克），秦皮三两（10克）。

【用法】上四味，水煎温服。

【功效】清热解毒，凉血止痢。

【主证】热痢下重，腹痛。

【应用】主治热毒痢疾或湿热迫血证。症见下利脓血，赤多白少，腹痛，里急后重，肛门灼热，渴欲饮水，衄血，舌红，苔黄，脉弦数。

菌痢、阿米巴痢疾、急性肠炎、慢性结肠炎、溃疡性结肠炎、肠伤寒、肝硬化、阿米巴性肝脓肿、急性盆腔炎、急性尿道感染、流行性出血性结膜炎等临床表现符合上述主证者均可用本方加减治疗。

【提示】本方为古代治疗热毒泻下甚至疫毒痢的通用方。现代药理实验证明，单味白头翁煎剂能抑制阿米巴原虫的生长，对金黄色葡萄球菌、福氏痢疾杆菌、伤寒杆菌、甲型链球菌等有较强的抑制作用。黄连、黄柏更是广谱的抗菌药。四药合用，对菌痢、阿米巴痢疾等有显著疗效。

痢疾和急性肠炎均可用本方，而以热利下重为要点。下重之症，以热为最多，即《黄帝内经》"暴注下迫皆属于热"之谓。若里急后重，滞下腹痛，渴欲饮凉水，为阳明里实，宜加大黄。

葛根黄芩黄连汤、白头翁汤均可治热痢，前者有轻微表证，呈水样便，里急后重不明显；后者无表证，以脓血便、里急后重、腹痛明显为特点。若泄泻便黏臭而喜饮水，可用胃苓散加黄芩、黄连治之，而不必用"治红痢、主热毒"的白头翁汤。

对于发热、里急后重、腹痛明显之痢疾，本方合用葛根黄芩黄连汤、芍药汤加减，则效力更强。本方合温清饮，用于细菌性肝脓肿有良效，以败血症、肝大疼痛、湿热内蕴为投药指征。

【经选】热利下重者，白头翁汤主之。（《伤寒论》第371条）

下利欲饮水者，以有热故也，白头翁汤主之。（《伤寒论》第373条）

26. 白头翁加甘草阿胶汤

【方歌】见白头翁汤方歌中"胶甘二两疗虚乏，血便黏犹孕产人"。

【组成】白头翁二两（6～10克），甘草、阿胶各二两（6克），柏皮（黄柏）三两（10克），黄连三两（10克），秦皮三两（10克）。

【用法】上六味（除阿胶），以水七升（1200毫升），煮取二升半（500毫升），去滓纳胶令消尽，分两次温服。

【功效】清热止利，益气补血。

【主证】白头翁汤证又见血便、黏血便而虚乏少气。

【应用】主治血虚热利证及湿热迫血兼血虚证。症见下利，或利下脓血，里急后重，腹痛，口苦干，渴欲饮水，四肢困重，气浅，面色不荣，肌肤枯燥，头晕，舌红，苔黄或腻，脉细数或沉弱。

菌痢、阿米巴痢疾、急性肠炎、慢性结肠炎、溃疡性结肠炎、肠伤寒、肝硬化、阿米巴性肝脓肿、宫颈癌放疗后并发症、妊娠、产后体虚等临床表现符合上述主证者均可用本方加减治疗。

【提示】本方常用于产后或妊娠痢疾便血者，但并不限于孕产妇，凡见白头翁汤证并有血便或黏血便而虚弱少气者，均宜用本方治疗。

【经选】产后下利虚极，白头翁加甘草阿胶汤主之。（《金匮要略·妇人产后病脉证治》第11条）

27. 苇茎汤

【方歌】千金苇茎肺痈灵，咳吐黄脓痰热呈。

蕅瓣半升桃五十，满烦先煮二升茎。

【组成】苇茎二升（30克），薏苡仁半升（60克），桃仁五十个（15克），冬瓜子半升（30克）。

【用法】上四味，以水先煮苇茎，去滓，纳诸药再煎，汤成温服。

【功效】清热消痈，逐痰排脓。

【主证】咳吐黄脓痰，微热烦闷。

【应用】主治痰热血瘀郁结之肺痈。症见微热，咳嗽，咳吐黄臭脓血痰，肺胀满，胸隐痛、烦闷，皮肤粗糙如鳞甲，口干咽燥，舌红，苔黄，脉滑数。

肺炎、急性支气管炎、支气管扩张、肺脓肿、脓胸、百日咳、化脓性鼻窦炎等临床表现符合上述主证者可用本方加减治疗。

【提示】药理研究证实，苇茎汤复方对肺、肝、脾中固定巨噬细胞有激活作用，可增强其吞噬能力，并可增强机体的耐寒能力和整体耐力。大量临床实践报道也证明，本方治疗肺脓肿确有效验。病人热多可加大苇茎量，脓多可增加薏苡仁量，并可加入鱼腥草、野荞麦根、黄芩、桔梗等以提高疗效。

【经选】《千金》苇茎汤：治咳有微热，烦满，胸中甲错，是为肺痈。（《金匮要略·肺痿肺痈咳嗽上气病脉证治》附方）

28. 薏苡附子败酱散

【方歌】薏附酱散肠痈痛，通阳散结化瘀脓。

附宜二分苡仁十，败酱草需五分攻。

【组成】薏苡仁十分（30克），附子二分（6克），败酱草五分（15～30克）。

【用法】上三味，研粗末，每用方寸匕（10克），水煎温服。

【功效】解毒消痈，通阳散结，化瘀排脓。

【主证】肠痈腹痛，皮肤甲错，或皮肤肿痒流黄水。

【应用】主治肠痈寒湿证或寒湿凝结证。症见右下腹急结不舒，按之有濡软之肿物，不大便或大便不畅，肌肤甲错，或肿痒流水，舌淡，苔薄白或腻，脉数或沉弦。

急慢性阑尾炎、阑尾脓肿或结石、多发性结肠憩室症、粘连性肠梗阻、菌痢、慢性直肠炎、霉菌性肠炎、慢性前列腺炎、宫外孕包块、卵巢囊肿或恶性肿瘤、输卵管积水、盆腔炎、外伤血肿、化脓性骨髓炎、指掌角化症、鹅掌风等临床表现符合上述主证者可用本方加减治疗。

【提示】本方是仲师为慢性肠痈化脓又偏于阳虚者而设的专方，主要供气血虚弱、慢性局限性化脓性包块、体温不高、脉数者应用，疗效颇佳，在不具备手术条件的情况下可以选择，故临床应用较广。

应用时要注意方中各药的比例关系。

本方与大黄牡丹汤均治疗肠痈，但后者所治肠痈多属急性，有发热、少腹疼痛及压痛等，而本方所治肠痈属慢性，为阴证，有肌肤甲错而无发热等急性症状。

本方可合四物汤治疗气血两虚、具有瘀血表现的慢性腹膜炎、慢性子宫内膜炎、硬皮病等复杂病症。

因本方条文中有肌肤甲错的描述，故有医家活用本方于皮炎、湿疹、痂癞、鹅掌风等皮肤肿、痒、流黄水而久治不愈者，获得较好疗效，可供参考。

【经选】肠痈之为病，其身甲错，腹皮急，如肿状；腹无积聚，身无热，脉数，此为肠内有痈脓，薏苡附子败酱散主之。（《金匮要略·疮痈肠痈浸淫病脉证并治》第3条）

29. 猪苓汤

【方歌】猪苓胶泽滑苓全，咳呕淋烦渴不眠。

　　　　各一同煎胶后化，育阴利水热湿蠲。

【组成】猪苓（去皮）、茯苓、泽泻、滑石、阿胶各一两（3～10克）。

【用法】上五味，以水先煮前四味，去滓，纳阿胶烊化，温服。

【功效】清热渗湿，育阴利水。

【主证】小便不利，或淋痛尿血而渴欲饮水。

【应用】主治阴虚水气或阴虚湿热淋证。症见小便不利，或尿血、衄血、发热、渴欲饮水、心烦、失眠，或呕吐、下利、咳嗽，舌红，少苔或苔薄黄，脉细数。

慢性肾小球肾炎、慢性肾盂肾炎、肾结核、肾病综合征、肾衰、肾积水、尿路感染、前列腺炎、慢性肝炎、肝硬化、流行性出血热、诸出血症等见上述主证者可以本方化裁治疗。

【提示】本方寓养血于清利中，利水而不伤阴，故较多用于泌尿系统疾病，特别适合阴虚而蕴有湿热的病人。阴虚、湿热是一对矛盾，却统一存在于小便不利的水气病中，若滋阴润燥则有碍于利水，而利水去湿又易于伤阴，因此临床用药颇令人踌躇，本方巧妙地将育阴利水熔于一炉而使此难题得以化解。

经方研究大家陆渊雷先生亦很赞赏此方对阴虚湿热证的功效。笔者家传，凡见阴虚湿热的小便不利者辄用此方化裁治疗，可获桴鼓之效。总结起来，小便不利甚者可加玉米须、薏苡仁、车前子，痛甚者可加三七、白芍、甘草，觉灼热甚者可加大黄、小蓟，心烦甚者可选加栀子、连翘、黄芩、酸枣仁，兼膀胱刺激征者可合四逆散化裁，肾积水、上腹部压痛者可合大柴胡汤化裁，前列腺炎、前列腺增生者可合桂枝茯苓丸化裁，长期血尿者可合四物汤化裁，肾结核并消化功能紊乱者可合小四五汤（小柴胡汤、四物汤、五苓散）化裁。

要提高疗效，还要注意类方的鉴别。本方证与五苓散证均有口渴、欲饮水、小便不利，而五苓散为通阳散寒利水方，其主证有心下痞满，或残留太阳表证，或水入即吐或有水肿等；本方证与知柏地黄丸证均有小便障碍，但知柏地黄丸证有腰酸脚软、疲劳倦怠、夜尿频多等肾虚症状。另外，白虎加人参汤主治热盛伤津的口大渴、小便少，猪肤汤主治下利心烦咽痛，偏重于滋阴。

本方的禁忌证：①阳明病，发热，汗多，口渴，喜冷饮，小便不利者，不可服。（此为热甚伤津，利水则会重伤其津液）②不喜冷饮之小便不利，虽是水邪停蓄，也不可用。（此为阳虚有寒、水气不化之证，用之阳愈虚，水愈不化）

【经选】若脉浮、发热、渴欲饮水、小便不利者，猪苓汤主之。（《伤寒论》第223条）

阳明病，汗出多而渴者，不可与猪苓汤，以汗多胃中燥，猪苓汤复利其小便故也。（《伤寒论》第224条）

少阴病，下利六七日，咳而呕、渴、心烦，不得眠者，猪苓汤主之。（《伤寒论》第319条）

30. 葵子茯苓散

【方歌】葵苓五一散三冲，水气肿眩尿又癃。

　　　　洒淅恶寒身体重，里虚有热妊娠中。

【组成】冬葵子一斤（30～50克），茯苓三两（10克）。

【用法】上二味，研细末，每服方寸匕（3克），日三服。

【功效】利水通阳化气。

【主证】妊娠浮肿，里虚有热，小便不利。

【应用】主治膀胱阳郁水气证。症见小便不利，洒淅恶寒，起即眩晕，少腹胀满，身重，水肿，舌淡，苔薄白，脉沉。

膀胱炎、尿道炎、肾盂肾炎、高血压、脂肪肝、妊娠中毒症等临床表现符合上述主证者可用本方加减治疗。

【提示】妊娠时由于里虚小便不利，往往水气外溢而浮肿，里外皆有水气故身重，卫气不利则恶寒，里饮上犯故起则眩晕，宜以渗湿通阳的葵子茯苓散治之。当然本方不只用于妊娠浮肿，有是证者皆可用之。

本方证与当归贝母苦参丸证均有小便不利，但二者病机不一。本证是胎气压迫影响膀胱气化，水湿内停，身重而小便不畅；当归贝母苦参丸是血虚有热，气郁化燥，膀胱津液不足而小便涩少不利，故治之各异。冬葵子虽有强壮作用，但性滑，有滑胎之嫌，若非里虚有实之水肿，则应禁用。

【经选】妊娠有水气，身重，小便不利，洒淅恶寒，起即头眩，葵子茯苓散主之。（《金匮要略·妇人妊娠病脉证并治》第8条）

31. 牡蛎泽泻散

【方歌】牡泽散疗水气停，蜀根蜀漆藻商葶。

尿难口渴腰下肿，等分研调三克灵。

【组成】牡蛎（熬）、泽泻、蜀漆（即常山嫩苗，暖水洗，去腥）、葶苈子（熬）、瓜蒌根（熬）、商陆根（熬）、海藻（洗，去咸）各等分。

【用法】上七味，各研细末，白饮和服方寸匕（3克），日三次。小便利，止后服。

【功效】清热利水，软坚散结。

【主证】浮肿，小便不利而口渴。

【应用】主治膀胱湿热证。症见小便不利或不通，少腹疼痛或拒按，或尿时痛甚，身热，小便黄，舌红，苔黄略腻，脉滑或沉数有力。

急性膀胱炎、肾盂肾炎、肾小球肾炎、黏液性水肿、肝硬化腹水、胸膜炎或腹膜炎积水、心源性水肿、龟头炎水肿等见上述主证者可以本方化裁治之。

【提示】本方多用于重病愈后，下焦气化失常，湿热壅滞，以致水气不行，停留作肿之病。肿的部位在腰以下，说明其病的重心在下在里，属实属热，按《金匮要略》指出的"诸有水者，腰以下肿当利小便"的治则，用属攻逐利水峻剂的本方治疗可谓对证。方中牡蛎、泽泻咸寒入肾利水，泻膀胱之湿热；瓜蒌根解烦渴而行津液；蜀漆祛痰逐水；葶苈子、商陆苦寒，峻快行水，使水从二便而去；海藻咸寒软坚、化痰利水。诸药合成咸寒利水之峻剂，而愈重疾。用之中病即止，不可多服久服。须知本方并非专治腰以下肿，只要对证，腰以上肿亦可用之，一般急慢性浮肿表证不明显者均可考虑使用。病后土虚不能制水、肾虚不能行水者，以及平素气血衰弱、脾肾虚寒者则不可服。

【经选】大病瘥后，从腰以下有水气者，牡蛎泽泻散主之。（《伤寒论》第395条）

32. 瓜蒌牡蛎散

【方歌】瓜蒌牡蛎等研冲，里热而渴悸腹胸。

【组成】瓜蒌根、牡蛎（熬）各等分。

【用法】上二味，为细末，温开水送服方寸匕（3克），日三服。

【功效】益阴潜阳，润燥止渴。

【主证】里热而渴或胸腹动悸。

【应用】主治百合病热盛津伤证。症见如寒无寒，如热无热，欲食不食，欲卧不卧，常默默，口苦，口渴引饮，心悸，胸闷，小便赤，脉细数。

糖尿病、肺结核、肺炎、甲亢、胃炎、神经衰弱、精神刺激症等临床表现符合上述主证者可以本方化裁治疗。

【提示】百合病多为心理性疾病，治以百合地黄汤。当变证有渴时，则治以百合洗方，但当口干燥而渴发展为渴常引饮时，则要内服清热生津的瓜蒌牡蛎散了。其中瓜蒌根润燥止渴，牡蛎咸寒清热、潜镇除烦。临床上见表证不明显、口渴甚而胸腹悸动者用之多效。

【经选】百合病，渴不瘥者，瓜蒌牡蛎散主之。（《金匮要略·百合狐惑阴阳毒病脉证治》第7条）

33. 百合地黄汤

【方歌】百合地黄神失证，血虚里热郁烦瘀。

尿红口苦脉微数，生地一升合七宜。

胃弱地消鸡黄一，心烦甚者换三知。

便溏尿短虚热者，合七滑三弹大赭。

里热多时三滑替，月余添渴合洗之。

注：百合鸡子汤、百合知母汤、百合洗方、百合滑石散、滑石代赭汤方歌合此。

【组成】百合七枚（擘，30～170克），生地黄汁一升（以生地黄30～100克加水600毫升，煎为约200毫升）。

【用法】以水洗百合，渍一宿，当白沫出，去其水，更以泉水二升（400毫升），煎取一升（200毫升），去滓，纳生地黄汁，再煎取一升五合（300毫升），分温再服。中病勿更服。大便当如漆。

【功效】润养心肺，凉血清热。

【主证】百合病口苦，小便赤，脉微数。

【应用】主治心肺阴虚血热证。症见心烦，惊悸，失眠，多梦，干咳，少痰，口干舌燥，心神不宁，或欲卧不得卧，大便干燥，舌红，少苔，脉细数。

心神经官能症、心动过速、心律不齐、自主神经功能紊乱、支气管炎、支气管肺炎、大叶性肺炎恢复期、甲亢、糖尿病、更年期综合征、癔症、神经衰弱、失眠、夜游症、发热性疾病后期、非化脓性脑膜炎后期等临床表现符合上述主证者可以本方化裁治疗。

【提示】百合病，是以神情恍惚，行、卧、饮食等皆觉不适为主要表现的神志疾病，如条文所述"意欲食，复不能食，常默然，欲卧不能卧，欲行不能行"等，显然是"无暂安时"的精神失常（神志不安）症。临床上常可见到，尤以青中年妇女为多，特别是在竞争激烈的现代生活环境中，其发病率不断增高。中医药治疗此类病颇有特色和优势，此类病多兼见口苦干、小便赤、脉细数等心肺肝阴虚血热之症，又药后"大便当如漆"，可知有瘀血为患，故用补血清里热兼祛瘀血的本方治疗效优。本方为治疗百合病的正治之方，治疗抑郁性神经症可加太子参、五味子、竹茹、甘草、小麦、大枣、郁金，治疗慢性疲劳综合征、癔症可与酸枣仁汤合用，治疗癫狂症可与甘麦大枣汤、桂枝加龙骨牡蛎汤或丹栀逍遥散合用，用于热病的善后调理、肺燥或肺热咳嗽时可加沙参、麦冬、甘草、贝母。

桃核承气汤证中的"其人如狂"亦属瘀血作祟，病机为实，应予鉴别。另百合病是一种慢性虚弱性疾病，不容易在短时间内治愈，应注意守方。

现代药理实验研究证明，百合有止咳、止血、镇静安神作用，生地黄则有清热解毒止血作用，两者合用则以上作用增强。

【经选】百合病者，百脉一宗，悉致其病也。意欲食，复不能食，常默然，欲卧不能卧，欲行不能行，饮食或有美时，或有不用闻食臭时，如寒无寒，如热无热，口苦，小便赤，诸药不能治，得药则剧吐、利，如有神灵者，身形如和，其脉微数。（《金匮要略·百合狐惑阴阳毒病脉证治》第1条）

百合病，不经吐、下、发汗，病形如初者，百合地黄汤主之。（《金匮要略·百合狐惑阴阳毒病脉证治》第5条）

34. 百合鸡子汤

【方歌】见百合地黄汤方歌中"胃弱地消鸡黄一"。

【组成】百合七枚（擘，30克），鸡蛋黄一枚。

【用法】先以水洗百合，渍一宿，当白沫出，去其水，更以泉水二升（400毫升），煎取一升（300毫升），去滓，纳鸡蛋黄，搅匀，煎五分（200毫升），温服。

【功效】清心润肺，益阴养血。

【主证】百合病有里虚热而胃虚弱者。

【应用】主治心肺阴血虚证。症见心悸，干咳，失眠，盗汗，颧红无泽，或魂魄颠倒，如有神灵，或神志失聪，或啼笑失常，舌红，少苔，脉虚或细。

心脏神经官能症、心动过速、心律失常、自主神经功能紊乱、支气管炎、支气管肺炎、大叶性肺炎恢复期、甲亢、糖尿病、慢性肝炎、肝硬化等见上述主证者可以本方治疗。

【提示】本方为百合病误吐后的治疗方。百合病本属阴虚，汗、下固不可用，吐更为禁忌。如误以为"意欲食，复不能食"类似宿食阻滞的症状而用吐法，则可伤内脏真阴，致脏气受损而发生失眠、虚烦的症状，此时用味甘、色黄、阴血津全的鸡子黄滋气液以润燥除烦、安中止呕，助百合以安神养阴，可奏养胃补虚之功。

【经选】百合病，吐之后者，百合鸡子汤主之。（《金匮要略·百合狐惑阴阳毒病脉证治》第4条）

35. 百合知母汤

【方歌】见百合地黄汤方歌中"心烦甚者换三知"。

【组成】百合七枚（擘，30～170克），知母三两（切，10克）。

【用法】先以水洗百合，渍一宿，当白沫出，去其水，更以泉水二升（400毫升），煎取一升（200毫升），去滓，另以泉水二升（400毫升）煎知母，取一升（200毫升），去滓，后合和，煎取一升五合（300毫升），分温再服。

【功效】清肺滋心，除烦润燥。

【主证】里虚热兼心烦。

【应用】主治心肺阴虚内热证。症见咳嗽，痰少而黏，或痰带血丝，口燥，鼻干，小便赤，心烦，失眠（欲卧不得卧），或手足烦热，舌红，苔少或薄黄，脉虚数。

肺心病、肺结核、支气管炎、支气管肺炎、大叶性肺炎恢复期、心肌炎、心脏神经官能症、心律失常、高血压、冠心病、甲亢、糖尿病、神经衰弱等临床表现符合上述主证者可以本方加味治疗。

【提示】本方为百合病误汗后的治疗方。百合病属阴虚疾病，主方为百合地黄汤，若误以为病后余邪未清（因有如寒无寒、如热无热症状）而用汗法，导致津气再受损耗，往往出现口燥渴、发热之症状，所以以清热养阴、除烦止渴的知母易生地黄，合润肺清心、益气安神的百合而共奏养阴清热、润燥补虚之效。本方应比百合地黄汤清热养阴除烦之力更强。

【经选】百合病，发汗后者，百合知母汤主之。（《金匮要略·百合狐惑阴阳毒病脉证治》第2条）

36. 百合洗方

【方歌】见百合地黄汤方歌中"里热多时三滑替，月余添渴合洗之"。（合百合滑石散方歌）

【组成】百合一升（60～100克）。

【用法】以水浸泡百合一宿，以洗身，洗已，食煮饼（食以面粉制成的煮饼或面汤，以助胃气），勿以盐豉（恐味咸凝血）。

【功效】清热养阴，润燥止渴。

【主证】百合病见轻度口渴。

【应用】主治心肺阴虚内热证。症见饥不欲食，表情沉默，不欲言语，失眠，乏力，自觉发热或身凉，或神志失常，口渴，口干苦，小便赤，舌红，少苔，脉细数。

心肌炎、心脏神经官能症、心动过速、心律失常、高血压、冠心病、癔症、肺心病、肺结核、支气管炎、支气管肺炎、大叶性肺炎恢复期、甲亢、糖尿病等临床表现符合上述主证者可用本方加减治疗。

【提示】本方是百合病变成口渴轻证的治疗方。《神农本草经》谓百合"味甘，平。主邪气腹胀、心痛，利大小便，补中益气"，是治疗百合病的主药。作为外用洗剂，亦可显示其特点。

百合病证属阴虚，若经过1个月，症状尚未解除，则可知有内热蕴蓄，阴液更加耗损，而肺内邪热愈盛则津愈伤，故而出现口干燥而渴。因肺合皮毛，其气相通，洗其外可通其内，故用百合洗方使皮毛开阖正常，腠理通达，则肺内蕴热可外泻而渴自止。

有医家采用鲜百合适量，加冰片少许同捣烂、拌匀，外敷局部，治乳腺炎及外伤创口、脓肿发炎而获良效，可供参考。

【经选】百合病，一月不解，变成渴者，百合洗方主之。
（《金匮要略·百合狐惑阴阳毒病脉证治》第6条）

37. 百合滑石散

【方歌】见百合洗方方歌。

【组成】百合一两（炙，3～15克），滑石三两（10～15克）。

【用法】上为散，饮服方寸匕（3克），日三服。当微利者，止服，热则除。

【功效】清利心肺，导湿下行。

【主证】百合病有明显里热。

【应用】主治心肺虚热夹湿证。症见心烦，干咳，咽燥，身沉重而困，即欲行不得行，小便赤，头沉痛，痰少，或发寒热，舌红，少苔或黄腻苔，脉虚数。

心脏神经官能症、心动过速、中暑、支气管扩张、支气管炎、咯血、支气管肺炎、大叶性肺炎恢复期、肾盂肾炎、膀胱炎，以及慢性病虚弱又见发热、小便不利者可用本方加减治疗。

【提示】本方为百合病变证见发热、小便不利的治疗方。百合病本无发热，今变发热，可知不仅邪热在里，且发展到外表也热，说明病情有所加重。但此热是虚热，汗、下固然不可，即使苦寒清热也会损伤阴气，而滋补真阴又会滞留热邪，故应养阴清热。本方以滑石为主，分量多于百合，通利虚热力强；百合安神润燥为辅，蜜炙可防滑石过利过散；病久正虚，故制成散剂以图缓治。

本方治法与猪苓汤相似，两方均以养阴利尿泻热为主，猪苓汤治少阴病脉浮发热、渴欲饮水、小便不利等症，本方则治脉微数、小便赤、口苦、口渴、发热等，清热除烦力略强，应予细辨。

【经选】百合病，变发热者，百合滑石散主之。（《金匮要略·百合狐惑阴阳毒病脉证治》第8条）

38. 滑石代赭汤

【方歌】见百合地黄汤方歌中"便溏尿短虚热者，合七滑三弹大赭"。

【组成】百合七枚（擘，30～170克），滑石三两（碎，绵裹，10～15克），代赭石如弹丸一枚（碎，15克）。

【用法】上三味，先以水洗百合，渍一宿，当白沫出，去其水，更以泉水二升（200毫升），煎取一升（100毫升），去滓，另以泉水二升（200毫升）煎滑石（包）、代赭石，取一升（100毫升），去滓。后合和重煎，取一升五合（150毫升），分温服。

【功效】养阴清热，利尿导湿降逆。

【主证】百合病有虚热而便溏。

【应用】主治心肺阴虚内热夹湿证。症见心烦，干咳，欲呕，或恶心，欲饮食复不能食，四肢沉重无力，头晕，善太息，舌红，苔腻，脉濡数。

心脏神经官能症、神经衰弱、心动过速、心律不齐、梅尼埃病、慢性萎缩性胃炎、慢性胆囊炎、支气管扩张、支气管哮喘等临床表现符合上述主证者可用本方加减治疗。

【提示】本方为百合病误下后的治疗方。百合病本为虚热在里，不能用下法，如误认为"意欲食，复不能食"是邪热入里之里实证而攻下，则下后津液耗伤，内热加重，部分阴液从大便泄出，小便反而减少，另泻下药多为苦寒之品，服后可损伤胃气而出现胃气上逆、呃逆呕吐诸证，法当养阴清热、降逆利尿祛湿而用本方。方中百合清润心肺，滑石、泉水利小便兼清热祛湿，代赭石降逆和胃而使心肺得清、胃气得降，则小便清、大便调、呕呃除。本证常见喜悲欲哭、善太息、胸闷、心悸等神经系统精神症状，因此可于本方中随证加入郁金、小麦、大枣、龙骨、牡蛎等药以增加疗效。

【经选】百合病，下之后者，滑石代赭汤主之。（《金匮要略·百合狐惑阴阳毒病脉证治》第3条）

39. 蒲灰散

【方歌】蒲灰七滑三，尿血热而艰。

滑白鱼发二，阴中灼热难。

苓多盐术少，心悸尿淋飧。

注：滑石白鱼散、茯苓戎盐汤方歌合此。

【组成】蒲灰七分（21克），滑石三分（9克）。

【用法】上二味，共研细末，每服方寸匕（3克），日三服。

【功效】化瘀利湿清热，通利小便。

【主证】小便艰涩有热或有血。

【应用】主治膀胱瘀热湿证。症见小便不利，尿道疼痛，或尿中带血，下腹重坠，身重，或水肿，头昏，舌红，苔黄腻，脉数。

淋菌性尿道炎、膀胱炎、肾盂肾炎、肾小球肾炎、尿路结石、肝硬化腹水、心源性腹水、胸膜炎、腹膜炎、急慢性前列腺炎等临床表现符合上述主证者可以本方化裁治疗。

【提示】小便不利是一个症状，可见于多种疾病，而其病因亦颇多。以药测证，蒲灰散可化瘀利湿泻热，主治小便不利、茎中疼痛、少腹急痛。蒲灰为蒲席或蒲草烧成的灰，亦有人认为是蒲黄（其质似灰），蒲灰和蒲黄均有祛湿利小便及止血作用，生蒲黄现已为临床常用；滑石利湿清热而通九窍，与蒲灰合用则可治小便赤涩不利或带血（血尿轻）者。有报道称本方合白头翁汤化裁治疗淋菌性尿道炎获良效，可供参考。

【经选】小便不利，蒲灰散主之，滑石白鱼散、茯苓戎盐汤并主之。（《金匮要略·消渴小便不利淋病脉证并治》第11条）

40. 滑石白鱼散

【方歌】见蒲灰散方歌。

【组成】滑石二分（6克），乱发烧二分（6克），白鱼二分（6克）。

【用法】上三味，共研细末，饮服半钱匕（3克），温开水送服，日三次。

【功效】化瘀利湿清热。

【主证】小便不利而尿道灼热或尿血。

【应用】主治膀胱瘀热湿证。症见小便不利，或尿急、尿灼热、尿痛，或尿道重坠，少腹急结或胀满，或尿中带血，身重或身热，舌红或有紫黯瘀斑，苔黄略腻，脉数。

慢性膀胱炎、尿道炎、肾盂肾炎、慢性肾小球肾炎、肝硬化腹水、盆腔炎、附件炎、心源性水肿等临床表现符合上述主证者可以本方化裁治疗。

【提示】本方证病机为水郁化热兼瘀血，主证为小便不利，或尿痛，少腹胀满，伴尿血（血尿重）。本方主要作用是利水消瘀，主血分病。方中白鱼即书纸中之蠹虫，亦居衣帛中之衣鱼，从《本草纲目》收此方于衣鱼条下可知。白鱼有去水气、理血脉之功。发乃血之余，乱发烧之即血余炭，能消瘀通小便，治妇人小便不利、无故尿血（《本草纲目》）。滑石可清热利湿。全方共起利尿、清热、止血作用，主用于尿路感染见小便不利、夹瘀夹湿而里热明显之证。

【经选】小便不利，蒲灰散主之，滑石白鱼散、茯苓戎盐汤并主之。（《金匮要略·消渴小便不利淋病脉证并治》第11条）

41. 茯苓戎盐汤

【方歌】见蒲灰散方歌。

【组成】茯苓半斤（24克），白术二两（6克），戎盐弹丸大一枚（12克）。

【用法】上三味，先将茯苓、白术煎成（以水800毫升，煎取600毫升），入戎盐再煎，分温三服。

【功效】健脾益肾，清热宁心，淡渗利湿。

【主证】小便淋沥，心下悸。

【应用】主治膀胱气虚湿热证。症见小便不利，或尿后余沥未尽，前阴重坠，心悸，四肢无力，身倦，喜卧，少腹胀痛，舌红，苔黄，脉弱。

急慢性膀胱炎、尿道炎、肾盂肾炎、前列腺炎、慢性肠炎、慢性胃炎等临床表现符合上述主证者可以本方化裁治疗。

【提示】方中茯苓益气宁心利湿，白术健脾益气燥湿，戎盐凉血利湿泻热，共治小便不利或淋沥、心下悸。戎盐即岩盐，又称大青盐，多产于青海，性寒润下，且有引茯苓、白术渗利化滞之功。本方与蒲灰散、滑石白鱼散三方化裁用治尿路结石效果良好。可加瞿麦、萹蓄、金钱草、木通、车前子增强利尿去湿的作用，加郁金、威灵仙、海金沙、石韦、乌药增强行气排石的作用。尿血甚者加小蓟、琥珀、三七，尿黄口渴热甚者加栀子、大黄、黄柏，结石大者加硼砂、火硝，气虚者加党参、黄芪、黄精。紫癜单纯型加生地黄、牡丹皮、丹参、白茅根，肾型加黄柏、菟丝子、车前子、玉米须、鹿角霜等。随机应变，可增疗效。

【经选】小便不利，蒲灰散主之，滑石白鱼散、茯苓戎盐汤并主之。（《金匮要略·消渴小便不利淋病脉证并治》第11条）

42. 猪膏发煎

【方歌】猪膏八两乱发三，腹大诸黄二便艰。

　　　　润燥补虚瘀血化，发消药熟煎停飧。

【组成】猪油膏半斤（24克），乱头发如鸡蛋大者三枚（12克）。

【用法】上二味，和膏中煎之，发消药成，分再服，病从小便出。

【功效】润燥补虚，利尿消瘀。

【主证】黄疸见大便干、小便不利。

【应用】主治大肠津亏瘀血燥结证。症见大便干燥难行，或不大便，或全身皮肤萎黄，口干舌燥，少腹急结疼痛，或固定不移，按之有物，或推之不移或有阴吹（有气从阴道出），舌红、边有紫瘀点，脉涩。

病毒性肝炎、慢性乙型肝炎、肝硬化腹水、老年性便秘、慢性附件炎、慢性盆腔炎等临床表现符合上述主证者可用本方治疗。

【提示】猪油膏润燥、通便、利血脉，乱发利尿消湿、化瘀退黄，两者合治多种黄疸属里虚热津亏夹瘀二便不畅、不宜攻下者。本方条文太简，必有错漏，以药测证当知此类黄疸应伴有血瘀燥结之萎黄。若属实热黄疸，则宜用茵陈蒿汤化裁治疗，须注意鉴别。

【经选】诸黄，猪膏发煎主之。（《金匮要略·黄疸病脉证并治》第17条）

43. 文蛤散

【方歌】文蛤五两散钱冲，无停饮水渴热中。

【组成】文蛤五两（15克）。

【用法】上一味，研散，以沸汤五合（100毫升），和散方寸匕（3克）冲服。

【功效】滋阴清热，生津止渴，除湿利尿。

【主证】渴欲饮水较甚。

【应用】主治脾胃湿热、肺肾阴虚证。症见口渴喜饮，饮水不止，或见多尿、腰酸、腿软，失眠多梦，或咳喘黄痰难起，或皮肤、肌肉起粟（鸡皮疙瘩），或皮肤瘙痒，舌红，苔少，脉细数。

慢性胃炎、慢性肝炎、慢性肾炎、慢性前列腺炎、支气管炎、甲亢、糖尿病、皮肤过敏、过敏性风团疹、皮肤结核等临床表现符合上述主证者可用本方随证加减治之。

【提示】文蛤，《神农本草经》谓其"主恶疮蚀、五痔"，为寒性清热收敛药。现临床多用海蛤壳，其性味咸寒，可清热止渴，善治虚阳上浮、液不上潮的消渴症，只是仅用一味，难免力薄，随证合方治疗更妙。亦有主张文蛤为五倍子者，如《医宗金鉴》等，用之亦良效，可参考。

条文曰"渴欲饮水不止"，并非口渴之极饮水不停之谓，而是形容这种渴非饮水所能解。临床上常见里热不盛，或消渴初起而予文蛤散便可生津而止渴之情况，而真正的大渴引饮，则非一味文蛤散所宜，这也是不少医生所怀疑之处。

本条应与《伤寒论》第141条的文蛤散证互参。本证为里证、杂病，治为变法。而《伤寒论》第141条言"病在阳，应以汗解之，反以冷水噀之"，若"其热被劫不得去，弥更益烦，肉上粟起，意欲饮水，反不渴者"，可用文蛤散清热生津，不愈则予五苓散，因病仍在表，仍以发汗、利小便为正治。两条文见症虽略有不同，但病机有相同之处，故可同用文蛤散治疗。

《金匮要略·呕吐哕下利病脉证治》中的文蛤汤证，为麻黄杏仁甘草石膏汤证合并越婢汤证，并见口渴不欲饮而烦热明显之证，应予鉴别。

【经选】渴欲饮水不止者，文蛤散主之。（《金匮要略·消

渴小便不利淋病脉证并治》第6条）

44. 矾石汤

【方歌】矾石二两煎汤浸，冲心脚气湿毒除。

【组成】矾石二两（6克）。

【用法】上一味，以浆水（淘米水）煎三五沸，浸脚良。

【功效】收湿解毒，消肿止痛。

【主证】脚气痿弱不仁，气上冲心。

【应用】主治湿毒脚气冲心证。症见脚肿，痿弱或疼痛、麻痹、溃疡，或心悸、气逆、气喘，或呕吐、眩晕，或泻利，或小便不利，或发狂，舌淡，苔薄白，脉滑或沉或迟。

过敏性皮炎、皮肤真菌感染、银屑病、病毒性疱疹、脚部肿胀、慢性盆腔炎、慢性附件炎、维生素B缺乏症、心肌病、急性肾功能衰竭等临床表现符合上述主证者可试用之。

【提示】矾石，即白矾，又名明矾，味酸涩，性燥，可去湿消肿、收敛逆气。主要外用，可治漆疮、无名肿毒、脚气湿疹、高血压、小儿口疮、内痔等，常用于饮水清洁消毒。脚气冲心，为湿气羁留于下，郁蒸而成热毒，上冲心肺而见下肢肿大、麻痹不仁、心悸不安等症。治以矾石煎水浸脚，能收湿解毒平冲。文献记载脚气之名见于隋唐之后，多为肾水夹脚气以凌心，其重证临床很少见，似乎亦难仅以外浸而成功治愈。有医家提出脚气冲心见胸痹心痛者内服乌头汤或薏苡附子散，外浸矾石汤可获效。至于冲心危候，则宜中西医结合治疗了。

【经选】矾石汤，治脚气冲心。（《金匮要略·中风历节病脉证并治》第12条）

45. 硝石矾石散

【方歌】硝矾石散等研冲，三克瘀轻热重功。

　　　　额黑身黄足烘热，胀溏晡热女劳容。

【组成】硝石、矾石（烧）各等分。

【用法】上二味，研为细末，以大麦粥汁，和服方寸匕（3克），日三服。病随大小便去，小便正黄、大便正黑，是其候。

【功效】活血化瘀，清利湿热。

【主证】黄疸色黯黑，身热明显而瘀血轻。

【应用】主治湿热重瘀血轻之黄疸。症见一身尽黄偏黯，日晡所发热，反恶寒，膀胱急，小便黄，腹胀满或如水臌，胁痛，额黑，足下烘热，或呕血，或肌肤有瘀点，大便多溏黑，舌质紫黯有瘀斑，苔薄白中黄厚，脉弦涩。

慢性肝炎、肝硬化、肝腹水、肝脾肿大、肝癌、肝胆结石、肝豆状核变性、高脂血症、前列腺癌等临床表现符合上述主证者可用本方加减治疗。

【提示】方中硝石即火硝（可用芒硝代），《神农本草经》谓其"味苦寒"，能消坚散积；矾石即白矾（明矾），性味酸寒，能消痰去湿解毒。为防此二石药伤胃，故加大麦粥汁和服，三药合奏消坚化瘀、清热祛湿之功。现临床多用于慢性肝炎、肝硬化腹水见面色黧黑者。硝石、矾石下热之力强而祛瘀之力弱，故宜用于黑疸热甚而瘀血轻者。瘀血重者，当予抵当汤或抵当丸。若腹胀如水臌，为中气已虚邪实壅盛之证，难治。

【经选】黄家，日晡所发热，而反恶寒，此为女劳得之；膀胱急，少腹满，身尽黄，额上黑，足下热，因作黑疸；其腹胀如水状，大便必黑，时溏，此女劳之病，非水也，腹满者难治，硝石矾石散主之。（《金匮要略·黄疸病脉证并治》第14条）

46. 苦参汤

【方歌】苦参百克煎熏洗，阴蚀咽干湿热清。

【组成】苦参一升（60～300克）。

【用法】以水一斗（2000毫升），煎为七升（1500毫升），去滓，日均三次，熏洗。

【功效】清热燥湿，解毒杀虫。

【主证】里热证的阴部湿疮、溃疡或阴部瘙痒。

【应用】主治狐惑、湿热浸淫证。症见阴部瘙痒或溃疡，或口腔溃疡，或渗出秽物，或疼痛，女子带下黄浊，男子流浊物，或风疹，或湿疹，口干，舌红，苔黄，脉滑。

白塞综合征（眼、口、生殖器综合征）、滴虫性阴道炎、霉菌或真菌性阴道炎、淋病、尖锐湿疣、梅毒、过敏性皮炎、皮肤真菌感染、银屑病、牛皮癣、病毒性疱疹、慢性溃疡性结肠炎、慢性肝炎、菌痢、心律失常等临床表现符合上述主证者可用本方加味治疗。

【提示】本方是狐惑病（相当于西医的白塞综合征）的主要外用方。配合内服甘草泻心汤等化裁可使这一难治病的疗效大幅度提高，从而彰显中医的优势。目前临床上常随证加黄柏、黄连、蛇床子、白鲜皮、百部、冰片、枯矾等适量煎汤熏洗外阴而使疗效进一步提高。当然对此难治病，坚持用药还是必要的。

现代药理研究发现，苦参所含苦参碱、氧化苦参碱有一定的抗菌抗滴虫作用，且具解热、抗过敏及抗心律失常等多种功效。

【经选】蚀于下部则咽干，苦参汤主之。（《金匮要略·百合狐惑阴阳毒病脉证治》第11条）

47. 当归贝母苦参丸

【方歌】当归四两贝参同，尿灼疼淋沥可松。

　　　　饮食如常知非上，妊娠郁热或男癃。

【组成】当归、贝母、苦参各四两（12克）。

【用法】上三味，研细末，炼蜜为丸如小豆大，饮服三丸，渐加至十丸。

【功效】养血润燥，清利下焦。

【主证】小便灼痛、淋沥。

【应用】主治膀胱湿热血虚证。症见小便难或不利，或涩痛，少腹胀痛，面色不荣，饮食如故（病不在上、中焦），舌淡红，苔薄白，脉弱。

阴囊湿疹、阴道炎、布氏菌病、急性膀胱炎、心动过速、心律失常、慢性肝炎、肾盂肾炎、尿路结石、妊娠二便不利等临床表现符合上述主证者可以本方化裁治疗。

【提示】本方中当归养血润燥，贝母清肺热、解肺郁、散膀胱之郁热并治热淋，苦参苦寒清热、祛湿利窍，蜜能缓急和中，四味相协共奏养血润燥、清热利窍之功。

妊娠时尿道受压易产生尿路感染，在非妊娠时或男子也常出现相同的病症，此时可用本方做丸或煎汤（可加蜜糖）治疗。病机相同者大便不通时也可应用本方，故本方临床上有较多的应用机会。

【经选】妊娠，小便难，饮食如故，当归贝母苦参丸主之。（《金匮要略·妇人妊娠病脉证并治》第7条）

48. 下瘀血汤

【方歌】下瘀汤治便结干，䗪廿桃同三两黄。

里实腹疼摸硬满，酒煎丸下破坚顽。

【组成】大黄三两（10克），桃仁二十个（10克），䗪虫（土鳖虫）二十枚（熬，去足，10克）。

【用法】上三味，研细末，炼蜜和为四丸，以酒一升（200毫升）煎一丸，取半升（100毫升）顿服之，新血（干血）下如猪肝。

【功效】破血下瘀散积，通络止痛。

【主证】少腹疼痛、硬满，大便干结。

【应用】主治胞中瘀热证。症见少腹胀满、疼痛，入夜尤甚，或有包块，固定不移，拒按，或恶露不尽，经下夹血块，色紫黑，或经水不利，舌质紫或有瘀点，脉沉涩。

痛经、闭经、急性盆腔炎、急性附件炎、胎盘滞留、产后恶血不去、慢性肝炎、肝硬化、慢性肾炎等临床表现符合上述主证者可用本方加减治疗。

【提示】蟅虫咸寒，《神农本草经》谓其主"积癥瘕、破坚、下血闭"，可见为一有力的祛瘀药，并有治瘀血腹痛的作用，合桃仁破血通经、大黄泻热祛瘀、酒活血行气、蜜缓和药性，合治较顽固的瘀血腹痛而大便不通者。

产后腹痛多属气血瘀滞，一般用枳实芍药散治疗，如果服后不愈，多因瘀血固着于脐下不去，宜以下瘀血汤治之，本方亦主闭经而腹痛者。其他急慢性下腹痛，凡见胀满拒按、刺痛、痛有定处、大便干或见其他瘀血兼证者，均可应用。

药理研究表明，本方具有抑制血小板聚集、抗凝血、降低血脂、抗炎等作用。

【经选】师曰：产后腹痛，法当以枳实芍药散，假令不愈者，此为腹中有干血着脐下，宜下瘀血汤主之。亦主经水不利。（《金匮要略·妇人产后病脉证治》第6条）

49. 桃核承气汤（调胃承气汤加桂枝、桃仁）

【方歌】桃承二两桂硝草，热结膀胱气迫脑。

五十桃仁四大黄，如狂少腹定疼好。

【组成】桃仁五十个（去皮尖，10～15克），大黄四两（12克），桂枝二两（去皮，6克），甘草二两（炙，6克），芒硝二两（6克）。

【用法】上五味，水煎前四味，去滓，纳芒硝，更上火，微沸下火，先食温服（饭前温服），当微利。

【功效】活血化瘀，通下瘀热。

【主证】调胃承气汤证见腹痛有定处、气上冲。

【应用】主治膀胱（三焦）瘀热证。症见少腹急结，或疼痛，或胀满，尿痛，尿频，或如狂，或心烦，或气上冲，或痛经，或闭经，舌红，苔黄，脉数。

慢性肾盂肾炎、运动性血红蛋白尿、急性间歇性卟啉病、尿路结石、肾炎尿毒症、精神分裂症、内分泌失调、菌痢、流行性出血热、脑震荡后遗症、脑中风、肠梗阻等临床表现符合上述主证者均可用本方加减治疗。

【提示】本方是调胃承气汤加祛瘀血的桃仁和治冲气的桂枝而成，故善治调胃承气汤证并气上冲而有瘀血，症见其人如狂、少腹有硬结、胀满、疼痛者。

本方应用很广泛，还可治诸多杂病，如月经不调、痛经、闭经、癥瘕积聚、产后恶露不下、胎死腹中等妇科病，神经系统疾病、精神病、跌打损伤肿痛、血淋、癃闭等有实热之血瘀内结者也可以本方化裁治之，效果良好。

我国流行性出血热的发病率高，其最后引发的急性肾衰病死率高。国医大师、原南京中医学院院长周仲瑛教授经过20年的临床研究，总结了二百多例病人的治疗经验，提出应用桃核承气汤加生地黄、枳实、白茅根、猪苓等治疗该病，能大大提高治愈率，降低死亡率，其中死亡率明显低于西医对照组（$P < 0.01$），取得了满意的疗效。

注意：太阳表证未解时，应解表后再用本方；服本方应在饭前，以使药效较强、起效较快。如有大柴胡汤证并见，则二方合用效果更好。本方孕妇忌服。

【经选】太阳病不解，热结膀胱，其人如狂，血自下，下者愈，其外不解者，尚未可攻，当先解其外。外解已，但少腹急结者，乃可攻之，宜桃核承气汤。（《伤寒论》第106条）

50. 大黄牡丹汤

【方歌】大黄牡丹治肠痈，黄四丹一实热攻。

瓜子半升桃五十，芒硝三合泄瘀脓。

【组成】大黄四两（12克），牡丹皮一两（3～10克），桃仁五十个（10～15克），冬瓜子半升（15～30克），芒硝三合（10克）。

【用法】上五味，先煎前四味，去滓，纳芒硝，再煎沸，顿服之，有脓当下，无脓当下血。

【功效】泻热凉血，化瘀散痈。

【主证】右腹痛拒按，里实热。

【应用】主治肠痈瘀热证。症见右少腹或全少腹疼痛拒按，按之痛引尿道如淋状，甚则局部肿胀，右腿喜屈，伸则痛剧，大便不调，小便自调或黄赤，发热恶寒，自汗，舌红，苔黄腻，脉滑数或迟紧涩。

急性阑尾炎、阑尾脓肿并局限性腹膜炎或结石、多发性结肠憩室、粘连性肠梗阻、菌痢、急性肝脓肿、肺脓肿、胆囊炎、血栓性外痔等临床表现符合上述主证者可用本方加减治疗。

【提示】肠痈为腹内肠腑生痈肿，包括西医的急慢性阑尾炎、阑尾脓肿及腹腔组织的化脓性疾病，症状以腹皮急，少腹肿胀、压痛，发热恶寒，脉弦紧或数为主。肠痈的治疗，初期侧重于清热解毒、消瘀排脓，首选大黄牡丹汤。方中大黄、芒硝荡涤实热、宣通壅滞，桃仁、牡丹皮、大黄凉血逐瘀，冬瓜子排脓消痈，诸药共奏荡实解毒、消肿排脓、逐瘀攻下之功，最适合未成脓之肠痈实热证（成脓亦可），实践证明急性肠痈，以本方合用大柴胡汤疗效更好。这已成为古今大多数中医学家的共识，其疗效亦为当代西医临床工作者所认同。现代药理实验证实，上述方药有抗炎、增强机体免疫能力、增强肠道蠕动、改善肠道血液循环等作用。至于慢性肠痈则是热聚肿成，病变局限，"腹皮急，按之濡，如肿状，腹无积聚，身无热，脉数"，营卫不郁，故不发热，脉虽数而无力，是肠痈脓成、阳气虚弱、正难胜邪的表现，宜应用清热除湿解毒、温阳化瘀、排脓消肿的薏苡附子败酱散治疗。另原文所云"脉洪数者，脓已成，不可下也"，似指肠痈后期脓已成者，此时运用下法当慎重，以免导致肠壁穿孔。另服药效果不好时，应注意是否有手术指征，有者应立即进行手术治疗。

【经选】肠痈者，少腹肿痞，按之即痛如淋，小便自调，时时发热，自汗出，复恶寒，其脉迟紧者，脓未成，可下之，当有血；脉洪数者，脓已成，不可下也。大黄牡丹汤主之。（《金匮要略·疮痈肠痈浸淫病脉证并治》第4条）

51. 抵当汤

【方歌】抵当痼疾大黄三，虻蛭桃仁廿个当。

尿利喜忘腹硬满，峻攻瘀血定烦狂。

二阳有热少腹满，蓄血轻时丸换汤。

注：抵当丸方歌合此。

【组成】水蛭（熬）、虻虫（去翅足，熬）各三十个（10克）、桃仁二十个（去皮尖，6～8克），大黄三两（酒洗，10克）。

【用法】上四味，水煎分两次温服，不下更服。

【功效】破血逐瘀泻热。

【主证】少腹硬满，小便利，或喜忘，或狂躁不安。

【应用】主治下焦瘀热证。症见少腹急结或疼痛，固定不移，或拒按，不大便，或大便反易，其色如柏油状，如狂或发狂，或心烦，或喜忘，或起卧不安，或消谷善饥，或身黄，小便自利，妇女经水不利，舌边尖有紫瘀点，脉沉涩。

肾炎尿毒症、急慢性肾盂肾炎、运动性血红蛋白尿、急性间歇性卟啉病、尿路结石、急性前列腺炎、急性黄疸性肝炎、肝性脑病、精神分裂症、颅脑外伤、脑血栓形成、肿瘤（尤其妇科肿瘤）、紫癜、内分泌失调等临床表现符合上述主证者可用本方加减治疗。

【提示】本方为行瘀逐血的峻剂，药力猛于桃核承气汤，为仲师逐瘀诸方药力之最。方中水蛭、虻虫直入血络，行瘀破结，大黄、桃仁活血泻热，故有攻坚破瘀之效，适用于邪盛正实的蓄血病人。蓄血证以脉沉结、少腹硬、小便自利、喜忘、发狂为辨证要点，多见于黄疸发热、精神分裂症、癫痫、颅脑损伤等急重性脑系疾病，妇科月经不调、闭经、肿瘤等疾病亦可见到。

广州著名老中医张志民用此方加味治疗子宫内膜异位症数例，取得了较满意的疗效，值得临床治疗疑难杂症时认真参考。（详见《当代名家论经方用经方》）

《伤寒论》第124条说："太阳病，六七日，表证仍在，脉微而沉，反不结胸，其人发狂者，以热在下焦，少腹当硬满，小便自利者，下血乃愈……"即太阳蓄血发狂证为本方适应证之一，攻里则表自解；若小便不利则是太阳膀胱蓄水证，应用五苓散方。

《伤寒论》第125条说："太阳病，身黄……小便不利者，为无血也。"此为湿热黄疸，应用茵陈蒿汤、麻黄连翘赤小豆汤，若"小便自利，其人如狂者，血证谛也，抵当汤主之"。伤寒七八日，身黄如橘子色，小便不利，腹微满者，此为太阳蓄血发黄证。应予鉴别。

《伤寒论》第237条说明瘀血证有喜忘、大便黑和屎虽硬而大便反易的现象，并说"本有久瘀血"，这是告诉我们本方证与桃核承气汤证的区别，后者是热结膀胱兼有表寒蓄血证，为新成，较轻，而本方证则为久有瘀血，较重。当用过桃核承气汤等活血化瘀方不效时，便是瘀血日久之重证，用本方治疗有良效。

《伤寒论》第257条论述了阳明蓄血便结证的证治。应知这是瘀血证治的一种变化，提醒医家不要忘记发热七八日、消谷善饥、不大便、有瘀血、脉浮数者尚有攻下瘀血一法可治之。

本方治蓄血证有良效，唯气血亏虚体弱者、孕产妇、膀胱蓄水者应禁用。

本方合大柴胡汤化裁治疗血蓄下焦、皮肤紫癜、瘀血阻络证疗效显著，为胡希恕教授的经验良方。只要辨证准确，就应大胆使用，"有故无殒，亦无殒也"。要提高疑难重症的疗效，没有胆识是不行的。

【经选】太阳病，六七日，表证仍在，脉微而沉，反不结胸，其人发狂者，以热在下焦，少腹当硬满，小便自利者，下血乃愈。所以然者，以太阳随经，瘀热在里故也。抵当汤主之。（《伤寒论》第124条）

太阳病，身黄、脉沉结、少腹硬、小便不利者，为无血也；小便自利，其人如狂者，血证谛也，抵当汤主之。（《伤寒论》第125条）

阳明证，其人喜忘者，必有蓄血。所以然者，本有久瘀血，故令喜忘。屎虽硬，大便反易，其色必黑者，宜抵当汤下之。（《伤寒论》第237条）

病人无表里证，发热七八日，虽脉浮数者，可下之。假令已下，脉数不解，合热则消谷善饥，至六七日，不大便者，有瘀血，宜抵当汤。（《伤寒论》第257条）

妇人经水不利下，抵当汤主之。亦治男子膀胱满急有瘀血者。（《金匮要略·妇人杂病脉证并治》第14条）

52. 抵当丸

【方歌】见抵当汤方歌中"二阳有热少腹满，蓄血轻时丸换汤"。

【组成】水蛭（熬）、虻虫（去翅足，熬）各二十个（6克），桃仁二十五个（去皮尖，8克），大黄三两（酒洗，10克）。

【用法】上四味，捣分四丸，以水一升（200毫升）煮一丸，取七合（150毫升）服之，晬时（24小时）当下血，若不下者更服。

【功效】破血逐瘀缓下。

【主证】抵当汤证较轻者。

【应用】主治下焦瘀热（蓄血）缓证。症见少腹满或硬或痛，固定不移，大便硬反易行，色如漆状，喜忘，身热，舌质暗淡，脉沉结或涩。

冠心病、肺心病急性发作、脑动脉硬化、脑血栓形成、慢性胃炎、结肠炎、肝炎、胰腺炎、急性盆腔炎、附件炎、前列腺炎、输尿管炎、肾盂肾炎、尿潴留、闭经、异位妊娠、输卵管性不孕症、颅脑损伤等临床表现符合上述主证者可用本方加减治疗。

【提示】本方的药物组成与抵当汤完全相同，但水蛭、虻虫的用量减少了三分之一，桃仁增加了5个，且改汤为丸取峻药缓攻之意，更用水煮丸连渣同服，使之直达病所并留在病所，如此新热旧瘀得以尽荡，而治发热、少腹满而未硬、如狂（有神经系统症状）而未发狂、小便自利、脉沉结的太阳蓄血重症但病势较缓者，足见仲圣辨证论治之用心缜密，丝丝入扣。

桃核承气汤、抵当汤、抵当丸为治疗蓄血证的三个主方，三方主证同为下焦蓄血，均有少腹胀满、如狂、小便自利等症。桃核承气汤证为太阳瘀热初结于膀胱，见少腹急结、如狂，病较后两方证浅而轻，尚有下通之机，故较后两方多了桂枝、芒硝、甘草三味以缓解瘀热；后两方证为其人本有瘀血，热邪乘之结于下焦，病情久、深、重而急，全无下通之机，虽有表证亦须急攻峻下，故用直入血络、逐瘀破结猛药水蛭、虻虫，再配以活血泻热之大黄、桃仁而共奏攻坚破结逐瘀之功。抵当汤尚有脉沉结、身黄等症，并治阳明蓄血证；抵当丸攻瘀逐结之力介于前两方之间，适用于不可不攻又不可峻攻者。

里有蓄水或蓄血均可致表热且脉浮数，且二者均有少腹满，其主要鉴别点在小便，不利为蓄水，自利为蓄血。

服药后如瘀血得下而症减，即应停药，以免过剂；瘀血不下，可更服之。体弱、年迈、妊娠、蓄水者应禁用。

【经选】伤寒有热，少腹满，应小便不利，今反利者，为有血也，当下之，不可余药，宜抵当丸。（《伤寒论》第126条）

53. 大黄䗪虫丸

【方歌】大黄䗪虫伤劳使，干血虚羸缓补旨。

　　　　蛴升蛭百䗪半升，虻虫桃杏一升止。

　　　　三甘四芍二黄芩，更用大黄十分矣。

　　　　一两干漆十地黄，肤斑面黯甲错已。

【组成】大黄十分（蒸，10克），黄芩二两（6克），甘草三两（10克），桃仁一升（24克），杏仁一升（24克），芍药四两（12克），干地黄十两（30克），干漆一两（3克），虻虫一升（24克），水蛭百枚（24克），蛴螬一升（24克），䗪虫半升（12克）。

【用法】上十二味，研细末，炼蜜和丸，小豆大，每以酒饮服五丸，日三服。

【功效】活血化瘀，缓中补虚。

【主证】虚劳证见面目黯黑有瘀斑，肌肤甲错。

【应用】主治五劳七伤而致的瘀血虚劳证。症见形体消瘦，腹满或腹痛，难以饮食，肌肤甲错或有瘀斑，两目黯黑，面色灰暗无华，疲乏，舌质暗淡或有瘀点，脉虚涩或结。

慢性肝炎、肝硬化、肝癌、肝脾肿大、高脂血症、心肌炎、冠心病、肾病综合征、慢性前列腺增生、慢性附件炎、类风湿性关节炎、下肢血栓性静脉炎、各种肿瘤等临床表现符合上述主证者可参考本方治疗。

【提示】因五劳七伤而致虚劳者，日久不愈，脏腑受损，气血运行障碍可产生瘀血，瘀血停留体内谓之干血，可致面目黯黑有瘀斑、肌肤粗糙如鱼鳞诸证。方中大黄、䗪虫、桃仁、虻虫、水蛭、蛴螬、干漆活血化瘀，芍药、干地黄养血补虚、润泽干血，杏仁、黄芩宣肺气解郁热，甘草、白蜜益气和中，诸药共成峻剂丸药。方中破血祛瘀药虽多但用量少，破瘀而不伤正，补虚之药虽少但用量大，能扶正而不留瘀，共奏缓消瘀血、渐生新血、使顽疾回春之功。病案记录中本方的应用范围颇广，疗效颇佳，尤其是对肝纤维化、肝硬化腹水等难治病有疗效。笔者临床上也较喜欢使用本方，特别近年市场上已有该方的成药，病人使用已很方便，因而不少疑难杂症的疗效大增。但临床上仍有不少医生不敢应用，这主要是对该方了解不深的缘故，应加强学习，增加胆识，以充分发挥经方在疑难重症中的作用。

段荣书大夫用大黄䗪虫丸治疗艾滋病合并乳腺肿块、艾滋病合并面及四肢褐斑等取得了良好疗效，这是经方对世界性医学难题的贡献！（详见《当代名家论经方用经方》）

本方与桃核承气汤、下瘀血汤均以内有瘀血为投药指征，但桃核承气汤证急，本方证和下瘀血汤证缓，尤其本方证更缓，其病人体质也较其他两方证病人虚弱。

药理研究证实，本方具有较强的改善微循环、降低血管壁通透性、抗心肌缺血、降低全血及血浆黏稠度、抗肝损伤和肝纤维化等作用。

【经选】五劳虚极羸瘦，腹满不能饮食，食伤、忧伤、饮伤、房室伤、饥伤、劳伤、经络营卫气伤，内有干血，肌肤甲错，两目黯黑，缓中补虚，大黄䗪虫丸主之。（《金匮要略·血痹虚劳病脉证并治》第18条）

54. 大陷胸汤

【方歌】大陷胸汤治结胸，升硝一遂六黄从。

　　　　阳明里热而水结，硬满烦疼拒按凶。

　　　　荛杏硝黄皆半入，项强如痉缓丸攻。

注：大陷胸丸方歌合此。

【组成】大黄六两（去皮，18克），芒硝一升（15～50克），甘遂一钱匕（3克）。

【用法】上三味，以水六升（1200毫升），先煮大黄取二升（500毫升），去滓，入芒硝，更煮一二沸，纳甘遂末，温服一升（200毫升）。见效停药，不效继进一升（200毫升）。

【功效】泻热逐水开结。

【主证】心下结硬、满痛，拒按而烦躁。

【应用】主治热饮结胸证。症见胸膈或脘腹疼痛，痛从心下至少腹，不可近，心中烦躁，短气，头汗出，日晡所发潮热，舌上燥而渴，舌红，苔黄腻，脉沉紧。

急性胰腺炎，肠梗阻，胆系感染，胃溃疡并穿孔，闭塞性脉管炎，结核性胸膜炎、腹膜炎，肾小球肾炎，肾盂肾炎等临床表现符合上述主证者均可用本方加减治疗。

【提示】本方为治疗水热互结所致之实热大结胸的主方。该证因外邪化热入里，与痰水相结凝滞于胸膈、心下（胃、腹腔）而成。其主证为心下疼痛剧烈、硬满实而拒按，伴发热或日晡所发潮热，短气烦躁，心中懊憹，但头汗出等。本方乃泻热逐水之峻剂，方中甘遂辛甘而寒，为既可泻热又能逐水之猛药，长于泻胸腹之积水；大黄苦寒，功专泻热荡实；芒硝咸寒，可软坚而破水热之结。三药相伍，泻热逐水之力迅猛，可使热泻结开水逐而诸证悉除。因本方泻下迅猛，且甘遂有毒，故须中病即止，不可过量。

被称为"近代医学第一人"的张锡纯，曾用本方加代赭石、半夏等数剂治愈一例"癫狂失心证"之壮年病人，足见其活用经方的胆识。（详见《张锡纯活用经方论》）

禁忌证：①结胸而脉见浮大，病机属邪气尚流连在表；②不兼痰饮或不兼实热者；③老、幼、孕、产见正虚邪实者。

鉴别：①大承气汤，为治心腹部胀满硬痛拒按、无痰饮而为阳明腑实证的主方。本方亦可兼及阳明证，但必须是水热互结，实而兼热。②大柴胡汤，其主证为热结阳明，必见大便不利、舌苔干燥、烦躁、渴欲饮冷等阳明热证，因其病兼少阳而复见寒热往来。③大陷胸汤则是治水热互结于心下及胸下，故症见胸闷硬痛，手不可近，因热与水结于胸膈，故表无大热。大陷胸丸亦治结胸证，但证较缓而见胸背症状较显者。项背强如柔痉状，为水饮郁结较剧的结果。热多痛剧者，宜大陷胸汤；水多痛轻者，宜大陷胸丸。④白散，此治寒实结胸之方。⑤瓜蒂散，此治痰热结于胸中，宜于涌吐之方。

一些病案也提示应用大陷胸汤时要及时、果断。凡结胸有可下之证在，必速予本方下之，否则便会形成邪实愈盛、正气愈虚的结胸烦躁死证。

目前在中西医结合治疗急腹症的研究中，大陷胸汤被广泛地运用于临床。如北京市第六医院将该方做成散剂治疗局限性或弥漫性腹膜炎、急性肠梗阻取得90%以上的有效率，南开医院用本方治疗重型肠梗阻也取得了满意的效果。

甘遂为本方主药，注意须以粉末形式冲服才能充分发挥药效，其用量以每剂1克为宜。

药理学研究表明，本方具有类似速尿的利尿作用，能促进钠、钾离子的排泄，治疗肾功能衰竭时的离子紊乱有效，能改善家兔的肾衰症状，有促进排尿、减少胸腹水、加强毒物排泄、促进细胞再生、加强肾组织功能等作用。

【经选】太阳病，脉浮而动数，浮则为风，数则为热，动则为痛，数则为虚。头痛、发热、微盗汗出而反恶寒者，表未解也。医反下之，动数变迟，膈内拒痛，胃中空虚，客气动膈，短气躁烦，心中懊㤅，阳气内陷，心下因硬，则为结胸，大陷胸汤主之。若不结胸，但头汗出，余处无汗，齐颈而还，小便不利，身必发黄。（《伤寒论》第134条）

伤寒六七日，结胸热实，脉沉而紧，心下痛，按之石硬者，大陷胸汤主之。（《伤寒论》第135条）

伤寒十余日，热结在里，复往来寒热者，与大柴胡汤；但结胸，无大热者，此为水结在胸胁也。但头微汗出者，大陷胸汤主之。（《伤寒论》第136条）

太阳病，重发汗而复下之，不大便五六日，舌上燥而渴，日晡所小有潮热，从心下至少腹硬满而痛不可近者，大陷胸汤主之。（《伤寒论》第137条）

伤寒五六日，呕而发热者，柴胡汤证具，而以他药下之，柴胡汤证仍在者，复与柴胡汤，此虽下之，不为逆，必蒸蒸而振，却发热汗出而解。若心下满而硬痛者，此为结胸也，大陷胸汤主之；但满而不痛者，此为痞，柴胡不中与之，宜半夏泻心汤。（《伤寒论》第149条）

55. 大陷胸丸

【方歌】见大陷胸汤方歌中"苈杏硝黄皆半入，项强如痉缓丸攻"。

【组成】大黄半斤（24克），葶苈子半升（熬，12～50克），芒硝半升（8～30克），杏仁半升（去皮尖，熬黑，12～50克）。

【用法】大黄、葶苈子捣细过筛，纳芒硝、杏仁合研如脂，和散，取如弹丸一枚（9克），别捣甘遂末一钱匕（1克），以白蜜二合（40毫升）、水二升（400毫升），煮取一升（200毫升），温顿服之，一宿乃下。如不下，更服，取下为效。见效停药。

【功效】逐水泻热散结，峻药缓攻。

【主证】心下结硬，疼痛较轻而项背强急。

【应用】主治热饮结胸轻证。症见胸膈疼痛，短气，烦躁，心中懊侬，汗出，项强，舌红，苔黄腻，脉沉或数。

慢性支气管炎、肺炎、肺气肿、结核性胸膜炎或腹膜炎、胸腔积液、闭塞性脉管炎、肾小球肾炎、肾盂肾炎、胰腺炎、癌肿等临床表现符合上述主证者可用本方加减治疗。

【提示】本方药物组成为大陷胸汤加葶苈子、杏仁、白蜜。因结胸为水热互结，故以甘遂逐其痰水，以芒硝、大黄泻其结热。本方证与大陷胸汤证不同之处在于邪结部位偏高，因而有形之邪必影响肺气之肃降，故用杏仁、葶苈子宣肺利肺，开降胸中气结，清泻肺位热结。本方证为水热互结之实热证，非峻药不能攻逐有形之结，邪居高位，非缓剂不能尽祛在上之邪，故必任峻猛之药，而合以白蜜为丸可使邪去正不伤，以治热实结胸病位偏上，见心下硬满疼痛，兼见项背强急、俯仰困难、汗出者。

项强如柔痉状，是水毒郁结高位的表现，故结胸证热多证急者宜大陷胸汤，水多证缓者宜大陷胸丸。

舌上白苔、有表邪、无痰饮、无燥热、身体虚弱者忌服。

【经选】病发于阳，而反下之，热入因作结胸；病发于阴，而反下之，因作痞也。所以成结胸者，以下之太早故也。结胸者，项亦强，如柔痉状，下之则和，宜大陷胸丸。（《伤寒论》第131条）

56. 十枣汤

【方歌】十枣汤冲戟遂芫，攻均一克枣先煎。

　　　　咳而胁痛心下痞，硬满腹胸水饮悬。

【组成】芫花（熬）、甘遂、大戟各等分。

【用法】上三味，捣筛，以水一升五合（400毫升），先煮肥大枣十枚，取八合（250毫升），去滓，纳药末。强人服一钱匕（1.5～1.8克），羸人服半钱（0.6～0.9克），平旦温服之；不下者，明日更加半钱（0.7～0.9克），得快下后，糜粥自养。

【功效】攻逐水饮。

【主证】咳而胸闷胁痛，心下痞硬满，脉沉弦。

【应用】主治：①悬饮证。症见咳唾胸胁引痛，心下痞硬満，干呕，短气，头痛，目眩，或胸背掣痛不得息，或汗出，苔白滑腻，脉沉弦。②水肿实证。症见一身悉肿，身半以下为重，二便不通，腹胀喘满，脉沉实。

胸膜炎或腹膜炎、流行性出血热少尿期伴肾衰、结核性胸腹水、肝硬化腹水、肾炎水肿、心源性水肿、血吸虫病、恶性肿瘤等临床表现符合上述主证者均可用本方加减治疗。

【提示】本方为峻下逐水之基础方，治疗悬饮、水肿的代表方。君以善行经隧水湿之甘遂、善泻脏腑水邪之大戟、善消胸胁伏饮痰癖之芫花，再佐以益脾缓中解毒之大枣。且先煮枣汤再按病人体质强弱而定峻下剂量冲服，更晨服续剂、进食糜粥，而奏逐水除顽之功，足见仲圣之匠心独运、神机妙算！后医应用于临床，多获良效。现代化裁用治肝硬化腹水、胸腔积液等疑难重症可获奇效，诸多案例常给人启发。胡希恕教授还改进了服药方法，即先取大枣500克，用大砂锅煮烂、去皮核，入芫花、甘遂、大戟各9克，上火再煮少时，去滓，每服一小匙，每日4～5次，得快下，停后服。病不除明日再续服，此法稳妥而效优，值得推广应用。

本方与小青龙汤、五苓散同为治里有水饮之方，但应用上各有不同。小青龙汤、五苓散都主治水气停积、表里不解之证，十枣汤则主治水气癖积，必须表解后用。胸胁之病多系柴胡证，若胸中但有微薄水气，则宜小柴胡汤以微汗解之；胁下水气大除，转生燥热，则宜大柴胡汤以下之；若是胸中水痰阻滞，上湿而下燥不和，则为大陷胸汤证；胁下水道瘀塞，即病悬饮内痛则为十枣汤证了。

应用本方时须注意从小剂量开始，据证递加，不可久服。体虚者、孕妇则禁用。

【经选】太阳中风，下利、呕逆、表解者，乃可攻之。其人漐漐汗出，发作有时，头痛、心下痞硬满、引胁下痛、干呕、短

气、汗出不恶寒者，此表解里未和也，十枣汤主之。（《伤寒论》第152条）

脉沉而弦者，悬饮内痛。（《金匮要略·痰饮咳嗽病脉证并治》第21条）

病悬饮者，十枣汤主之。（《金匮要略·痰饮咳嗽病脉证并治》第22条）

夫有支饮家，咳烦，胸中痛者，不猝死，至一百日，或一岁，宜十枣汤。（《金匮要略·痰饮咳嗽病脉证并治》第33条）

57. 甘遂半夏汤

【方歌】甘遂三枚夏十二，满从利减续坚来。

饮留心下腹挛急，芍五蜜煎一草该。

【组成】甘遂三枚（大者，4克），半夏十二枚（18克），芍药五枚（15克），甘草如指大一枚（炙，10克）。

【用法】以水一升（400毫升）煮半夏、甘遂，取半升（200毫升），去滓。上四味，以水二升，煮取半升，去滓，以蜜半升，和药汁煎取八合，顿服之（用水400毫升煮芍药、甘草，煎至200毫升，去渣，与前煎混合后再入蜂蜜100毫升共煎至300毫升，早、晚饭后各服150毫升）。

【功效】攻逐水饮，洁净肠腑。

【主证】心下坚满，腹挛急。

【应用】主治大肠饮结证。症见下利胶结不畅，虽利后反觉舒服，但心下仍坚满，按之似有物，肠间沥沥有水声，或便结不通，苔滑腻，脉沉滑或伏。

慢性肠炎、肠梗阻、肠结核、淋巴水肿、慢性盆腔炎、流行性出血热少尿期伴肾衰、结核病腹水、肾炎、心源性水肿、血吸虫病、肿瘤等临床表现符合上述主证者均可参考本方治疗。

【提示】甘遂、半夏下水逐饮，芍药、炙甘草消胀止痛，合以蜜煎解药毒亦安中，故本方可治水饮心腹胀满、腹挛急、肠鸣（留饮）。脉伏主水饮，其人欲自下利，利后一时舒畅，但不久心下又感坚满，是因有留饮欲去而不能自去之故，宜用本方治之。

方中主药甘遂和甘草，本草明言为十八反药，但本方合用未见毒副作用，可知"有故无殒，亦无殒也"，仲师有数方皆为此理，临床因证而用，则无伤害。又本方药性峻利，应注意其煎服法，如甘遂与甘草勿同煮且不宜久服。

【经选】病者脉伏，其人欲自利，利反快，心下续坚满，此为留饮欲去故也，甘遂半夏汤主之。（《金匮要略·痰饮咳嗽病脉证并治》第18条）

58. 大黄甘遂汤

【方歌】黄遂腹疼二便难，阿胶甘遂二两飧。

　　　　大黄二倍除坚满，水血相交血室间。

【组成】大黄四两（12克），甘遂二两（6克），阿胶二两（后烊，6克）。

【用法】前二味，以水三升（500毫升），煮取一升（200毫升），去滓，烊阿胶，顿服，其血当下。

【功效】破血利水，逐瘀散结。

【主证】少腹满痛，小便不利，大便不畅。

【应用】主治胞宫水血证。症见少腹满痛膨大如敦（音"对"，为古代盛黍稷的器具，圆形中大）状，小便难，大便不畅，口不渴，或下肢水肿，或产后瘀血不去，恶露不尽，癥瘕，舌紫或暗，脉涩或沉。

胎盘滞留、急性子宫内膜炎、盆腔炎、附件炎、妇科肿瘤、肝硬化腹水、肥胖症、神经性水肿、急性尿潴留、前列腺增生等临床表现符合上述主证者可用本方加减治疗。

【提示】方中大黄主攻蓄血，甘遂主攻蓄水，同治水与血结于血室证，但以治水为主、治血为次，且加入阿胶以补血养正，亦利于止血，以防妇女产后血虚或虚弱，故凡少腹满或痛、二便不畅者，用之良效，无论男女均可用之。

少腹满有蓄水、蓄血、水与血俱结在血室之别，区别要点：小便不利、口渴为蓄水，五苓散主之；小便利、口不渴、少腹急结或痛有定处为蓄血证，桃核承气汤（结浅）、抵当汤（结深或发黄）、抵当丸（证缓）主之；小便微难而不渴，且病在产后，则为本方主之。

本方证与瘀血腹痛亦应区别：抵当汤亦主小腹满，但抵当汤证硬满而小便自利，其人如狂，其脉证并实；大黄甘遂汤证则少腹满膨痛而不甚硬，小便微难，为水血结滞之证。下瘀血汤证亦有少腹硬满，但以腹痛为主，方中的䗪虫为一有力的祛瘀药，合桃仁、大黄则祛瘀破结的力量更强，善治较顽固的瘀血固着于脐下之证，亦治经水不利如闭经腹痛者。本方有甘遂，用于蓄水之证。

本方不宜多服，孕妇忌服。

【经选】妇人少腹满如敦状，小便微难而不渴，生后者，此为水与血俱结在血室也，大黄甘遂汤主之。（《金匮要略·妇人杂病脉证并治》第13条）

59. 己椒苈黄丸

【方歌】己椒苈黄各一两，腹满肠鸣大便干。

尿短口干胸胁胀，肠间有水肿能蠲。

【组成】防己、椒目、葶苈子（熬）、大黄各一两（6克）。

【用法】上四味，研细末，蜜丸如梧桐子大，先食，饮服一丸，日三次。稍增，口中有津液。渴者加芒硝半两（3克）。

【功效】利水消饮，泻热通便。

【主证】腹满，口舌干燥，肠鸣，大便干。

【应用】主治痰饮大肠水结证。症见腹满，口舌干燥，腹中有水声，渴欲饮水，大便或干或溏，小便黄赤，或腹痛，或胸闷，或水肿，舌红，苔黄而燥，脉弦或数。

肠结核、肺心病、肺性脑病、胸腔积液、心包积液、心源性水肿、哮喘、肝硬化腹水、脂肪肝、乳糜尿、慢性前列腺炎、慢性肾小球肾炎等临床表现符合上述主证者可用本方加减治疗。

【提示】痰饮水走肠间，饮邪内结则腹满肠鸣；水气不化，津不上升则口干舌燥。方中防己、椒目（蜀椒种子）辛宣苦泄，导水从小便而出；葶苈子、大黄攻坚决壅，逐水从大便而去。前后分消，则脾气转输，津液自生，故方后云"口中有津液"，这是饮去病解之征。若服药后反口渴，则为饮热气结较甚，故加芒硝以软坚破结。

临床经验证明，本方不但能治疗腹水亦能治疗胸腔积液，凡见二便不利的胸腹水，用之均有良效。胡希恕教授曾用本方合大柴胡汤化裁治疗肝硬化腹水而获捷效。

糖尿病肾病末期常出现尿毒症、急性左心衰或心包积液等并发症，在中医多属水气凌心射肺证，为临床上的疑难重症。中国中医科学院首席研究员、国家中医药管理局内分泌重点学科带头人全小林教授用己椒苈黄汤加人参、黄芪、附子、大腹皮、桃仁、桑白皮等治疗该病，大大提高了疗效。（详见《全小林经典名方实践录》）

本方一般不用汤剂而用丸剂，意在急中有缓，攻邪而不伤正气，倘病人体壮邪实，仍以使用汤剂为好。

【经选】腹满，口舌干燥，此肠间有水气，己椒苈黄丸主之。（《金匮要略·痰饮咳嗽病脉证并治》第29条）

60. 小陷胸汤

【方歌】小陷胸烦按痛明，结胸心下饮痰成。

半升夏取连二两，先煮肥蒌热痞清。

【组成】黄连二两（6克），半夏半升（洗，15克），瓜蒌实一个（大者，30克）。

【用法】上三味，以水六杯（1200毫升），先煮瓜蒌，取三杯，去滓，纳诸药，煎取二杯，去滓，分温再服。

【功效】清热涤痰开结。

【主证】胸膈满闷，心烦，按之心下痛。

【应用】主治胸脘痰热证。症见心下痞满，按之则痛，或微痛，胸中烦热，或咳痰黄稠，或多痰涎黏液，舌红，苔黄腻，脉浮滑。

急慢性胃炎、急慢性胆囊炎、胆道蛔虫病、急性乳腺炎、急慢性胰腺炎、急慢性支气管炎、慢性肝炎、脂肪肝、肺心病、糖尿病、高脂血症等临床表现符合上述主证者可以本方化裁治疗。

【提示】本方是治疗小结胸病的主方。小结胸病多由表邪误下，邪热内陷与心下之痰相结而成。从《伤寒论》第138条可知，小结胸病比大结胸病的范围为小，仅局限于心下（胃脘部），"按之则痛"说明其病变程度亦较轻，"脉浮滑"说明其痰热交结尚浅。方中黄连苦寒，泻心下热结；半夏辛温，善涤痰饮；瓜蒌甘寒滑润，能荡热涤痰开结。诸药合用可使痰热各清，结滞得以开散。小结胸病与大结胸病虽同为热实结胸，但后者是热与水结，病位在心下至少腹，症见硬满疼痛而不可近，脉以沉紧为主，病重势急，故用甘遂、大黄、芒硝以峻下逐水清热。大黄黄连泻心汤亦治心下痞闷，但闷而不痛，且无痰饮见症；半夏泻心汤则治心下痞满，多不痛，寒热夹杂，虚而有痰。

本方并不限于治小结胸病，凡胸膈胀满而心下结痛者俱可用之，合方应用更多。咳嗽痰黄稠、烦热气喘者，常合桑杏汤、麻黄杏仁甘草石膏汤化裁；本方还可与四逆散、桂枝茯苓丸合用治腹膜炎，与小柴胡汤、黄连解毒汤合用治肺结核等。著名糖尿病专家仝小林教授用本方加大黄、水蛭、天花粉、知母等治疗糖尿病取得突破性疗效，说明只要对证，经方便能显示出无穷的生命力。临床上应注意虚寒者、孕妇慎用。

【经选】小结胸病，正在心下，按之则痛，脉浮滑者，小陷胸汤主之。（《伤寒论》第138条）

61. 葶苈大枣泻肺汤

【方歌】葶枣黄脓实热痰，肺痈支饮痛胸间。

喘难卧息咳时肿，枣十二枚葶弹丸。

【组成】葶苈子一丸（子熬黄，捣丸如弹子大，15克），大枣十二枚（12枚）。

【用法】上二味，先以水三升（600毫升），煮枣取二升（400毫升），去枣，纳葶苈子，煮取一升（200毫升），顿服。

【功效】清肺泻热平咳喘。

【主证】咳喘，吐黄脓痰偏实热者。

【应用】主治肺痈初期痰热证。症见咳嗽，气喘或喘不得卧，胸憋闷，胸痛，或壮热不寒，汗出烦躁，咳吐黄浊痰，痰有腥味，甚则咯吐脓血，咽燥，倦怠乏力，或渴，舌红，苔黄腻，脉滑数。

化脓性肺炎、间质性肺炎、急慢性支气管炎、病毒性肺炎、细菌性肺炎、肺脓肿、渗出性胸膜炎、肺心病所致心衰、风湿性心脏病所致心衰、心包积液等临床表现符合上述主证者可以本方化裁治疗。

【提示】方中葶苈子苦寒滑利，可开泄肺气、泻水逐痰，佐以大枣之甘以和药安中而共奏开肺逐邪之功，可治肺痈初期，风热之邪合浊唾涎沫壅滞胸中、阻碍气机通利而咳喘不得平卧，甚则胸中隐隐作痛之症。

现代药理学研究证明，葶苈子有强心利尿作用，对肺心病、心衰所致之咳喘、心悸、浮肿等有较好的效果，有心肺同治之功。故本方临床应用颇多，疗效亦优。对于肺痈脓未成的实证，配伍清热解毒排脓之剂如苇茎汤等可增强疗效；若脓已成，则要随机应变。肺痈后期，可用巴掌大一块的合欢皮，煎汤分两次服，长服有良效，此乃经方大家曹颖甫先生经验也。

【经选】肺痈，喘不得卧，葶苈大枣泻肺汤主之。（《金匮要略·肺痿肺痈咳嗽上气病脉证治》第11条）

支饮不得息，葶苈大枣泻肺汤主之。（《金匮要略·痰饮咳嗽病脉证并治》第27条）

62. 枳实芍药散

【方歌】枳芍均研冲三克，满烦难卧腹疼挛。

　　　　鸡黄桔梗排脓散，十克枚冲脓肿搬。

注：后二句为排脓散方歌。

【组成】枳实（烧令黑，勿太过）、芍药各等分。

【用法】上二味，研为细末，每服方寸匕（3克），日三服，并主痈脓，以麦粥下之。

【功效】理气散结，疏肝和血止痛。

【主证】腹满挛痛，或心烦不安。

【应用】主治（产后）气血郁滞或肝脾气郁证。症见胸胁脘腹胀痛，或痛有定处，心烦，急躁，或难卧不寐，或少腹胀痛，或产后腹胀痛、恶露不尽，舌淡或暗，苔薄，脉弦或沉涩。

慢性胃炎、慢性肝炎、慢性胆囊炎、胆结石、冠心病、淋巴结核、毛囊炎、带状疱疹等临床表现符合上述主证者可用本方治疗。

【提示】方中枳实降逆行气，芍药养血敛阴、柔肝缓急，大麦粥补益中气，合治产后气血郁滞之里实腹胀痛，而产后血虚里寒的腹痛，则应以当归生姜羊肉汤治之。本方不论男女、不论产否，只要方证对应，均可使用。但久病、痛有定处、痛如刺者，则应加入活血祛瘀药，或合用下瘀血汤以加大药力。

【经选】产后腹痛，烦满不得卧，枳实芍药散主之。（《金匮要略·妇人产后病脉证治》第5条）

师曰：产妇腹痛，法当以枳实芍药散，假令不愈者，此为腹中有干血着脐下，宜下瘀血汤主之。亦主经水不利。（《金匮要略·妇人产后病脉证治》第6条）

63. 排脓散

【方歌】见枳实芍药散方歌中"鸡黄桔梗排脓散，十克枣冲脓肿搬"。

【组成】枳实十六枚（15克），芍药六分（18克），桔梗二分（6克），鸡子黄一枚。

【用法】上三味，研为细末，取鸡子黄一枚，以药末（10克）与鸡子黄搅和令相得，饮和服之，日一服。

【功效】解毒排脓，调理气血。

【主证】枳实芍药散证有脓肿形成。

【应用】主治气血郁滞疮痈证。症见胃、肝、肺诸脓肿里热疼痛，或胀或呕吐，吐物为脓血或腥臭黏液，大便不调，舌红，苔黄略腻，脉滑或弦数。

糜烂性胃炎、胃溃疡、肝脓肿、急慢性支气管炎、肺脓肿、肺水肿、心肌炎、肠炎、痢疾、全身急性化脓性疾病等临床表现符合上述主证者可以本方化裁治疗。

【提示】排脓散中苦寒之枳实理气破滞，桔梗开提肺气、清热排脓，芍药泻热养阴通脉，鸡子黄清热益阴，诸药共奏清热解毒、益阴排脓之功。经方大家杜雨茂教授曾以本方治愈便脓血5年的病人，为疑难杂症的治疗提供了思路。

本方出自《金匮要略·疮痈肠痈浸淫病脉证并治》篇，有方无证，从其方名及药物组成可知为治疮痈之剂。本方于枳实芍药散中加入排脓的桔梗，故治枳实芍药散证而有痈脓者，古今临床应用证实有良效。

64. 雄黄熏方

【方歌】雄黄独用外熏肛，湿疹溃疡二阴良。

【组成】雄黄。

【用法】上一味，为末，筒瓦二枚合之，烧，向肛熏之。

【功效】解毒燥湿，杀虫祛邪。

【主证】肛门溃烂，湿疹。

【应用】主治（狐惑）湿毒下注证。症见前后阴瘙痒，或溃烂，色红不甚，口不渴，或惊或痫或疟或痰核或虫，舌淡，苔薄白，脉沉。

肛门湿疹、二阴瘙痒、肛周脓肿、牙龈糜烂、牙周炎、口腔溃疡、过敏性皮炎等临床表现符合上述主证者可参考应用本方治疗。

【提示】雄黄为含硫化砷的矿物药。《神农本草经》谓其"主寒热、鼠瘘、恶疮、疽痔、死肌，杀百虫毒"，可见其有杀虫、解毒作用，外用烧烟熏患处，可起解毒消炎功效，湿热甚糜烂于下者适用，如前后二阴湿疹、溃疡等。

【经选】蚀于肛者，雄黄熏之。（《金匮要略·百合狐惑阴阳毒病脉证治》第12条）

三、少阳病（半表半里阳证）

从八纲分析，少阳病即症状反映于半表半里的阳证。热郁于半表半里，既不得出表，又不得入里，势必郁而上迫头脑。胆火上炎则口苦，灼伤津液则咽干，肝胆火热循经上扰则目眩，足少阳胆经主枢机而寓相火，故凡病见口苦、咽干、目眩者，即可判定为少阳病，这便是少阳病的提纲。少阳病的主治方为小柴胡汤，主证见往来寒热，为正邪相争。正进邪退，病近于表则恶寒；邪进正退，病近于里则恶热；邪乘虚进入半表半里，与正气搏结于少阳经所循行之胁下，则胸胁苦满；郁火上扰、胃失和降则心烦喜呕，脾失运化则嘿嘿不欲饮食，且可见苔白或黄白相兼、脉弦细等。加上口苦、咽干、目眩的提纲证，就是全面的少阳病本证了。仲师强调，临床既要掌握少阳病的主要证候，又要掌握"伤寒中风，有柴胡证，但见一证便是，不必悉具"的运用方法，故凡三阳合病，阳明少阳合病、并病，阳微结证，皆可从少阳治，以小柴胡汤和解枢机。

少阳病以和解法为正治。因其病不在表，故禁用汗法，亦非里实，故禁下法。若非有形痰实之邪阻滞，涌吐之法亦禁。

少阳外邻太阳，内近阳明，因此少阳病常多兼表或兼里之证而不得不兼用汗下之法，如兼表证未解的柴胡桂枝汤证，兼里实较轻的柴胡加芒硝汤证，兼"呕不止，心下急，郁郁微烦"的里实较重的大柴胡汤证。

少阳病兼变证中，尚有兼水饮停蓄的柴胡桂枝干姜汤证，兼里虚寒、腹中急痛的小建中汤证，兼邪气弥漫、烦惊谵语的柴胡加龙骨牡蛎汤证，以及热入血室证等。少阳病的传变，实则多入阳明之腑，虚则多入三阴之脏。

1. 小柴胡汤

【方歌】小柴半斤少阳行，枣十二枚夏半升。

三两姜参芩与草，往来寒热苦干眩。

【组成】柴胡半斤（24～120克），黄芩三两（10～40克），人参三两（10～40克），半夏半升（洗，12～50克），甘草三两（炙，10～40克），生姜三两（切，10～40克），大枣十二枚（擘，12枚）。

【用法】上七味，以水一斗二升（2400毫升），煮取六升（1200毫升），去滓，再煎取三升（600毫升），温服一升（200毫升），日三服。

【功效】和解少阳。

【主证】半表半里热证，见寒热往来、胸胁苦闷、心烦喜呕、口苦、咽干、目眩、纳差。

【应用】主治：①少阳夹杂证（胆热气郁证）。症见寒热往来，胸胁苦满，心烦喜呕，口苦，咽干，目眩，嘿嘿不欲饮食，苔薄黄，脉细弦或沉紧。②热入血室证。症见经水适来或适断，如疟状，如结胸状，如有所见所闻。③黄疸或疟疾或内伤杂病而见小柴胡汤证。症见头痛、肝气郁结、阳微结、发热、大便难等。

慢性肝炎、肝纤维化、脂肪肝、原发性肝癌、胆囊炎、胰腺炎、慢性胃炎、胃和十二指肠溃疡、抑郁症、心肌炎、感冒、流行性感冒、支气管炎、肺炎、结核病、疟疾、带状疱疹等皮肤病、五官科感染性疾病、妇产科感染性疾病、恶性肿瘤等临床表现符合上述主证者均可用本方加减治疗。

【提示】本方为治疗少阳病的基础方，又是和解少阳的代表方，应用极为广泛。柴胡苦平，《神农本草经》谓其"治心腹肠胃中结气、饮食积聚、寒热邪气，推陈致新"，可见是一味疏气行滞的解热药，且有治胸胁苦满的特长，故方中用为主药。佐以黄芩清热除烦，半夏、生姜逐饮止呕，复以人参、大枣、甘草补胃以滋津液。病之所以传入少阳，主要是胆热内郁、枢机不利、疏泄失常、脾胃失和，当治以和解法，故以小柴胡汤为主方以和中清热，疏解初入少阳之邪。但其功用并不止于治少阳病，不论伤寒或杂病，凡有其证俱宜用之，其常见的适应证归纳如下：

（1）少阳病主证：伤寒中风，邪入少阳，枢机不利，症见往来寒热，胸胁苦满，嘿嘿不欲饮食，心烦喜呕，或胸中烦而不呕，或渴，或腹中痛，或胁下痞硬，或心下悸、小便不利，或不渴、身有微热，或咳。（见《伤寒论》第96、97条）

（2）三阳合病以少阳为主：伤寒四五日，三阳合病以少阳为主，症见身热恶风，颈项强，胁下满，手足温而渴者。（见《伤寒论》第99条）

（3）少阳病兼虚寒腹痛证：伤寒邪入少阳，枢机不利，脾胃虚寒，木邪克土，症见阳脉涩，阴脉弦，腹中拘急而痛。（见《伤寒论》第100条）

（4）热入血室证：妇人中风或伤寒，热入血室，症见得病七八日后续得寒热，发作有时，经水适断，如疟状。（见《伤寒论》第144条）

（5）厥阴病转属少阳证：厥阴病，正气得复，邪气转出少阳，症见呕而发热。（见《伤寒论》第379条）

（6）瘥后更发热：伤寒瘥后，余热未尽，症见瘥后更发热。（见《伤寒论》第394条）

（7）太阳转属少阳：太阳病不解，转入少阳，症见胁下硬满，干呕不能食，往来寒热，脉沉紧或弦。（见《伤寒论》第37、266条）

（8）少阳病误下正气虚：柴胡证误下后，邪气仍在少阳，但正气偏弱者。（见《伤寒论》第101、103、149条）

（9）伤寒阳微结证：症见伤寒五六日，头汗出，微恶寒，手足冷，心下满，口不欲食，大便硬，脉沉紧。（见《伤寒论》第148条）

（10）少阳阳明并病、阳明里实不甚：症见发潮热，大便溏，小便自可，胸胁满不去者，小儿疫痢、消化不良。（见《伤寒论》第229条）

（11）少阳病证多、阳明病证少：少阳阳明并病，症见胁下硬满，不大便而呕，苔白。（见《伤寒论》第230条）

（12）三阳合病：症见脉弦浮大而短气，全腹胀满，胁下及心痛，久按之气不通，鼻干，不得汗，嗜卧，一身及面目俱黄，小便难，发潮热，时时哕，耳前后肿，经针刺治疗后病情减轻，但外证不解，病过十余日，脉仍浮者。（见《伤寒论》第231条）

（13）大柴胡汤误下，少阳证仍在：伤寒少阳之邪未解，兼阳明里实，误用丸药攻下后，症见胸胁满而呕，日晡所发潮热，已而微利者，先服小柴胡汤以解外，后以柴胡加芒硝汤主之。（见《伤寒论》第104条）

（14）产后中风具小柴胡证：症见四肢苦烦而头痛者。（见《金匮要略·妇人产后病脉证治》附方）

（15）小柴胡汤使用标准：无论伤寒或中风，有柴胡证，但见四主证（寒热往来、胸胁苦满、心烦喜呕、口苦咽干目眩）中的一证便是，不必悉具。（见《伤寒论》第101条）

古代应用小柴胡汤经验选录：

（1）本方合平胃散，名柴平汤，治湿疟，一身疼痛，手足沉重寒多热少，脉濡。（《景岳全书》）

（2）本方加石膏、知母、黄芪，名增损柴胡汤，主治产后经水适断，感于异证，手足牵搐，咬牙昏冒。（《素问病机气宜保命集》）

（3）本方加白术、麦冬，名柴胡半夏汤，主治痰热头痛，利膈除烦，肢节拘挛身体疼痛，嗜卧少力，饮食无味，兼治五饮，消痰癖。（《伤寒类证活人书》）

（4）本方去黄芩加桂枝、芍药，名柴胡建中汤，主治腹痛恶寒，自汗恶风，腹痛发热。（《伤寒蕴要全书》）

（5）本方加大黄、枳壳，名驱瘴汤，主治感受岚瘴溪源蒸毒之气，其状血乘上焦，人迷困狂躁，呕不能言，由败血瘀血毒涩聚于脾经所致。（《寿世保元》）

（6）本方去人参、半夏，加羌活、葛根、桔梗、芍药、白芷、石膏，名柴葛解肌汤，具解肌清热、除表散邪之功。（《伤寒六书》）

（7）本方加生地黄，名柴胡地黄汤，治妇人产后往来寒热，少阳脉弦。（《东医宝鉴》）

（8）小柴胡汤加橘皮不仅治恶心呕吐，对呃逆及干咳频发诸病亦有奇效。（《皇汉医学》）

现代应用小柴胡汤经验选录：

（1）胡希恕教授经验：

小柴胡加生石膏汤：可加石膏40～90克，小柴胡汤证口干舌燥者可用，病人多见外感表解而热不退。对于发热、不欲食而口干苦、头痛者，本方有捷效。肺炎汗出而喘，若有柴胡证，不可予麻黄杏仁甘草石膏汤，宜用本方，尤其小儿肺炎。其他如腮腺炎、淋巴结炎、乳腺炎、睾丸炎用本方均有奇效。

小柴胡加桔梗汤：常加桔梗10克，治原方证见咽痛、排痰困难者，若口舌干燥，宜再加生石膏。

小柴胡加橘皮汤：原方加橘皮12～24克，治原方证见呃逆、干咳频作者。口干舌燥者宜加生石膏，排痰困难者宜加桔梗。

小柴胡加芍药汤：原方加芍药10～18克，治原方证见腹挛痛者。

小柴胡加吴茱萸汤：原方加吴茱萸10克，成小柴胡汤、吴茱萸汤合方，治二方合并证。

小柴胡加苓术汤：原方加茯苓、苍术各10克，治原方证见便溏、身浮肿、小便不利者。

小柴胡加丹参茵陈汤：原方加丹参15～30克、茵陈15～30克，治原方证见胸胁满而烦、小便黄赤者。肝炎病人常见本方证，小儿尤多。

（2）刘渡舟教授经验：

开郁散火：肝胆气郁日久可化火灼阴。初见胸胁苦满，脘腹不舒，太息为快，继之出现低热不退、夜间盗汗、心烦少寐等症，宗"火郁发之、木郁达之"之旨，以小柴胡汤加牡丹皮、栀子等化裁治疗有效。

开郁以通阳气：少阳气郁不伸的阳微结证可类似于少阴病的纯阴结证。临床观察此病可见手足厥冷、阳痿、无性欲，但其病机是气郁而非阳虚，故治疗中不能用补肾温阳药，而应用小柴胡汤加枳实、白芍等开少阳之郁，临床疗效满意。

开郁以治类疟：少阳受邪，气郁不舒，枢机不利，为邪气进退于半表半里之间。入则恶寒，出则发热，心烦胸闷，往来寒热如疟状，为热郁少阳，治宜小柴胡汤化裁。

开郁助枢、透邪外出：三阳合病，治在少阳，故禁用汗下之法，而以小柴胡汤开郁助枢、透邪外出。

开郁而通二便：《伤寒论》第99条用小柴胡汤治阳明病不大便之例，临床可证。当少阳阳明合病见大便困难而又肝胆气郁时，用小柴胡汤加桔梗、枳壳等利上导下则病情速解，此即仲师辨证施治、治病求本之法的妙用。

（3）黄煌教授经验：

治疗发热迁延不愈，肩背关节疼痛，合桂枝汤，为柴胡桂枝汤。

治疗咳嗽痰黏，伴胸胁苦满及心下压痛，合小陷胸汤，名柴陷汤。

治疗胸闷胁痛，咽喉或食管有异物感，情绪不安定，食欲不振，恶心呕吐，苔白腻，或支气管炎、哮喘等，合半夏厚朴汤，名柴朴汤。

治疗肿瘤放化疗后尿量减少、浮肿、口渴等，肾炎，急性肠胃炎，伤暑，合五苓散，名柴苓汤。

治疗面色发黄、易浮肿、月经不调、腹痛、便秘或腹泻、慢性肝炎、肝硬化、甲状腺疾病、风湿性多肌痛等免疫相关性疾病，合当归芍药散。烦热而关节疼痛者，合栀子柏皮汤。

治疗淋巴结肿大及淋巴结细胞增多，加连翘、金银花。

治疗咳喘病迁延不愈，咯少量白黏痰，加干姜、五味子、细辛。

治疗咽喉疼痛加桔梗。

治疗胶原性疾病、免疫性疾病致关节疼痛不能屈伸或有出血倾向，加生地黄、白芍。烦热心下痞、下利者，加黄连。身痒、皮肤过敏者，加荆芥、防风。

（4）其他专家经验：

小柴胡汤合桂枝茯苓丸：对非肿瘤性乳房肿块伴有胸痛且月经来潮时加剧者疗效良好。腮腺炎所继发的睾丸炎，红肿热痛不明显者宜投本方。痤疮呈暗红色或黄褐色隆起并有胸胁苦满或下腹压痛者，坚持服用本方有较好疗效。

小四五汤：即小柴胡汤、四物汤、五苓散的合方。本方适应证广，疗效佳，对急慢性肾炎、肾病综合征的疗效常优于五苓散、六味地黄汤、真武汤、济生肾气丸等方。对消肿、消除蛋白尿和红细胞及改善全身状态，有疗效快而效果持久的特点，这是陈宝田教授等的经验。

小柴胡汤合马齿苋汤：此为中医研究院广安门医院的协定处

方，由小柴胡汤加马齿苋、当归、大青叶而成。对于局部红肿热痛、舌红苔黄脉弦的带状疱疹病人，疗效显著。

近现代药理研究发现，小柴胡汤具有解热、抗炎、抗病毒、保肝、利胆、促进肝细胞再生、抑制肝纤维化、调节免疫、去除免疫复合物、镇静、抗肿瘤等作用。

小柴胡汤古有"三禁汤"之称，因其所主的证候禁发汗、禁泻下、禁催吐而得名。少阳实证、胸下及腹拒按、大便干燥者忌用本方。伏暑、湿温所见之胸痛、寒热如疟及太阳病寒热如疟等证均忌用本方。

小柴胡汤的毒副作用主要表现为间质性肺炎、膀胱炎、假性醛固酮增多症、假性巴特综合征等。日本曾有服小柴胡汤导致肝损害及间质性肺炎的报道（没有辨证施治），建议服用本方三个月左右应做肝功能检查。

经方大家李致重教授之高足香港名医李宇铭大夫曾按近年考证的汉代一两约等于现代15克的剂量折算法用小柴胡汤治疗菲律宾一名36岁的农村妇女。此妇患精神病21年，每晚均到处行走，自言自语，如鬼神附身，长期治疗无效，群医束手。李大夫按《伤寒论》第144条诊为热入血室证，仅用原剂量四剂就愈此痼疾，足见原剂量经方应用效果之神奇、可信。（详见《原剂量经方治验录》）

关于热入血室证的治疗，胡希恕教授的同事、好友、经方大家陈慎吾教授明确指出："本证用小柴胡汤桂枝茯苓丸合方，随证加大黄、石膏、皆可取效。"

【经选】太阳病，十日已去，脉浮细而嗜卧，外已解也。设胸满胁痛者，与小柴胡汤；脉但浮者，与麻黄汤。（《伤寒论》第37条）

伤寒五六日中风，往来寒热、胸胁苦满、嘿嘿不欲食、心烦喜呕，或胸中烦而不呕，或渴，或腹中痛，或胁下痞硬，或心下

悸、小便不利，或不渴、身有微热，或咳者，小柴胡汤主之。（《伤寒论》第96条）

若胸中烦而不呕者，去半夏、人参，加栝楼实一枚。若渴，去半夏，加人参，合前成四两半，栝楼根四两。若腹中痛者，去黄芩，加芍药三两。若胁下痞硬，去大枣，加牡蛎四两。若心下悸、小便不利者，去黄芩，加茯苓四两。若不渴，外有微热者，去人参，加桂枝三两，温覆微汗愈。若咳者，去人参、大枣、生姜，加五味子半升，干姜二两。（注：此为《伤寒论》第96条后小柴胡汤加减法）

血弱、气尽、腠理开，邪气因入，与正气相搏，结于胁下。正邪分争，往来寒热，休作有时，嘿嘿不欲饮食，脏腑相连，其痛必下，邪高痛下，故使呕也，小柴胡汤主之。服柴胡汤已，渴者，属阳明，以法治之。（《伤寒论》第97条）

伤寒中风，有柴胡证，但见一证便是，不必悉具。凡柴胡汤证而下之，若柴胡证不罢者，复与柴胡汤，必蒸蒸而振，却复发热汗出而解。（《伤寒论》第101条）

妇人中风，七八日续得寒热，发作有时，经水适断者，此为热入血室，其血必结，故使如疟状，发作有时，小柴胡汤主之。（《伤寒论》第144条）

阳明病，发潮热，大便溏，小便自可，胸胁满不去者，与小柴胡汤。（《伤寒论》第229条）

阳明病，胁下硬满，不大便而呕，舌上白苔者，可与小柴胡汤。上焦得通，津液得下，胃气因和，身濈然汗出而解。（《伤寒论》第230条）

产妇郁冒，其脉微弱，不能食，大便反坚，但头汗出。所以然者，血虚而厥，厥而必冒，冒家欲解，必大汗出。以血虚下厥，孤阳上出，故头汗出。所以产妇喜汗出者，亡阴血虚，阳气独盛，故当汗出，阴阳乃复，大便坚，呕不能食，小柴胡汤主之。（《金匮要略·妇人产后病脉证治》第2条）。

2. 柴胡去半夏加瓜蒌汤

【方歌】小柴八两少阳行，枣十二枚夏半升。

　　　　三两姜参芩与草，往来寒热苦干眩。

　　　　疲劳而渴不呕者，去夏加蒌四两灵。

【组成】柴胡八两（24～120克），人参、甘草、生姜、黄芩各三两（10～40克），瓜蒌根四两（12～60克），大枣十二枚（12枚）。

【用法】上七味，以水一斗二升（1000毫升），煎取六升（500毫升），去滓，再煎取三升（300毫升），日二服。

【功效】截疟生津，和解少阳。

【主证】小柴胡汤证不呕而渴明显。

【应用】主治小柴胡汤证不呕而渴者，疟病发渴者，亦治劳疟。

感冒、流行性感冒、疟疾、肺炎、肺结核、肝炎、胆囊炎、肝纤维化等临床表现符合上述主证者均可参考本方治疗。

【提示】此方出自《外台秘要》，是小柴胡汤去逐饮止呕的半夏、加润燥解渴的瓜蒌根而成，故可治小柴胡汤证不呕而渴者。瓜蒌根所主之渴，为津液枯燥所致，即所谓虚热证，常伴疲劳证候，与石膏所主之烦渴不同。凡小柴胡汤不呕而渴、困倦乏力者，即可用本方，不必限于治疟。

【经选】柴胡去半夏加瓜蒌汤：治疟病发渴者，亦治劳疟。（《金匮要略·疟病脉证并治》附方）

3. 柴胡桂枝汤

【方歌】小柴原方取半煎，桂枝汤亦半方联。

　　　　阳中太少相因病，节痛热寒呕结蠲。

【组成】桂枝一两半（去皮，5～23克），黄芩一两半（5～23克），人参一两半（5～23克），芍药一两半（5～23

克），生姜一两半（切，5～15克），大枣六枚（擘，6枚），甘草一两（炙，3～15克），半夏二合半（洗，10～30克），柴胡四两（12～60克）。

【用法】上九味，以水六升（1400毫升），煮取三升（600毫升），去滓，温服一升（200毫升），日三服。

【功效】和解少阳，调和营卫。

【主证】小柴胡汤证与桂枝汤证并见。

【应用】主治：①太阳（中风证）与少阳胆热相兼证。症见发热，微恶风寒，头痛，肢节烦痛，心烦，纳差，微呕，心下支结，外证未去者；②胆、胃、肝不和证。症见胃腹急痛，或胸胁疼而有气上冲、呕逆、有汗者。

体虚感冒、流行性感冒发热、风湿病、慢性胆囊炎或胆石症、腹膜炎、早期肝硬化、癫痫、神经衰弱、过敏性皮炎、急性胆囊炎及阑尾炎、胰腺炎、肠梗阻等无绝对手术指征的急腹症可考虑用本方治疗。

【提示】太阳病转属少阳柴胡汤证，外证未去者应予柴胡桂枝汤。依据经验，本方与小柴胡汤、葛根汤合用的机会较多。无论柴胡桂枝汤抑或柴胡葛根汤，对于口舌干燥者，均宜加石膏。本方还可用于治疗风湿性关节炎或感冒后关节痛等"支节烦疼"者。

我国台湾著名中医教育家、经方大家张步桃教授临床最喜用的方就是柴胡桂枝汤。他在广州举行的名师经方专题讲座中讲的就是"柴胡桂枝汤的临床应用"，他用该方化裁治疗当代世界医学难题的抽动秽语综合征，以及癫痫、失眠、大便滞下、头摇等效果显著。（详见《名师经方讲录（第四辑）》）

综合现代药理研究结果，本方对动物神经纤维有局部麻醉作用，对蜗神经的放电活动有抑制作用，对诱发剂导致的痉挛有解痉作用。本方尚具有镇痛、镇静、抗溃疡等作用。

【经选】伤寒六七日，发热，微恶寒，支节烦疼，微呕，心下支结，外证未去者，柴胡桂枝汤主之。（《伤寒论》第146条）

《外台》柴胡桂枝汤方：治心腹卒中痛者。（《金匮要略·腹满寒疝宿食病脉证治》附方）

4. 四逆散

【方歌】四逆散柴甘芍枳，相均为散冲三克。
便溏腹痛满胁胸，气郁热壅肢厥得。
或咳悸淋利下呈，波于肺肾心肠胃。

【加减】咳加五味与干姜，五分平衡为正路。
下利之病照此加，辛温酸收两相顾。
悸者桂枝五分加，补养心虚为独步。
小便不利加茯苓，五分此方为法度。
腹中痛者胃气寒，炮附酌加不可误。
泄利下重阳郁求，薤白二升水煮具。

【组成】柴胡、枳实（破，水渍，炙干）、芍药、甘草（炙）各十分（6克）。

【用法】上四味，捣筛，白饮和服方寸匕（3克），日三服。

【功效】透邪调气解郁，疏肝理脾。

【主证】胸胁苦满，或腹痛、大便溏泄；精神抑郁，沉闷不乐。

【应用】主治：①阳郁厥逆证。症见手足不温，或腹痛，或泄利下重，脉弦。②肝脾不和证。症见胁肋胀痛，脘腹疼痛，情绪不好时加重，纳差，腹部拒按，或乳房肿块胀痛，脉弦。

慢性胃肠炎、功能性胃肠病、肠易激综合征、痢疾、溃疡性结肠炎、习惯性便秘、慢性咽炎、慢性支气管炎、慢性胆囊炎、低血压、抑郁症、更年期综合征、神经官能症、神经性皮炎、肋间神经痛、肋软骨炎、肾盂肾炎、膀胱炎、急迫性尿失禁、前列腺炎、性功能障碍、不宁腿综合征、痛经、经前期紧张综合征、输卵管阻塞、闭经、小儿腹痛等临床表现符合上述主证者均可用本方加减治疗。

【提示】本方证属少阳病而冠以少阴病的原因有二：①本为少阴病，后传入半表半里而转属少阳；②因热壅气郁，血行受阻致脉微细、四肢厥冷而似少阴貌，故以少阴病冠之，教人加以鉴别。中医名家秦伯未说："本方主治传经热邪、阳气内郁的四肢厥逆证，故取四逆为名。"注意本方证与阳衰阴盛的四肢厥逆有着本质的区别。凡形似大柴胡汤证，不呕且不可下者，大都宜用本方。又本方证有腹中痛、泄利下重，故痢疾有用本方的机会，宜注意。本方治气郁阳痿效果甚佳，不妨试用。

四逆散的适应证很广，除了阳郁不达的"四逆"外，后世将它列为疏肝诸方之祖，用于肝气郁结而致肝脾、肝胃不和诸证，有较好的疗效。

加减：咽喉异物感、腹胀者，合半夏厚朴汤；尿路结石有积水疼痛者或尿路感染伴有尿频、尿痛、血尿者，合猪苓汤；顽固性头痛、失眠、胸痛、呃逆、磨牙、便秘、舌紫黯者，加当归、川芎、桃仁、红花、牛膝、生地黄、桔梗，名血府逐瘀汤；忧郁化火转为狂躁证而大便干燥者，合三黄泻心汤；当气郁并见血虚血瘀证时，合四物汤，称"双四汤"，对黄褐斑亦颇有疗效；见胸胁胀满或胸闷，频频咳出大量白色黏胶样痰、纳少、气逆时，合二陈汤；见胸胁苦闷、心下痞硬或痛、时咳黄稠痰时，合小陷胸汤。

黄煌教授用四逆散合半夏厚朴汤组成"八味解郁汤"，用以治疗以四肢冷、咽喉异物感、脉弦为特征的身心疾病，病人多为柴胡体质与半夏体质的结合体，故疗效较好。

美国西雅图东方医学院马屹正院长报道，用四逆散合甘麦大

枣汤治愈一行房疼痛反复5年的女性病人。（详见《名师经方讲录（第四辑）》）

药理研究证明，本方具有利胆保肝、抗溃疡、解痉、抗炎、解热、镇静、镇痛、强心、升压、抗休克、抗心律失常、抑制血小板聚集、增强动脉血氧分压、增强机体耐缺氧能力等作用。

气血虚弱、恶寒蜷卧、下利、脉沉微者忌用本方，阳郁化热时本方条文后所载或然症之加味药应忌用。此所载或然症是否为仲师原文待考。

【经选】少阴病，四逆，其人或咳，或悸，或小便不利，或腹中痛，或泄利下重者，四逆散主之……

咳者加五味子、干姜各五分，并主下利；悸者，加桂枝五分；小便不利者，加茯苓五分；腹中痛者，加附子一枚，炮令坼；泄利下重者，先以水五升，煮薤白三升，煮取三升，去滓，以散三方寸匕内汤中，煮取一升半，分温再服。（《伤寒论》第318条）

5. 泽漆汤

【方歌】泽漆三斤煎汁先，紫参姜五白前煎。

桂枝芩草参三两，夏半除痰饮热蠲。

【组成】泽漆三斤（150克），半夏半升（15克），紫参（一作紫菀）五两（15克），生姜五两（15克），白前五两（15克），甘草、黄芩、人参、桂枝各三两（10克）。

【用法】上九味，以东流水五斗，煮取泽漆一斗五升（以水10升先煎泽漆为3000毫升），加入其余八味再煎，煮取五升（600毫升），温服五合（200毫升），日三服。

【功效】清热逐水，化饮宽胸。

【主证】咳喘吐黄痰，寒热，口渴，浮肿。

【应用】主治肺热饮证。症见咳嗽，哮喘，胸满，气短，气少，痰黄，痰鸣有声，喘息不得卧，气短不足以息，或烦躁，大便干，或小便黄赤，舌尖红，苔黄或腻，脉浮或沉滑。

急慢性支气管炎、病毒性肺炎、大叶性肺炎、百日咳、肺癌、肺心病、肾病综合征水肿、急性肾小球肾炎、膀胱炎、输尿管炎、过敏性鼻炎、慢性鼻窦炎、湿疹、荨麻疹、神经性皮炎等临床表现符合上述主证者均可用本方加减治疗。

【提示】泽漆又名猫儿眼睛草、马虎眼、乳草、五凤灵芝等，味苦，性微寒，主皮肤热，大腹水气，四肢面目浮肿。功效与大戟同而稍和缓且不甚伤元气。《神农本草经》《本草汇言》均有记录，在疑难重症的治疗中应予发掘研究。本方用泽漆利水于下，复以半夏、生姜逐饮于上，使顽疾宿饮不得复留。另以人参、甘草安中，黄芩除热，紫参、白前散结止咳，桂枝镇气冲，治痰饮在半表半里咳逆者。本方中泽漆的用量较大，"三斤"有说相当现代750克的，胡希恕教授认为应以150克左右为宜，水煎分3次服，每日3次，每次便是50克，与现代临床上的大多数方药剂量相符。

痰饮咳逆兼有外邪者，宜依证选用厚朴麻黄汤、射干麻黄汤或小青龙汤治之。若无外邪、寒多者，则宜选用桂苓五味甘草去桂加干姜细辛半夏汤。若胃虚有寒热而身现浮肿者，宜选用本方。条文中的"脉沉"表明本方证为里证、水饮证，是相对于脉浮的有表证的咳喘而言的。

治癌名家王三虎教授喜用本方治疗胸腔积液，症见胸闷胀满，气急喘咳，身肿，体弱不支，舌质红，脉沉，属水积肺痿，多见于肺癌中晚期，为正虚邪实之难治证。以本方合葶苈大枣泻肺汤再选加猪苓、泽泻、薏苡仁、车前子、黄芪、人参、白英、夏枯草、百合、牡蛎、麦冬等，取得一定的疗效。笔者家中数代为医，所传医案中，用泽漆汤化裁治疗肺痿、肺痈、胸腹水等病效果较好，可供参考。

【经选】咳而脉浮者，厚朴麻黄汤主之；脉沉者，泽漆汤主之。（《金匮要略·肺痿肺痈咳嗽上气病脉证治》第8、9条）

6. 黄芩汤

【方歌】黄芩三两二甘芍，十二枣医痛泻良。

若呕姜三半升夏，热壅太少合三阳。

【组成】黄芩三两（10克），芍药二两（6克），甘草二两（炙，6克），大枣十二枚（擘，12枚）。

【用法】上四味，以水一斗（2000毫升），煮取三升（600毫升），去滓，温服一升（200毫升），上午、下午、晚上各服一次。

【功效】清热燥湿，止利止痛。

【主证】发热，腹泻，腹痛。

【应用】主治太阳少阳合病自下利证。症见下利不爽，肛门灼热，或发热，或泄泻下重，心烦，不欲饮食，口苦咽干，或表情沉默，舌红，苔薄黄，脉弦数。

菌痢、阿米巴痢疾、急性肠炎、过敏性肠炎、肠胃神经官能症、急性胆囊炎、胆石症等临床表现符合上述主证者可选用本方治疗。

【提示】黄芩清热燥湿，主肠澼下利，为本方主药；甘草、芍药治外邪入里引起的腹挛痛；甘草、大枣和中缓急。本方为治里热下利、腹挛痛而急迫者之良方。太阳病之发热恶寒与少阳病之口苦咽干同时出现时谓太阳少阳合病。合病自下利者，宜予黄芩汤；若更呕，则宜用黄芩加半夏生姜汤。

下利虽有外热，但脉不浮且口苦咽干，故不宜用葛根汤；虽口苦咽干，但不见其他柴胡汤证（如胸胁苦满等），故亦不宜用小柴胡汤。阳性病若有表证而下利，属太阳病的，宜用葛根黄芩黄连汤；属太阳阳明合病者，予葛根汤；有小柴胡汤证而兼下利，属少阳阳明合病者，予小柴胡汤加芍药。若便脓血，里急后重，则宜加大黄，以因势利导。临床上每见发热腹泻，或痢疾而腹挛痛者，即可用黄芩汤，不必限于"太阳与少阳合病"等之名。黄芩汤在古代便为热性下利诸方之祖，张洁古在此方的基础上加木香、槟榔、大黄、黄连、当归、肉桂而成芍药汤，治赤白下利，可供参考。

现代药理研究发现，黄芩汤具有显著的抗炎、解热、镇痛、解痉作用和一定的镇静作用。抗炎作用是各药共同配伍作用的结果，解热作用与黄芩、甘草有关，解痉作用主要在于芍药、甘草，镇静作用则主要在于黄芩。一切喜热性饮食的寒性泻痢，应禁用本方。

【经选】太阳与少阳合病，自下利者，与黄芩汤；若呕者，黄芩加半夏生姜汤主之。（《伤寒论》第172条）

7. 黄芩加半夏生姜汤（黄芩汤合小半夏汤）

【方歌】黄芩三两二甘芍，十二枣医痛泻良。

若呕姜三半升夏，热壅太少合三阳。

【组成】黄芩三两（10克），芍药二两（6克），甘草二两（炙，6克），大枣十二枚（擘，6枚），半夏半升（洗，15克），生姜一两半（切，5克）。

【用法】上六味，水煎温服。

【功效】清热，止利，止腹痛，止呕和胃。

【主证】黄芩汤方证又见恶心、呕吐。

【应用】主治太阳少阳合病邪热内迫肠道下利兼见呕吐。症见口苦干，恶心呕吐，心下支结，或发热，或痞硬、胁痛，或烦闷，下利，腹疼痛，舌红，苔薄黄，脉弦。

急性肠胃炎、慢性胆囊炎、慢性肝炎、胃肠神经官能症、胆结石感染等临床表现符合上述主证者可用本方治疗。

【提示】本方是黄芩汤加半夏、生姜，即黄芩汤与小半夏汤的合方，故治两方的合并证，如发热或不发热、腹泻、腹痛、干呕或呕吐等症。干呕较呕吐轻，干呕而下利，当然有用本方的机会，但宜参照有关条文所述证候选用为妥。本方证多见于胃肠炎、胆囊炎，尤见于胃肠病变突出而恶心呕吐明显者。

【经选】太阳与少阳合病，自下利者，与黄芩汤；若呕者，黄芩加半夏生姜汤主之。（《伤寒论》第172条）

干呕而利者，黄芩加半夏生姜汤主之。（《金匮要略·呕吐哕下利病脉证治》第11条）

8. 当归散

【方歌】当归散治腹痛绵，归芍芎芩术共研。

白术半斤余各一，酒冲三克悸烦眩。

【组成】当归一斤（48克），黄芩一斤（48克），芍药一斤（48克），川芎一斤（48克），白术半斤（24克）。

【用法】上五味，研细末，酒服方寸匕（3克），日再服。

【功效】补血养胎，清热益气。

【主证】当归芍药散证腹痛较轻，妊娠血虚有热。

【应用】主治血虚夹热证。症见面色不华，指甲不泽，肌肤枯燥，头晕目眩，心烦，手足心热，失眠，或妊娠腹痛，舌淡红，苔薄白中略黄者。

习惯性流产、先兆流产、月经不调、过敏性血小板减少、再生障碍性贫血、点状角膜炎等临床表现符合上述主证者可参考用之。

【提示】本方即当归芍药散去茯苓、泽泻，减芍药、白术用量，另加解热之黄芩而成，以治当归芍药散证腹痛较轻、眩冒、心悸而有烦热者。

后世流传黄芩、白术为安胎圣药，可能源于此。按经方理论，有是证，用是方，无症状是不能用药的，故必须是在孕妇有血虚兼热的情况下才可用本方，当身体无病时不能用本方，也不能用其他药。方后"产后百病悉主之"之说无道理，显然是后人所加。

【经选】妇人妊娠，宜常服当归散主之。（《金匮要略·妇

人妊娠病脉证并治》第9条）

9. 猪肤汤

【**方歌**】猪肤斤许二升煎，水碗蜜升粉半填。

　　　　　咽痛心烦胸闷利，少阴热盛少阳传。

【**组成**】猪肤一斤（48～250克）。

【**用法**】上一味，以水一斗（10升），煮取五升（1000毫升），去滓，加白蜜一升（200毫升）、白粉（米粉）五合（100克），熬香，和令相得，温分六服。

【**功效**】滋阴润燥，清热利咽。

【**主证**】咽痛，胸闷，心烦。

【**应用**】主治阴虚内热证。症见咽痛，口干，胸闷，心烦，下利，舌红少津，脉细数。

急慢性咽喉炎、扁桃体炎、口腔溃疡、牙龈出血、牙周炎、原发性血小板减少性紫癜、再生障碍性贫血、自主神经功能紊乱、神经衰弱等临床表现符合上述主证者可用本方加减治疗。

【**提示**】猪肤即猪皮，甘寒，可润燥解热，合白蜜甘寒以治咽痛，白粉（米粉）止下利。

胸闷、心烦为少阳热，热上炎则咽痛，热下迫则下利。冒之以少阴病，是因少阴病本虚，内寒者多，故常传太阴或厥阴。但若内热者亦间有传阳明或少阳者，《伤寒论》第283条述少阴病汗出而脉复紧，即热邪内盛之证，当咽痛而复吐利，乃预其传少阳言也，为热自半表半里上炎之象。《伤寒论》第310条述其具体证治，应互参。口苦、咽干、咽痛为津伤甚者，胡希恕教授常以小柴胡汤加桔梗、生石膏治之，效优。

注意本方证与真寒假热、咽痛下利之通脉四逆汤证的区别。痰多、咽不干燥、脉不数、肢冷、脉微者忌用本方。

【**经选**】少阴病，下利、咽痛、胸满、心烦，猪肤汤主之。

（《伤寒论》第310条）

10. 奔豚汤

【方歌】奔豚腹痛气冲胸，四两夏姜五葛从。

归芎芍芩甘二两，李升水盛血虚容。

【组成】甘草、川芎、当归、芍药、黄芩各二两（6克），半夏四两（12克），生姜四两（12克），生葛根五两（15克），甘李根白皮一升（24克）。

【用法】上九味，水煎温服。

【功效】养血平肝，清热降逆。

【主证】血虚水盛见气上冲，往来寒热。

【应用】主治肝热气逆证。症见腹痛，往来寒热，气从少腹上冲胸或咽喉，发作欲死，复还止，或情绪不稳，或急躁，舌红，苔薄黄，脉弦或数。

冠心病、高血压、心脑动脉硬化、脑梗死、风湿性关节炎、类风湿性关节炎、慢性咽喉炎、慢性胃炎、慢性肝炎、神经官能症、肠易激综合征、骨质增生等临床表现符合上述主证者可用本方加减治疗。

【提示】甘李根白皮，大寒，可止心烦逆、奔豚气，是本方主药，佐以葛根、黄芩以解半表半里之邪热，半夏、生姜下气逐饮，当归、川芎、芍药、甘草补血并治腹痛。本方治半表半里有水饮而血虚热盛之阳证者。

奔豚，是一种发作性的、自觉性的神经症状，以自觉有剧烈的气从少腹上冲心胸为特征。本方所治奔豚，是气上冲明显者，比桂枝加桂汤证之气上冲严重。本方治半表半里阳证，而桂枝加桂汤证热轻微，为太阳夹饮证。

著名经方研究家湖南中医药大学博士生导师熊继柏教授曾用奔豚汤加茯苓等八剂，治愈一例眩晕、心悸、恐惧、时觉闷痛如大水撞心、发作欲死4年多的疑难重症病人，彰显了经方治疗疑难重症的优势及中医成才之道的"研经典、抓主证、明病机、精

药物"十二字箴言。（详见《当代经方名家临床之路》）

【经选】奔豚，气上冲胸、腹痛，往来寒热，奔豚汤主之。（《金匮要略·奔豚气病脉证治》第2条）

11. 甘草汤

【方歌】甘草汤单二两成，少阴客热痛咽轻。

【组成】甘草二两（生用，6～30克）。

【用法】上一味，水煎温服。

【功效】清热解毒，利咽止痛。

【主证】咽喉痛轻证。

【应用】主治咽痛热轻证。症见咽痛，咽部红肿燥热，舌尖红，苔薄黄，脉数。

急慢性咽喉炎、急慢性扁桃体炎、消化系统疾病、呼吸系统疾病、血液系统疾病、内分泌系统疾病等临床表现符合上述主证者均可用本方加减治疗。

【提示】甘草有清热解毒、缓急安中、化痰止咳、止痛益气等作用，可治咽痛。少阴病津血本虚，最易传里或传半表半里。少阴传少阳，是因少阴经脉循喉挟舌本，邪热客于少阴，可循经上扰或传少阳而见咽痛。咽痛红肿轻者，可予甘草汤，甚者加桔梗效较好，但临床上用此二方的机会很少，而用小柴胡汤加生石膏、桔梗、板蓝根、蒲公英等的机会较多。

《伤寒论》中使用最多之药为甘草，约有70次之多，但唯有甘草汤和桔梗汤用生甘草，其他均用炙甘草。生甘草可清热解毒，但其性味和缓，需重用方可收效，但重用却不宜长期使用，因其甘性缓中，壅滞助湿易致浮肿，故临床应用时须予注意。

甘草的消炎止痛作用可用于治肝炎所致之肝区疼痛。此时如用疏肝理气药效不显，则重用甘草可收效，供参考。

甘草尚有解百药毒、疮毒，治小儿夜啼、遗尿、撮口发禁，治肺痿涎唾多等妙用。

少阴真寒假热之咽痛，即脉微、手足冷、有痰、局部不红者不应用本方；表证、里证及咽喉肿痛重者，不宜用本方。

本方须与下列类似方相鉴别：

（1）桔梗汤：治咽喉肿痛较重者，兼有除痰排脓作用。

（2）养阴清肺汤：治阴虚有热之喉痛、晚间喉中干痛效较好。

（3）苦酒汤：治咽中生疮、不能言语，需清热消肿者。

（4）半夏散及汤：治外感寒邪咽喉痛。

（5）通脉四逆汤：治咽喉痛属真寒假热者。

（6）三黄汤：治火盛咽喉红肿痛。

现代药理学研究证明，甘草主要含三萜类、黄酮类、多糖类、甘草甜素、生物碱等成分，有肾上腺皮质激素样作用，有抗炎、抗病原微生物、免疫调节作用，对消化系统有抗溃疡、解痉、抗肝细胞损伤、抗变性、抗坏死、抗纤维化作用，对脂代谢、动脉硬化有良性影响，可使大部分高血压病人的血清脂质、胆固醇等下降从而起到降压作用，预防动脉硬化的进展，还有抗肿瘤、解毒、解热、镇痛、抗惊厥、止咳喘、抗心律失常、抗利尿等作用。甘草的实验研究仍在不断深入。

【经选】少阴病二三日，咽痛者，可与甘草汤；不瘥，与桔梗汤。（《伤寒论》第311条）

12. 桔梗汤

【方歌】桔梗排脓咳唾腥，咽胸胁痛肺痈清。

　　　　一甘二桔随机变，合化土金莫谓轻。

【组成】桔梗一两（3～15克），甘草二两（生用，6～30克）。

【用法】上二味，水煎温服。

【功效】清肺排脓解毒。

【主证】咽痛，咳吐脓痰，或胸痛。

【应用】主治咽痛热证及肺痈脓痰证。症见咳嗽，气喘，咳出大量脓痰，或带血或如米粥，腥臭异常，胸中烦闷，或疼痛，或气喘不得平卧，舌干口渴，舌红或绛，苔黄腻，脉数或滑。

急慢性咽喉炎、扁桃体炎、肺脓肿、急性大叶性肺炎、支气管肺炎、病毒性肺炎等临床表现符合上述主证者可用本方加味治之。

【提示】本方用甘草伍桔梗，取苦辛泻肺、甘平清热和脾之意，且桔梗又可引药上行而使咽痛得解，故此方为治咽痛的祖方。

咳而胸满，振寒，脉数，为有痈脓之候。多咳唾故咽干，里无热故不渴，时出浊唾脓痰腥臭者，为肺痈明证，宜予桔梗汤或加黄芩、鱼腥草、薏苡仁、芦根等治之，当然剂量多应随证增大。失音者，加半夏、枇杷叶、蝉蜕；咽痛而不红者，加桂枝、僵蚕；扁桃体红肿痛者，加金银花、连翘、石膏；咽喉干燥者，加玄参、麦冬；大便硬结者，加大黄、玄明粉。

肺痈用桔梗，不只为排脓痰，亦治胸胁痛。临床上肝炎病人有肝区剧痛者，常于方中加入桔梗，确有止痛效果。《神农本草经》谓桔梗"治胸胁痛如刀割"，可信。

【经选】少阴病二三日，咽痛者，可与甘草汤；不瘥者，与桔梗汤。（《伤寒论》第311条）

咳而胸满，振寒，脉数，咽干，不渴，时出浊唾腥臭，久久吐脓如米粥者，为肺痈，桔梗汤主之。（《金匮要略·肺痿肺痈咳嗽上气病脉证治》第12条）

四、太阴病（里阴证）

从八纲分析，太阴病即里阴虚寒证。此时邪气已由六腑向五脏发展，胃脾受害（传经），或胃脾本虚而饮聚（原发或误治所致），故腹满而吐、食不下，且寒饮不能收持，故自利益甚，寒气下趋少腹则腹自痛，寒气不下行则痛自止，胃有寒饮，故不渴，此均为脏有寒所致。"太阴之为病，腹满而吐，食不下，自利益甚，时腹自痛。若下之，必胸下结硬""自利不渴者，属太阴，以其脏有寒故也，当温之，宜四逆辈"便是诊治太阴病的提纲。

因太阴病是三阴病的开始阶段，其病比六腑病要重一些，但比少阴病要轻一些，故治疗宜温不宜下，宜理中汤、四逆汤辈。若不慎误下，必致胃益虚而饮益聚，甚至恶化出现胸下结硬之症。又身不热而手足温亦为太阴病审证要点之一。

下利为阳明病、太阴病共有之症，热则必渴，寒则不渴，"自利不渴"揭示了两者的区别。

阳明病和太阴病，病位都在里，为同一病位的阳证和阴证。阳明病多热多实，太阴病多寒多虚，两者是病位在里的相对之证。因里虚寒，津虚引起血虚，血虚生热，饮郁可化热，津伤寒甚可致便秘，故太阴病出现的合并证亦虚实、寒热错杂，临床常见方证亦复杂多变，如兼表的桂枝汤证，兼表误下而腹满时痛的桂枝加芍药汤证，兼表误下而大实痛的桂枝加大黄汤证等。

太阴病的主要转归：①少阴、厥阴虚寒证；②脾家实；③阳明病。太阴与阳明互为表里，虚则太阴病，实则阳明病，二者可互相转化。

太阴主湿，若寒湿内聚、小便不利则湿无出路，常影响肝胆疏泄功能而发为阴黄。

（一）温中祛饮类方

1. 干姜附子汤

【方歌】姜附太阴温力强，日烦夜静借残阳。

身寒肢冷沉微脉，生附一枚一两姜。

【组成】干姜一两（3克），附子一枚（生用，切八片，5～15克）。

【用法】上二味，以水三升（800毫升），煮取一升（先煎附子，取400毫升，入干姜煮取200毫升），去滓，顿服。

【功效】温阳散寒救急。

【主证】四逆，身冷，脉沉微。

【应用】主治太阴病脾肾阳虚证。症见昼日烦躁不得卧，夜而安静，或恶寒，或手足冷，或汗出，舌淡，苔薄白，脉沉微。

心衰、心肌梗死、休克、急慢性肠胃炎、风湿性关节炎等临床表现符合上述主证者可用本方加减治疗。

【提示】本方是太阴脾肾阳虚的主治方。附子、干姜均属温中祛寒药，但干姜偏温脾，主寒饮上逆，而附子偏温肾，主寒饮下迫，二药合用则温切上下，故为温中逐寒的重剂。本方即四逆汤去甘草，但顿服且量较大，可谓大辛大热，单刀直入，故适用于四逆汤证而阴寒甚者，为救急用方。注意：不是里虚寒甚致心肾功能损害者，是不能生用附子的。

本方证属里虚寒、里阴证。里阴证而烦躁不宁，多属极虚寒的险恶证候，若待至呕吐、下利、四肢厥逆则往往不治。烦躁一症，三阴三阳俱有之。太阳表不解之烦躁乃因机体欲汗出而不得出、表气不能外达所致，如大青龙汤证；少阳有小柴胡汤证的心烦喜呕，有栀子豉汤证的虚烦不得眠，但不分昼夜；阳明之烦因里热扰心胸，且必渴，如白虎加人参汤证。此三者之烦躁，条文中已用排除法明言排除（"不呕、不渴、无表证"）。排除法又称侧面辨证法，《伤寒论》中每用。从脉而论，"脉沉微"主里虚寒。"身无大热""昼日烦躁不得眠"，是因既下又汗后表里俱虚。阳主昼，阳不胜邪、正邪交争则昼日烦，阳虚不能与之争则夜静，故可知本方证是虚寒在里的阴证烦躁。

阳虚气虚兼水证之烦躁为茯苓四逆汤证，阳虚寒饮逆迫之烦躁为吴茱萸汤证等，俱宜细辨。

一切热证俱忌用本方，兼表证者勿用本方。

【经选】下之后，复发汗，昼日烦躁不得眠，夜而安静，不呕、不渴、无表证、脉沉微、身无大热者，干姜附子汤主之。（《伤寒论》第61条）

2. 理中丸（汤）（人参汤，甘草干姜汤加人参、白术）

【方歌】理中吐泻腹疼功，心痞便溏尿少从。

不渴唾多寒里证，姜参术草各三同。

【组成】人参、干姜、甘草（炙）、白术各三两（10克）。

【用法】上四味，研细末，蜜和为丸，如鸡子黄许大。温开水送服，日三次。亦可水煎服（应根据病情选择剂型）。

【功效】温中散寒，补益脾胃。

【主证】心下痞，大便溏泄，口不渴，小便少。

【应用】主治脾胃虚寒证、心胸虚寒证、虚寒胸痹病、阳虚喜唾证、阳虚出血证及小儿慢惊风等。症见脘腹疼痛或胀满，喜温喜按，或呕吐，或下利，倦怠乏力，食欲减退，或咳唾白泡沫痰，舌淡，苔薄白，脉虚弱或沉细。

急慢性肠胃炎、胃和十二指肠溃疡、胃下垂、胃肠功能紊乱、慢性溃疡性结肠炎、功能性胃潴留、慢性支气管炎、慢性菌痢、上消化道出血、慢性肝炎、慢性胆囊炎、冠心病、风湿性心脏病、失血性休克、慢性肾功能不全、婴幼儿腹泻、小儿多涎症、过敏性鼻炎、口腔炎、慢性盆腔炎、功能性子宫出血等临床表现符合上述主证者可用本方加减治疗。

【提示】理中丸（汤）是伤寒论中的重要方剂，治太阴病的主方，可通治各种原因所致之中焦虚寒证。主要症见：①自觉症，如腹满而吐，食不下，时腹自痛，下利，口不渴，尤以腹满、时腹自痛最为重要；②他觉症，如体质虚弱，面色无华，舌质淡，苔薄白或白腻，脉缓弱，腹壁薄，按之软弱，全腹无压痛，但有振水音；③或然症，如小便清长，四肢厥冷，喜唾清涎，眩晕，胃痛不适。

太阴病的主证是腹满时痛，吐利不渴，食不下（《伤寒论》第273、277条），脉迟（《伤寒论》第200条）、缓（《伤寒论》第278条）、弱（《伤寒论》第280条），太阴病的主方注家一致认为是理中汤，但却不见于太阴病篇，而见于霍乱病及瘥后劳复病篇，故必须把它们结合起来分析，才能使其方证相符。

本方后的加减法杂乱无章，注家多认为非仲师之法。但经后世临床验证，此加减法颇为实用，可供参考，如：加大黄治胃中寒、肠中热的大便初硬后溏；加川椒、乌梅可温胃而止吐蛔；加附子可治六脉沉细、腹痛吐利；加茵陈蒿可治阴黄证；太阴病挟胃中有热者，可用黄连理中汤；加枳实成治太阴病兼气滞的治中汤；食少纳呆者，加木香、砂仁而成香砂理中汤；胃中寒甚者，加丁香、肉豆蔻而成丁蔻理中汤；兼有肝郁者，加木瓜而成和中汤；加桂枝为桂枝人参汤，可治表轻里重的太阴挟表证；加附子、肉桂为附桂理中汤，其温阳之力较理中汤、附子理中汤、桂枝人参汤均强，治中寒更甚而兼肾阳虚的脾肾阳虚证；加半夏、茯苓为理中化痰汤，可增加燥湿化痰之力，主治脾胃阳虚、脾失健运、聚饮成痰之慢性支气管炎、肺气肿、哮喘、眩晕、妊娠恶阻、慢性腹泻等疑难杂症。

依日本汉方家大塚敬节的经验，用本方三四日后或可出现浮肿，这是药中病气的好现象，可合五苓散化裁服至病愈为止。

现代药理研究发现，理中汤具有增强实验小鼠耐寒能力、镇痛、拮抗肾上腺素所致之回肠运动、抑制乙酰胆碱所致之回肠痉挛等作用。

【经选】伤寒服汤药，下利不止，心下痞硬，服泻心汤已，复以他药下之，利不止，医以理中与之，利益甚。理中者，理中焦，此利在下焦，赤石脂禹余粮汤主之。复不止者，当利其小便。（《伤寒论》第159条）

霍乱，头痛、发热、身疼痛、热多欲饮水者，五苓散主之；寒多不用水者，理中丸主之。（《伤寒论》第386条）

大病瘥后，喜唾，久不了了，胸上有寒，当以丸药温之，宜理中丸。（《伤寒论》第396条）

胸痹，心中痞，留气结在胸，胸满，胁下逆抢心，枳实薤白桂枝汤主之，人参汤亦主之。（《金匮要略·胸痹心痛短气病脉证治》第5条）

3. 四逆汤

【方歌】四逆附枚二草姜，脉微欲绝四肢凉。
身疼吐利烦多汗，救逆强心急煎尝。
寒甚附姜加一两，面红利谷通脉强。
沉衰烦厥脉微绝，猪胆还需半合襄。
吐利胃虚微弱脉，加参一两气津昌。
心烦下悸兼尿短，六两苓加寒饮良。
葱四破阴白通证，心烦干呕治戴阳。
极衰岂宜葱解表，通脉白通细思量。
应是表阴兼下利，太阳少阴太阴详。

注：通脉四逆汤、通脉四逆加猪胆汤、四逆加人参汤、茯苓四逆汤方歌合此。

【组成】甘草二两（炙，6克），干姜一两半（4.5克），附子一枚（生用，去皮，破八片，15克）。

【用法】上三味，水煎温服。强人可用大附子一枚（20克），干姜三两（9克）。

【功效】温里壮阳，回阳救逆。

【主证】四肢厥逆，脉微欲绝，里虚寒甚。

【应用】主治：①少阴阳虚阴寒证。症见手足厥冷，恶寒倦卧，腹痛，下利清谷，呕吐而渴，精神萎靡，或心悸怔忡，面色苍白，舌淡，苔薄白，脉微欲绝。②亡阳证。症见手足厥冷，面色苍白，神志昏迷，脉微欲绝。

风湿性心脏病、肺心病之心衰、休克、病态窦房结综合征、冠心病、急性心肌梗死、急慢性肠胃炎、慢阻肺、支气管哮喘、甲减、风湿性关节炎、类风湿性关节炎、雷诺病等临床表现符合上述主证者均可使用本方化裁治疗。

【提示】附子辛甘大热，上能助心阳以通脉，下能补肾阳以益火，故为温里回阳之要药，正如《本草经读》所云："附子味辛气温，火性迅发，无所不到，故为回阳救逆第一品药。"附子可峻补元阳，阳气微弱者非此不能见功。干姜辛热，守而不走，专散里寒，可助附子通经散寒。附子侧重扶肾阳温下焦，干姜侧重健脾阳暖中焦，两者相须为用，有温养脾胃、回阳救逆之功。炙甘草甘温，可温中养阳，甘补缓急，调和诸药。故甘草得姜附可鼓肾阳而温中寒，姜附得甘草可通关节走四肢，有逐阴回阳救逆之力。附子之热、干姜之辛、甘草之和，三者相合，共奏温补脾肾、逐寒救逆之功。

四逆汤是古代霍乱病的急救方，经典的回阳救逆主方，仲师治伤寒极证的捷效方。《伤寒论》中的四逆汤证共12条，依次为太阳病篇第29、91、92条，阳明病篇第225条，少阴病篇第323、324条，厥阴病篇第353、354、372、377条，霍乱病篇第388、389条。见于太阳病、阳明病篇者，均属误治由阳证变为阴寒证，或虽阳证未解但以里寒证为急者。本方常用于霍乱、吐泻等急性传染病、瘟疫导致的津液虚里寒甚证，也用于一般急性病，因津液大伤出现里虚寒甚、四肢厥逆而呈血液循环衰竭者。

当代亦以本方为治休克或预防休克之重要手段。虚寒证见厥逆时已必有休克，至于通脉四逆汤所治"脉微欲绝""利止脉不出"，则已属重度休克。预防休克者，可以《伤寒论》第91条为例，其症见下利清谷不止，不久必见少阴病休克。四逆汤可止下利清谷，而西医却无类似高效的疗法，因此宜中西医结合使用以提高疗效。

阴盛阳衰的病机，尚有轻重缓急的不同，故本方运用时可随证变化，如：本方加重干姜用量一倍，名通脉四逆汤，治四逆，脉微欲绝，身反不恶寒，其人面色赤；本方加人参名四逆加人参汤，治四逆下利，而利忽止，但恶寒脉微之症仍在时，此非阳回之象，乃阴液内竭而利止，加人参一味以回阳复阴方为正治；若汗下阴阳两伤而见烦躁，应于四逆加人参汤中重加茯苓，即茯苓四逆汤，以回阳镇逆；若少阴寒证，下利厥逆，面赤烦躁脉微者，是阴寒在下，阳气衰微，可于四逆汤中去甘草，加葱白，即白通汤，取葱白之辛滑行气，以通阳行气、解散寒邪（亦有医家认为此已为阴寒极盛之证，不应用葱白解表）；若阴盛格阳于外，症见面赤、干呕、烦躁，可于白通汤中加人尿、猪胆汁，即白通加猪胆汁汤，此时上下不通、阴阳相隔，故应在阳药中反佐咸寒苦降，一以引阴中之阳气上升，一以导上浮之阳气下达，使阴阳相接并预防阴证对热药的格拒。

在四逆汤的临床应用上，历代医家积累了丰富的经验，如本方合生脉散等治疗心肌梗死、心源性休克可提高疗效，加人参、茯苓、桂枝、黄芪等可治疗心衰，加肉桂、吴茱萸等可治疗胃痛、胃下垂，加当归、熟地黄、白术、白芍、阿胶等可治疗白细胞减少，加黄连、白术等可治疗寒热夹杂之久泻等。

广西中医药大学博士研究生导师、著名温阳派传人刘力红教授擅长运用四逆汤合桂枝汤或合柴胡桂姜汤或合阳和汤等温阳方药化裁治疗硬皮病、嗜酸性粒细胞性肌膜炎、肾衰、恶性肿瘤等疑难重症，均获得理想效果，值得借鉴。（详见《名师经方讲录（第四辑）》）

现代药理学也证明，本方具有强心、抗休克、抗心律失常作用，能兴奋胃肠功能，提高机体耐寒、耐缺氧能力，改善血液循环，且既能扩血管改善微循环又能缩血管提高血压。有动物实验证明：单味附子虽有一定的强心升压效应，但其作用不如四逆汤，且可导致异位心律失常；单味甘草不能增加心脏收缩幅度，但有升压效应；单味干姜未能显示出任何有意义的生理效应。而由此三味药组成的四逆汤，其强心升压效果优于各单味药物，且能减慢窦性心律，避免单味附子所产生的异位心律失常，具体体现了"附子无姜不热，得甘草则性缓"的论点。

面色红亮、口臭声粗、大便燥结、小便短赤、脉滑数有力、舌质红瘦、苔焦黄或黄腻者，忌用本方。附子有毒，用量不宜大，一般以15克左右为宜，且应从小剂量用起，配以炙甘草、干姜、蜂蜜，先煎，煎煮时间要长。这样附子所含的有毒乌头碱可转变为无毒的乌头原碱，但其温阳作用仍可保留，另要注意使用时不要更换不同产地和不同批次的附子。附子的毒性反应为舌、唇、全身发麻，头晕眼花，欲吐乃至昏迷，如有上述反应应立即送有条件的医院急救。

类方鉴别：四逆汤、四逆加人参汤、茯苓四逆汤、回阳救急汤、通脉四逆汤、通脉四逆加猪胆汤组成相似，主证亦近似，均以恶寒蜷卧、精神萎靡、四肢厥逆、下利清谷、呕吐、脉沉微为主。但四逆汤、四逆加人参汤、茯苓四逆汤、回阳救急汤主阳衰阴盛证，而通脉四逆汤、通脉四逆加猪胆汤主阴盛格阳证。阳衰阴盛证均以四逆汤证为基础，四逆加人参汤证比四逆汤证重，有亡阴失血证候，茯苓四逆汤证有烦躁、心动悸证候，回阳救急汤证有虚脱之状，可资区别。阴盛格阳证除以四逆汤证为基础外，尚有虚阳亢奋、浮阳外越之证，如面色赤、反不恶寒、汗出、咽痛等，其中通脉四逆加猪胆汤证比通脉四逆汤证更重。

本方的禁忌证：外感风寒初始，手足厥凉而脉浮紧（阳气被外邪郁闭）；麻疹初起，手足厥冷（阳气内郁，未能外达）；热性病，神志昏迷、手足厥冷、舌苔干燥、身冷脉微（真热假寒）。

关于附子一枚的大小问题，日本人丹波元简的考证意见为："从前附子皆野生，大者难得，重半两者极少。今时多园种，重一两外的较多，近世用二三钱一剂，即仲景时之二三枚，分三剂相等耳。"至于生用炮用，仲师四逆类方剂急救回阳者皆生用，以取其力专而效速，其余则多炮用，意在温经散寒或固卫复阳。为防附子之毒性和方便急救，现代已很少生用附子而多炮用，且大量病案报道效果良好。

【经选】伤寒脉浮，自汗出，小便数，心烦，微恶寒，脚挛急，反与桂枝汤欲攻其表，此误也。得之便厥，咽中干、烦躁吐逆者，作甘草干姜汤与之，以复其阳。若厥愈足温者，更作芍药甘草汤与之，其脚即伸；若胃气不和、谵语者，少与调胃承气汤；若重发汗，复加烧针者，四逆汤主之。（《伤寒论》第29条）

伤寒，医下之，续得下利清谷不止，身疼痛者，急当救里；后身疼痛，清便自调者，急当救表。救里宜四逆汤，救表宜桂枝汤。（《伤寒论》第91条）

病发热，头痛，脉反沉，若不瘥，身体疼痛，当救其里，四逆汤方。（《伤寒论》第92条）

脉浮而迟，表热里寒，下利清谷者，四逆汤主之。（《伤寒论》第225条）

少阴病，脉沉者，急温之，宜四逆汤。（《伤寒论》第323条）

少阴病，饮食入口即吐，心中温温欲吐，复不能吐，始得之，手足寒、脉弦迟者，此胸中实，不可下也，当吐之；若膈上有寒饮，干呕者，不可吐也，当温之，宜四逆辈。（《伤寒论》第324条）

大汗出，热不去，内拘急，四肢疼，又下利厥逆而恶寒者，四逆汤主之。（《伤寒论》第353条）

大汗，若大下利而厥冷者，四逆汤主之。（《伤寒论》第354条）

下利腹胀满，身体疼痛者，先温其里，乃攻其表。温里宜四逆汤，攻表宜桂枝汤。（《伤寒论》第372条）

呕而脉弱，小便复利，身有微热，见厥者难治，四逆汤主之。（《伤寒论》第377条）

吐利，汗出，发热恶寒、四肢拘急、手足厥冷者，四逆汤主之。（《伤寒论》第388条）

既吐且利，小便复利而大汗出，下利清谷，内寒内热，脉微欲绝者，四逆汤主之。（《伤寒论》第389条）

4. 通脉四逆汤（四逆汤增干姜、附子量）

【方歌】见四逆汤方歌中"寒甚附姜加一两，面红利谷通脉强"。

【组成】甘草二两（炙，6克），干姜三两［10克，强人可四两（12克）］，附子一枚［生用，去皮，破八片，5～15克，强人可一枚大者（20克）］。

【用法】上三味，水煎温服，其脉即出者愈。

【功效】破阴回阳，通达内外。

【主证】四逆汤证虚寒更甚者。

【应用】主治心肾阳虚格阳戴阳证。症见下利清谷，手足厥冷、神志昏，里寒外热，身反不恶寒，或腹痛、干呕、心烦、咽痛、汗出，面赤如妆，脉微欲绝或利止脉不出。

心衰、休克、心律失常、心动过缓、冠心病、肾功能衰竭、风湿性关节炎、慢性肠胃炎、肝昏迷、霍乱、肠伤寒、尿毒症、眼前房积液、雷诺病等临床表现符合上述主证者均可用本方加减治疗。

【提示】少阴寒化证，即少阴太阴并病，其病机为少阴阴寒内盛、阳气衰沉。表现为内外俱寒，如身寒肢冷、蜷卧欲寐、小便清白、吐利腹痛甚至下利清谷等，脉沉、迟、微细甚至脉微欲绝或脉不出。主方为四逆汤，以生附子温补心肾尤补命门阳气，并以干姜、炙甘草温补脾肾阳气为佐。而少阴寒化证尚有另一病机，即由上述情况发展为阳气浮越而出现内寒外热证，如在见上述症状基础上复见烦躁、口渴（喜热饮，量不多）、干呕、咽痛、身热不恶寒（格阳，阳气虚浮于外）、其人面色赤（戴阳，阳气虚浮于上）等症，为真寒假热（里寒外热）证，此证比四逆汤证更严重，治疗时要加大附子、干姜的用量以破阴回阳，这便是通脉四逆汤了。

里寒外热要注意区别寒中少阴而外连太阳的太阳少阴两感病。此外热为太阳表热，既见太阳发热之表证又见但欲寐、脉微细之里虚寒证，要用麻黄细辛附子汤治疗。（见《伤寒论》第301、387条）

类似方亦需鉴别，如四逆汤以治没有面赤、身热等假热症状的少阴寒化证为主，四逆加人参汤以治阳虚、气虚下利之少阴寒化证为主，白通汤则是主治寒邪直中下利之方。

纯太阳表证、里实热证禁用本方。单纯亡阳、无格阳戴阳症状者不可加用猪胆汁。

现代药理实验证明，本方具有抗休克、镇静、镇痛、解热及促进肾上腺素皮质功能的作用，临床上多用于传染病吐泻后，或慢性病下利出现四逆、脉微弱症状的救治，此等少阴病临床上并不少见，多相当于西医中的休克或休克前期，此时病人全身有效循环血量已严重不足且有微循环障碍，而用本方每每能强心升压抗衰竭而力挽狂澜，故医者但见此少阴病，便应高度重视，积极采用中西医结合方法果断处理。

【经选】少阴病，下利清谷，里寒外热，手足厥逆，脉微欲绝，身反不恶寒，其人面色赤，或腹痛，或干呕，或咽痛，或利止脉不出者，通脉四逆汤主之。（《伤寒论》第317条）

下利清谷，里寒外热，汗出而厥者，通脉四逆汤主之。（《伤寒论》第370条）

5. 通脉四逆加猪胆汤

【方歌】见四逆汤方歌中"沉衰烦厥脉微绝，猪胆还需半合襄"。

【组成】甘草二两（炙，6克），干姜三两[10克，强人可四两（12克）]，附子大者一枚（生用，去皮，破八片，15～20克，先煎半小时以上），猪胆汁半合（一小勺）。

【用法】上四味，以水三升（800毫升），煮取一升二合（400毫升），去滓，纳猪胆汁，分温再服，其脉即来。无猪胆汁，以羊胆汁代之，不可缺。

【功效】破阴回阳，宣通上下。

【主证】通脉四逆汤证沉衰更甚，烦躁，脉微欲绝，或利止脉不出。

【应用】主治阳衰格阳戴阳服药格拒证。症见下利无度而无物可下，呕吐不止而无物可吐，汗出，手足厥逆，神志昏蒙，或语言不清，四肢拘急，烦躁，身反不恶寒，面红如妆，或咽痛，舌淡，苔薄，脉微欲绝。

心衰、肾功能衰竭、休克、心律不齐、心动过缓、慢性肠胃炎、肝昏迷、霍乱、肠伤寒、尿毒症、眼前房积液、雷诺病等临床表现符合上述主证者均可用本方加减治疗。

【提示】本方所适用之证多为真性霍乱等危急重症，在剧烈呕泻之后，不但阳气衰微，而且阴液亦告枯竭者（阳亡阴竭）可急投本方救治。

猪胆汁为一有力的苦味亢奋药，苦入心，故可用于心衰，且可止呕除烦，具反佐作用（"甚者从之"），加入通脉四逆汤中治通脉四逆汤证沉衰更甚，虚阳上扰，烦躁，面红，药入格拒，而脉微欲绝，或脉不出者。

《伤寒论》第315条中的"白通加猪胆汁汤主之"当是"通脉四逆加猪胆汤主之"。葱白为一味辛温发汗药，佐以干姜、附子等温热药当更能发汗，当此阳衰之极、脉微欲绝之际，发汗是极不适宜的，《伤寒论》中亦有正衰气血俱虚者不可发汗之戒（第286条），故应是传抄之误，学者宜独立思考之。

【经选】少阴病，下利，脉微者，与白通汤，利不止，厥逆无脉，干哕烦者，白通加猪胆汁汤（注：应是通脉四逆加猪胆汤）主之。服汤脉暴出者死，微续者生。（《伤寒论》第315条）

吐下已断，汗出而厥，四肢拘急不解，脉微欲绝者，通脉四逆加猪胆汤主之。（《伤寒论》第390条）

6. 四逆加人参汤（四逆汤加人参）

【方歌】见四逆汤方歌中"吐利胃虚微弱脉，加参一两气津昌"。

【组成】甘草二两（炙，6克），干姜一两半（4.5克），附子一枚（生用，去皮，破八片，约相当于制附子15克），人参一两（3克，《千金要方》《外台秘要》均作三两，为10克，应是）。

【用法】上方四味，以水三升（800毫升），煮取一升二合（400毫升），去滓，分温再服。

【功效】回阳救逆，益气救阴。

【主证】吐利后，胃气虚弱，脉微弱。

【应用】主治阳虚阴损证。症见频繁吐利后利止，恶寒而脉微，或心悸怔忡，头或全身大汗出，心烦躁扰，手足厥冷，神志昏沉，或面红如妆，舌淡暗，唇紫，脉微欲绝。

风湿性心脏病、肺心病、冠心病、心肌缺血、心肌梗死、病态窦房结综合征、心衰、急性肠胃炎过度吐下之休克、肝硬化、肝昏迷、甲减、类风湿性关节炎、哮喘等见上述主证者可用本方加减治疗。

【提示】本方以四逆汤温经回阳，加人参以生津益气，治阴阳两虚的证候最为适宜。故凡病阳虚不足，兼亡血津枯者，皆可采用，不必局限于霍乱、伤寒吐利，本方不愧为古今中医虚衰救急的最重要之方。

当代著名中医临床家李可先生曾创"破格救心汤"以抢救心衰病人。经其40多年的临床实践，已成功治愈千余例心衰重症病人，使这一重症的治愈率提高到了70%以上，为世人所重。破格救心汤即脱胎于仲师的四逆加人参汤及参附龙牡汤，并结合近代名医张锡纯的来复汤及自己的临床经验而成。方中用制附子30～200克，干姜60克，炙甘草60克，高丽参10～30克（另煎浓汁兑服），山萸肉（60～120克），生龙骨、牡蛎粉各30克，麝香0.5克（分次冲服）（歌曰：破格参四逆，萸龙牡麝磁）。病急者以开水2000毫升武火急煎，随煎随喂或鼻饲，24小时内不分昼夜频频喂服1～3剂。（详见《李可老中医急危重症疑难病经验专辑》）

该方发表后屡有成功应用的报道。如《中国中医药报》报道，阳江市中医医院冯小燕主任医师就用该方化裁，成功治愈一例禽流感危重的梁姓病人。

类似方鉴别要点：

四逆汤：以治单纯阳虚里寒下利为主。

理中汤：以治肠胃虚寒下利为主，主治较四逆汤证（心肾阳虚为主）轻之证。

通脉四逆汤：该方倍用四逆汤中的干姜、附子，主治比四逆汤证阳虚更重之证，症见少阴病下利、肢厥、脉微欲绝。

白通汤：为四逆汤以葱白易甘草而成，主治寒邪直中下利、阴盛于下迫虚阳于上的戴阳证。

补中益气汤：以治单纯气虚下利为主。

有关条文中的"亡血"，应理解为亡津液，以四逆加人参汤治疗，为"温中滋液"之理，亡阳即亡津液所致。

现代药理实验研究证明，四逆加人参汤有较好的强心、抗休克、耐缺氧等作用。

【经选】恶寒、脉微而复利，利止，亡血也，四逆加人参汤主之。（《伤寒论》第385条）

7. 茯苓四逆汤（四逆加人参汤加茯苓）

【方歌】见四逆汤方歌中"心烦下悸兼尿短，六两苓加寒饮良"。

【组成】茯苓六两［18克，赵本为四两（12克）］，人参一两（3～10克），附子一枚（生用，去皮，破八片，15克），甘草二两（炙，6克），干姜一两半（5克）。

【用法】上五味，水煎温服。

【功效】扶阳益阴，兼伐水邪。

【主证】四逆加人参汤证又见心下悸、烦躁及小便不利。

【应用】主治心肾阴阳俱虚烦躁证。症见四肢厥逆，烦躁，心悸，小便不利，舌质淡，苔白滑，脉微欲绝或下利，腹中拘急，四肢疼痛，口不渴或渴喜热饮者。

心衰、心肌缺血或梗死、休克、肝昏迷、肾衰、胃或十二指肠球部溃疡、完全性右束支传导阻滞、震颤麻痹、急性肠胃炎等有上述主证者均可用本方加减治疗。

【提示】本方是四逆加人参汤再加茯苓而成，治四逆加人参汤证见手足逆冷、心下悸、烦躁而小便不利或太阳病误汗误下后病不解、烦躁、小便不利者。本方证汗下俱过，表里阴阳俱虚，阴盛格阳而烦躁。茯苓主烦躁、利小便并治眩悸，为主药，合四逆加人参汤而共奏回阳伐水之效。急性病常见本方证，一些慢性病中亦可见，故临床上应用本方机会不少。如合当归补血汤治阳虚气血虚之水肿，加肉桂、薏苡仁、泽泻、半夏、白术、天麻等治偏虚寒性的梅尼埃病，合芍药甘草附子汤治类风湿性关节炎等均可取得较好的疗效。

类似方鉴别：

真武汤：温阳利水，主治少阴与太阴合病。

四逆加人参汤：主治阳虚气阴弱，但无停水者。

吴茱萸汤：主治厥阴寒证烦躁。

大青龙汤：主治太阳病表寒里热烦躁。

干姜附子汤：为阳虚烦躁、日烦夜静之救逆方。

【经选】发汗，若下之，病仍不解，烦躁者，茯苓四逆汤主之。（《伤寒论》第69条）

8. 附子汤

【方歌】附子二枚炮重担，二参术四芍苓三。

里虚寒饮肢骨痛，身痛脉沉背恶寒。

【组成】附子二枚（炮，去皮，破八片，15～30克），茯苓三两（10克），人参二两（6克），白术四两（12克），芍药三两（10克）。

【用法】以水八升（1600毫升），先煎附子（2小时），再同煎上四味，煮取三升（600毫升），去滓，分三次温服。

【功效】温补肾阳，散寒除湿止痛。

【主证】里虚寒饮，骨节疼痛，下肢拘急痛，背恶寒而脉沉。

【应用】主治：①肾阳虚寒湿体痛证。症见身体、骨节疼痛，四肢拘急疼痛或屈伸不利，手足寒冷，背恶寒，口中和，或腹挛痛，脉沉。②宫寒证。症见腹中冷，遇寒则剧，少腹作冷如风扇吹样，似有胎动或胀感，腰肢痛酸，舌淡，苔白，脉沉。

风湿性关节炎，类风湿性关节炎，肌肉风湿病，心源性水肿，慢性肾小球肾炎，肾功能衰竭、妊娠水肿、腹痛，慢性盆腔炎、附件炎，习惯性流产等属上述之肾阳虚寒湿盛者可用本方加减治疗。

【提示】附子汤为大温大补、救治少阴阳虚湿盛证之第一方，从其重用炮附子、白术并用人参且独以附子命名即可看出。附子温阳以散寒邪，伍以人参、白术、茯苓、芍药不但可以回阳祛寒，且能逐水镇痛，全方配合严谨得法。

附子汤主治少阴寒化证、太阴寒湿证，其病机是阳气虚衰、阴寒凝滞，主要临床表现是手足寒、背恶寒、身体痛、骨节痛、脉沉。临床上，虚寒痹痛多有用本方的机会，下肢拘急痛、屈伸不利而脉沉者，用之效果颇好。

本方证主要症状常涉及太阳、阳明诸经，应用时应注意与下列方剂鉴别：

真武汤：为附子汤去人参减白术、附子量加生姜而成，其温补壮阳之力大减而温散利水之力大增，故两方主治和功效大为不同。脉虚者，宜附子汤；小便不利者，宜真武汤。

桂枝附子去桂加白术汤：为太阳病风湿三方的合方，主风寒湿痹病在太阳而表虚者，如其病已内陷少阴或风寒湿邪直中少阴而里虚者，则宜用附子汤。

桂枝加芍药生姜各一两人参三两新加汤：为太阳病发汗后、身疼痛、脉沉迟的主治方，主表证而有里虚之候，但尚未见里阴寒之重证，其治先扶里之虚，再解外之邪。

麻黄汤：为太阳伤寒发汗解表的主治方，症见虽有身痛、腰痛、骨节疼痛，但脉浮紧，没有但欲寐之少阴主证。

麻黄细辛附子汤：主治太阳伤寒兼少阴阳虚证，症见发热，恶寒，头痛，身痛，无汗，手足逆冷，舌质淡，苔白，脉沉。附子汤证则无发热，有但欲寐。

白虎加人参汤：该方主证与附子汤证同有背恶寒。前者表现为阳明热盛，气阴两伤，背微恶寒，口中干燥而心烦，大渴引饮；后者表现为肾阳虚寒，背恶寒较重，口中不干渴而和，但欲寐，脉沉微，属阳虚重证，医者应见微知著，马上予灸关元、膈关等扶阳祛寒之穴并尽快予服附子汤以应急防变。

口苦、口渴、喜冷、脉浮等表实热证忌用附子汤。

药理研究表明，附子汤有强心、抗心肌缺血及缺氧、抗血小板聚集、镇痛、抗炎等作用。

【经选】少阴病，得之一二日，口中和，其背恶寒者，当灸之，附子汤主之。（《伤寒论》第304条）

少阴病，身体痛，手足寒，骨节痛，脉沉者，附子汤主之。（《伤寒论》第305条）

9. 附子粳米汤

【方歌】附粳腹痛呕雷鸣，寒饮中虚胁满成。

附子一枚枣十个，半升粳夏一甘灵。

【组成】附子一枚（炮，10～15克），半夏半升（12～50克），粳米半升（30～100克），甘草一两（应为灸用，3～6克），大枣十枚（10枚）。

【用法】上五味，水八升（1600毫升）煮米熟汤成，去滓温服一升（200毫升），日三服。

【功效】温阳散寒，化饮降逆。

【主证】腹痛肠鸣，恶心呕吐，里虚寒。

【应用】主治脾胃虚寒饮逆证。症见呕吐或吐涎沫，腹痛甚如刀切，腹中鸣响如雷，畏寒，大便溏，胸胁逆满，肢体困重，乏力，舌淡，苔薄白，脉沉弦。

慢性胃炎、慢性肠炎、慢性食管炎、肠结核、结肠炎、肠黏膜脱落、慢性肝炎、心肌缺血、房室传导阻滞、病毒性心肌缺炎、细菌性心肌炎等临床表现符合上述主证者可用本方加减治疗。

【提示】附子温中祛寒，半夏逐饮止呕，粳米（稻米之益气温中者）、大枣、甘草安中止痛，故治里虚寒挟饮而呕吐、胸胁满、肠鸣、腹痛甚者。附子虽反半夏，但在此却相反相成，加上后三味的调和作用便有故无殒了。

本方证还应有四肢厥冷、畏寒、舌淡、苔白滑、脉沉紧之阳虚寒饮表现。本方治腹痛、呕吐，与大建中汤相似，但后者所治痛在上腹，可及心胸，而本方所治则以下腹痛为主。上下腹痛剧波及心胸者宜两方合用。本方虽也可用于绕脐剧痛、肢冷、自汗、面青之寒疝证，但祛寒之力尚显不足，可加干姜、制乌头、肉桂等以增强温阳祛寒之力。呕吐甚者，可加丁香、砂仁、生姜以温胃止呕；下利甚者，可与理中汤等温剂合用。

【经选】腹中寒气，雷鸣切痛，胸胁逆满，呕吐，附子粳米汤主之。（《金匮要略·腹满寒疝宿食病脉证治》第10条）

10. 大乌头煎

【方歌】大乌枚五水三升，纳蜜二升煎一升。

七合强人虚服五，疝寒痛汗厥沉弦。

【组成】乌头五枚（大者，熬，去皮，不切片，约30克）。

【用法】乌头先以水三升（600毫升）煮取一升（200毫升），去滓，纳蜜二升（400毫升），煎令水气尽，取二升（200毫升），强人服七合（70～100毫升），弱人服五合（60毫升），不瘥，明日更服，不可一日再服。

【功效】峻逐阴寒，复阳止痛。

【**主证**】寒疝腹痛，手足厥逆，脉沉弦。

【**应用**】主治寒疝。症见下腹痛或绕脐痛为主，发则自汗出，恶寒，不欲食，舌质淡，苔白滑，脉弦紧甚则沉弦。

慢性胃肠炎，胃和十二指肠溃疡，麻痹性肠梗阻，神经或血管性头痛，风湿性或类风湿性关节炎，慢性脓肿累日不散、坚硬疼痛，脑血栓形成偏枯甚至瘫痪等临床表现符合上述主证者可以本方化裁治疗，合理应用，每获捷效。

【**提示**】寒疝是以下腹或脐周发作性剧烈疼痛为主证的疾病，主要因阳虚寒盛、寒邪内结而成，与后世所说的小肠疝气、外生殖器肿痛等一般疝症不可混同，亦与一般的虚寒性腹痛有别，后者为心胸、脾胃中焦大寒痛，伴呕吐、腹胀满等，治以大建中汤、附子粳米汤。对于沉寒痼冷之寒疝，非用大辛大热且量大力专之大乌头煎不可。

乌头分为草乌与川乌两种。川乌为毛茛科植物乌头的主根，如系独根则称为天雄。草乌为毛茛科植物北乌头的干燥块根。《神农本草经》谓乌头："辛温，有大毒，主中风恶风，洗洗出汗，除寒湿痹，咳逆上气，破积聚寒热。"仲师用其主治寒疝剧痛、心腹冷痛、历节疼痛及手足疼痛等，止痛、镇静之效颇优。

乌头治同附子，而祛寒湿、除痹止痛之力更峻，但毒性也更大。据考证，乌头大者五枚约重30克，而国家药典规定的用量为1.5～3克。为免中毒，必须慎重处理：①蜜煎；②不要打碎煎煮，要久煎两小时以上；③不可一日服二次；④不要渐加剂量；⑤要因人因病而异；⑥要事先详细告知病家中毒症状以便及时抢救。

乌头的主要成分为乌头碱，成人口服乌头碱0.2毫克即可中毒，口服2～4毫克可致死。乌头碱主要作用于神经系统和循环系统，可引发肌肉麻痹、心律失常，可麻痹延髓中枢，使血压下降、呼吸抑制，造成呼吸衰竭及心搏骤停。常见中毒症状为口腔灼热麻痹，流涎，恶心呕吐，四肢及周身发麻，头晕，眼花，疲惫，呼吸困难，瞳孔散大，面色苍白，皮肤湿冷，心律紊乱，可突然死亡。发现有中毒迹象应及早送有条件的医院抢救。

白蜜即中华蜂蜜。《本草纲目》谓其功有五，即清热（生用）、补中、解毒、润燥、止痛。煎蜜能制乌头毒性，且能延长药效。

药理研究证明，乌头具抗炎、抗肿瘤及镇痛、镇静、局部麻醉、抗寒冷作用，还有强心、一过性降压作用。其煎剂的降压作用与血管特别是四肢血管扩张关系较大，故可治厥逆。

【经选】腹痛，脉弦而紧，弦则卫气不行，即恶寒，紧则不欲食，邪正相搏，即为寒疝。寒疝绕脐痛，若发则白汗出，手足厥冷，其脉沉紧者，大乌头煎主之。（《金匮要略·腹满寒疝宿食病脉证治》第17条）

11. 乌头赤石脂丸

【方歌】乌头赤石彻心疼，一两椒姜石等行。

乌入一分附半两，虚寒一只蜜丸生。

【组成】蜀椒一两（3克），乌头一分（1克），附子半两（炮，1.5克），干姜一两（3克），赤石脂一两（3克）。

【用法】上五味，研细末，蜜丸如梧桐子大，先服一丸，日三服。不知，稍加服。

【功效】温阳逐寒，破阴通脉。

【主证】心痛甚且虚寒甚者。

【应用】主治阳虚寒凝胸痹心痛重证。症见心痛引背，背痛连心，连绵不休，四肢厥逆，胸闷，气短，冷汗，面白唇清，舌淡暗，苔白或腻，脉沉紧或沉弦、结代或微细欲绝。

心绞痛、肺心病、心律不齐、心肌梗死、风湿性心脏病、休克、肋间神经痛、神经性头痛、风湿性关节炎、类风湿性关节炎、胃溃疡、慢性胆囊炎、胰腺炎等临床表现符合上述主证者可参考本方治疗。

【提示】心痛彻背、背痛彻心，是说时而心痛通于背，时而背痛通于心，是严重的心痛症，此时使用一般通阳散结方药已难应对，须用峻逐阴寒的乌头赤石脂丸治疗。仲师将乌头、附子、蜀椒、干姜一派大辛大热之品集于一方，逐寒止痛之力极强，并用赤石脂温摄调中，固涩阳气，以防辛散太过，共成温阳散寒、逐阴止痛之妙剂而奏神效。现代心绞痛、急性心肌梗死之放射痛常见此心痛症，故本方实为古代心脏诸病的急救效方。

有临床报道用本方加黄芪、丹参、三棱、莪术、三七等治疗心绞痛，加人参、黄芪、三七救治胃溃疡出血，去赤石脂、干姜加当归、桃仁、木香、丹参等治疗甲减之肌肉疼痛，化裁治疗动脉栓塞、坐骨神经痛等均获良效。

药理研究证明，本方小剂量对离体蛙心有轻度的兴奋作用，可使其收缩强度增加，且对犬的血压有明显的降低作用。本方煎剂可吸收消化道的磷、汞等毒物，细菌，毒素及食物异常发酵产物，对发炎的胃肠黏膜有局部的保护作用，可使炎症缓解，对胃肠道出血有止血作用及抗缺血、抗缺氧、强心、改善微循环、增强免疫力等作用。

【经选】心痛彻背，背痛彻心，乌头赤石脂丸主之。（《金匮要略·胸痹心痛短气病脉证治》第9条）

12. 赤丸

【方歌】赤丸寒腹厥疼珍，四两夏苓一两辛。

二两乌头痰饮逐，蜜朱心悸呕回春。

【组成】茯苓四两（12克），乌头二两（炮，6克），半夏四两（洗，12克），细辛一两（3克）。

【用法】上四味，研细末，纳朱砂为色，炼蜜为丸，如麻子大（1克），先食酒下三丸，日再夜一服（白天服两次，晚上服一次），不知，稍增之，以知为度。

【功效】逐寒化饮，通阳止痛。

【主证】寒性腹痛痰饮明显。

【应用】主治脾胃寒饮阳郁证。症见腹中急痛，受凉加剧，心下动悸，脘腹有水声，或便溏或呕吐清水，四肢厥冷，舌淡，苔白滑，脉沉弦而迟。

慢性胃炎、慢性肠炎、肠结核、结肠炎、肠易激综合征、顽固性头痛、结核性胸膜炎、心绞痛、急性心肌梗死、房间隔缺损、脉管炎、慢阻肺、恶性肿瘤等临床表现符合上述主证者可参考本方治疗。

【提示】本方中茯苓、半夏逐饮，乌头、细辛祛寒，此亦寒气在里的治剂。本方掺入朱砂，炼蜜为丸，因朱砂色赤，故名赤丸。以药测证，可知本方当治寒疝腹中痛、四肢厥冷、呕而心下悸之寒性腹痛停饮明显者。由于是丸剂，故宜用于疝痛病久而需缓图者。本方证水气、寒气都较附子粳米汤证为重。

有报道用本方去朱砂加石菖蒲、远志、生姜汁、竹茹治疗结核性胸膜炎，加人参、三七治疗急性心肌梗死，合茯苓杏仁甘草汤治疗房间隔缺损，加减治疗关节炎、呼吸系统疾病、神经系统疾病等获良效。

现代药理研究发现，茯苓有利尿、镇静、抗菌、松弛肠管、降低胃酸、降低血糖、加强心肌收缩作用，半夏有止呕、镇咳、祛痰作用，乌头与细辛均具有抗炎、镇痛、局部麻醉、抗寒冷作用，而细辛还具有镇静、解热、抗组胺、抗变态反应及提高机体新陈代谢功能等作用。朱砂主要含硫化汞，能降低大脑皮层的兴奋性，起镇静和催眠作用。蜂蜜可解乌头毒。

【经选】寒气厥逆，赤丸主之。（《金匮要略·腹满寒疝宿食病脉证治》第16条）

13. 薏苡附子散

【方歌】薏仁附子湿寒羁，炮附十枚痹尽祛。

　　　　　　十五两仁标热缓，胸疼三克急冲需。

【组成】薏苡仁十五两（50克），大附子十枚（炮，约200克）。

【用法】上二味，研细末，每服方寸匕（3克），日三服。

【功效】温阳逐寒，化湿通痹。

【主证】寒湿痹痛，胸痹疼痛，时缓时急。

【应用】主治阳虚寒湿胸痹病。症见胸痛时缓时急，急则剧痛彻背、缓则如常人，畏寒，汗出，四肢水肿或困重，或筋脉拘急，或咳，或喘，舌淡胖，苔白滑，脉沉或弦紧。

心绞痛、心肌缺血、心肌梗死、心律不齐、肋间神经痛、神经性头痛、坐骨神经痛、风湿性关节炎、类风湿性关节炎、骨质增生、胃溃疡、肿瘤等临床表现符合上述主证者可用本方加减治疗。

【提示】本方为古代治疗胸痹重症的常用方。用于胸痹由阴寒之邪壅盛、寒湿上乘、胸阳被遏所致者。以药测证，本方证应见感寒而作，喘息咳唾，胸痛剧烈伴筋脉拘挛、肢厥、身肿而痛，舌淡，苔白，滑脉沉迟或弦紧等。本方可单独用于寒湿胸痹较重者（轻者可治以瓜蒌薤白剂），也可以用于关节痛，还可用于湿疹、疮疡，或与其他方合用以治疗阳虚寒湿诸证。薏苡仁味甘，性微寒，有利尿、排脓、消炎、止痛、祛痹、解痉等作用，与附子合用，可治湿痹痛，与白术、附子的配伍同理，不过薏苡仁兼有解凝作用，治顽固湿痹胜于白术。本方附子用量大，用于汤剂，成人薏苡仁应为30克以上，附子最少应为20克（要先煎），因重在祛寒湿，用于里寒湿痹兼标热者。

胸痹之主证就是疼痛，但此痛时轻时重而久久不愈，故曰"缓急"。若遇寒则痛，遇温则缓，便是偏寒之证，要加温性药，若为阴寒证，附子更要重用。这种时轻时重的疼痛如果兼有水湿的黏滞，疼痛就变得顽固而不易解，更应加解凝祛湿的薏苡仁，两者合用，胸痹可愈。

有报道本方加赤芍、党参、炙甘草、当归、鸡血藤、秦艽等治疗坐骨神经痛，加味治疗冠心病、神经性头痛、呼吸系统疾病等均获良效。

现代药理研究发现，薏苡附子散能使肺血管显著扩张，小剂量可兴奋呼吸，大剂量则可麻痹甚至使呼吸停止，并有强心、保护心肌缺血、解热镇痛作用。

【经选】胸痹，缓急者，薏苡附子散主之。（《金匮要略·胸痹心痛短气病脉证治》第7条）

14. 瓜蒌瞿麦丸

【方歌】瓜蒌瞿麦五苓机，渴甚肿因寒饮羁。

三两薯苓瞿一两，一枚附子二薯需。

【组成】瓜蒌根二两（6克），茯苓、薯蓣（即山药）各三两（10克），附子一枚（炮，15克），瞿麦一两（3克）。

【用法】上五味，研细末，炼蜜为丸，梧子大（2～3克），开水送服三丸，日三服，不知增至七八丸，以小便利、腹中温为知。

【功效】温阳化水，生津止渴。

【主证】体虚寒见小便不利、腹水或下肢肿。

【应用】主治上燥下寒、水饮内停证。症见小便不利，腰酸腿软，或少腹拘急，口干而渴喜热饮，腹中冷或痛，腰以下浮肿，舌质淡红，苔薄白，脉沉无力。

慢性肾炎、尿路感染、尿路结石、慢性膀胱炎、遗尿、尿崩、心源性水肿、前列腺炎、前列腺增生、肝硬化腹水、内分泌疾病等临床表现符合上述主证者可用本方加减治疗。

【提示】瓜蒌根、薯蓣补虚润燥，茯苓、瞿麦利小便，附子振沉衰，故本方是肾气丸的变剂，治小便不利、渴而有水气且陷于阴证又碍于地黄之滋腻、山萸肉之妨脾者。这里的小便不利，是由于水蓄而不化，有用之水不能上承布津，故其人苦渴。这种渴主因里虚寒停饮，故要用温阳化水、生津止渴的瓜蒌瞿麦丸缓图之。本方证的口渴与五苓散证的口渴病机相同，不过五苓散证为阳证的外邪内饮，故脉浮有微热；本方证为阴证的里饮停蓄，渴较甚，喜暖水，脉当沉有寒象。方后说"腹中温为知"，故服药前必是腹中寒。

有报道用本方加黄柏、巴戟天治疗肾盂肾炎，加枸杞子、补骨脂、黄芪、巴戟天治疗遗尿，加巴戟天、白术、大腹皮、冬瓜仁、牛膝治疗水肿，加减治疗糖尿病、肝硬化腹水、小便不利等疾病均获良好疗效。

现代药理研究发现，本方有显著的利尿作用，对绿脓杆菌、大肠杆菌、伤寒杆菌有抑制作用，并能促进胃肠蠕动、抑制心脏、降血压、影响肾容积、增加氯化物的排出。

【经选】小便不利者，有水气，其人苦渴，瓜蒌瞿麦丸主之。（《金匮要略·消渴小便不利淋病脉证治》第10条）

15. 大黄附子汤

【方歌】大黄附子湿寒瘀，胁下偏疼某亦宜。

脉紧弦来辛二两，大黄三两附三施。

【组成】大黄三两（10克），附子三枚（炮，30克），细辛二两（6克）。

【用法】上三味，以水五升（1200毫升），先煎附子（2小时以上），后入余药，煮取二升（600毫升），分温三服。

【功效】温里散寒，通便止痛。

【主证】寒湿偏注而见身体某处疼痛。

【应用】主治寒实积滞（寒结）证。症见腹痛，便秘，胁下偏痛，发热，手足不温，舌淡，苔白腻，脉紧弦。

单纯性肠梗阻、慢性结肠炎、慢性胆囊炎、胆囊术后综合征、慢性胰腺炎、慢性阑尾炎、慢性盆腔炎、肠结核、菌痢、心绞痛、胆绞痛、坐骨神经痛、偏头痛、三叉神经痛、腹股沟疝、睾丸炎、尿毒症、尿路结石、习惯性便秘等属寒实积滞者可用本方加减治疗。

【提示】本方为古代温热性止痛方，适用于身体某处剧痛、便秘、舌淡白、脉紧弦之病，主要是寒实结痛。现代不少疾病亦可化裁运用，每收奇效。

大黄伍以附子、细辛等热药，且附子用量大，此即所谓温下法，用以治寒积于里而宜下者，仲师为创温下法之祖。

胁下偏痛，指偏于一侧的胁下痛。紧弦为寒实之脉，有发热而脉紧弦，知其为寒实挟瘀血，阳为阴郁。本方善治胁下偏痛。无论哪一部位，凡偏于一侧痛而见紧弦脉者，大多为久寒挟瘀所致。胁下亦包括两肋、腹部甚至腰及下肢，见此脉证，均可用本方下其寒实瘀，临床多验。

有报道以本方加乌梅、槟榔等治疗胆道蛔虫病，加味治疗急腹症、消化性溃疡，煎水保留灌肠以利尿、降血压、纠正酸中毒、控制感染、治疗肾衰都获得较好的疗效。临床上，对于一侧胸、腹、肩痛或一侧关节痛而挛急者，可用本方合芍药甘草汤；对于精神萎靡、面色黄暗、皮肤干燥粗糙、易肌肉酸痛、反应迟钝者，可用本方合葛根汤；对于汗出面肿、手足麻木者，可用本方合黄芪桂枝五物汤；对于脸红、腰背疼痛、下肢皮肤干燥、舌紫黯者，可用本方合桂枝茯苓丸；对于伴胆囊炎、胆石症发作而发热腹痛便秘者，可用本方合大柴胡汤。麻黄细辛附子汤与本方俱以附子、细辛散寒，前者治兼有表邪故以麻黄解表，后者治兼有里实故以大黄攻下，可见表里辨证之必要。

当代常用大黄附子汤化裁治疗尿毒症，且不必拘于上述主证，有一定疗效。可知读仲景书必须掌握其精神，而不能死抠文句。

本方药物较峻烈，多用于疼痛重症，普通的疼痛不宜轻易使用。方中附子的用量较大，应先煎两小时以上，同时配合炙甘草、生姜、蜂蜜等效果更好。

现代药理研究发现，本方具有兴奋肠管、抗缺氧、调节体温、减轻氮质血症等作用。大黄用量不宜超过附子，以便"制性存用"。

【经选】胁下偏痛，发热，其脉紧弦，此寒也，以温药下之，宜大黄附子汤。（《金匮要略·腹满寒疝宿食病脉证治》第15条）

16. 肾气丸（汤）（崔氏八味丸，八味肾气丸）

【方歌】肾气阴阳损下焦，虚劳瘀毒水寒胞。

薯蓣四两一附桂，丹泽苓三地八抄。

【组成】干地黄八两（24克），薯蓣四两（12克），山茱萸四两（12克），泽泻三两（10克），茯苓三两（10克），牡丹皮三两（10克），桂枝一两（3克），附子一两（炮，3克）。

【用法】上八味，研细末，炼蜜为丸，梧桐子大，酒下十五丸，日再服。或用作汤剂。

【功效】温补肾阳，滋补肾阴。

【主证】瘀血水毒交互为患而陷于里虚寒证。症见少腹不仁，小便不利，腰膝酸软。

【应用】主治：①肾阴阳虚证。症见腰痛，下半身冷，少腹拘急，阳痿滑泄，小便不利，或小便反多夜甚，或口舌生疮，舌质淡而胖，苔薄白或干，脉沉弱；②消渴，脚气，痰饮，转胞。

肾小球肾炎、尿毒症、神经性膀胱炎、冠心病、糖尿病、甲减、醛固酮增多症、尿崩症、前列腺增生、产后水肿或尿闭、术后尿失禁、膀胱括约肌麻痹、睾丸发育不良、子宫发育不良、更年期综合征、老年性或糖尿病白内障、高血压、高脂血症、多发性骨髓炎、腰椎增生等临床表现符合上述主证者可用本方加减治疗。

【提示】本方为古代常用的理虚补肾方，经典的老年病多用方。肾藏精，肾精所化之气为肾气，它包括肾阴和肾阳。方中干地黄滋补肾阴，培阴血于下为主药；山茱萸补肝阴而收摄固脱，薯蓣（山药）补脾益气，三味共奏滋血脉而固虚脱之功；牡丹皮解烦热并逐血痹；附子起沉衰，桂枝降冲气，温补肾阳，蒸发津液于上，与茯苓、泽泻协力利小便除湿痹。故本方为治少腹不仁、下肢痿痹、小便不利或失禁，或身肿腰腿痹痛，或虚热而烦者之妙方。

本方亦是治瘀血水毒交互为患而陷于阴虚证的方剂。《金匮要略》中凡见症有五：①脚气上入，少腹不仁；②虚劳腰痛，少腹拘急，小便不利；③短气有微饮属虚者；④消渴，小便反多；⑤"转胞""不得溺"，倚息不得卧，或老人小便失禁属下焦虚寒者。其症虽不一，但病机都是肾气虚弱，可见异病同治是以病机相同为依据的。

加减：以本方加白莲须、芡实、金樱子、车前子、牛膝治慢性肾炎，可消退水肿和蛋白尿；减泽泻、牡丹皮、茯苓，加干姜、补骨脂、党参、乌药、益智、桑螵蛸、何首乌，可治疗尿崩症；加知母、甘草梢，可治尿潴留、尿滴短而少；加杏仁、通草，可治欲尿不能；排尿无力加高丽参、黄芪、白术；加五味子、磁石，可治肾虚耳聋耳鸣；加藿香、益智，可治流涎症；合龙骨、丹参、黄芪、玄参、苍术、黄芩、五倍子等，可治疗糖尿病；合用西药巯甲丙脯酸，可治肺心病所致心衰；合海狗肾、菟丝子，可治女子带下。

本方改为水煎服效亦佳，用量可据病人情况调整。五苓散治消渴而小便不利，本方治消渴而小便反多，虚实不同，故治疗亦异。大凡有饮者，必短气，诚以水化则气生故。因微饮而出现短气，可见于苓桂术甘汤证，亦可见于肾气丸（汤）证，因此临床遇到微饮短气，虽二方均可治，但疗效不同。一般苓桂术甘汤证多兼咳喘胸满等痰饮见症，治宜行气化饮利水；肾主纳气，若肾中阳气不足，则摄纳无权而短气，可见"脉虚沉弦，无寒热，短气里急，小便不利，面色白，时目瞑，兼衄，少腹满，此为劳使之然"（《金匮要略·血痹虚劳病脉证并治》第5条），治宜肾气丸。一实一虚，临床上应予细分。

药理研究表明，本方对机体具有综合效应，主要表现为：①调节神经中枢细胞代谢，降低副交感神经兴奋性；②改善肾功能，影响肾上腺皮质功能，利尿消肿；③降血脂，抗动脉硬化，降血压；④改善糖代谢；⑤抑制血清脂质过氧化反应，抗衰老；⑥调节和增强机体免疫力，改善性功能等。

【经选】崔氏八味丸，治脚气上入，少腹不仁。（《金匮要略·中风历节病脉证并治》附方）

虚劳腰痛，少腹拘急，小便不利者，八味肾气丸主之。（《金匮要略·血痹虚劳病脉证并治》第15条）

夫短气有微饮，当从小便去之，苓桂术甘汤主之，肾气丸亦主之。（《金匮要略·痰饮咳嗽病脉证并治》第17条）

男子消渴，小便反多，以饮一斗，小便一斗，肾气丸主之。（《金匮要略·消渴小便不利淋病脉证并治》第3条）

问曰：妇人病，饮食如故，烦热不得卧，而反倚息者，何也？师曰：此名转胞，不得溺也。以胞系了戾，故致此病，但利小便则愈，宜肾气丸主之。（《金匮要略·妇人杂病脉证并治》第19条）

17. 小半夏汤

【方歌】小半夏汤夏一升，生姜八两呕哕呈。

　　　　头疼不渴因支饮，满、利、喘、黄、谷下停。

　　　　呕哕都非喘不是，生姜半夏饮多应。

　　　　四苓升夏八姜共，眩悸兼来小加苓。

　　　　胃反因虚心下痞，参三大夏二蜜升。

吐涎干呕虚寒胃，半夏干姜等分平。

姜夏方五皆治呕，眩、干、悸、痞、饮分明。

妊娠呕甚心下痞，一两姜参夏二赢。

注：生姜半夏汤、小半夏加茯苓汤、大半夏汤、半夏干姜散、干姜人参半夏丸方歌合此。

【组成】半夏一升（24～120克），生姜半斤（24～120克）。

【用法】上二味，以水七升（600～1400毫升），煮取一升半（400毫升），分温再服。

【功效】温胃散饮降逆。

【主证】呕逆，或头痛，口不渴。

【应用】主治脾胃寒饮证。症见呕吐频繁，吐出物清稀，呕不能食，呕后不渴，或头痛、呃逆、身黄，舌淡，苔白或腻，脉弦或滑。

浅表性胃炎、胃溃疡及十二指肠球部溃疡、胃扩张、胃积水、幽门不完全性梗阻、神经性呕吐、慢性肝炎、慢性胆囊炎、高血压、梅尼埃病等临床表现符合上述主证者可用本方加减治疗。

【提示】半夏温燥下气逐饮，生姜辛散温中、开结降逆，二药均能降逆止呕，合治胃中有水饮而呕逆不渴者。本方药仅两味，却是治呕的主方和祖方，是仲师治支饮呕吐的妙法。

呕吐丧失胃液，则呕者本来应渴，渴乃饮去胃中干之症。按理讲呕应自止，故谓渴者为欲解。今仍呕吐而不渴，则说明胃中有水，故以小半夏汤治之。

小便不黄，且有欲自利之情，乃湿盛少热之证，腹满而喘显系多饮逆迫之候，宜利其小便，慎勿以苦寒药下之除其热，除热则必使胃虚饮逆而哕，哕者宜以小半夏汤主之。

呕而不渴，饮食不得下咽，皆胃有饮的症状，为本方的适应证。本方虽能治哕，但仅限于水饮冲逆之证，其他证则非其所主了。眉棱骨痛不可忍之所谓痰厥者，其实亦多为饮气逆逼使然，可用本方加沉香、天麻等治之，此为笔者家传秘方，不妨一试。

有报道以本方加茯苓、陈皮、厚朴、苍术等治疗妊娠呕吐，加茯苓、陈皮等治疗化疗后呕吐，辨证治疗胃手术后排空障碍，合枳术汤治疗幽门狭窄，加茯苓、大黄、附子等治疗尿毒症等取得一定的疗效。

现代药理研究发现，本方对中枢性呕吐具抑制作用，对胃黏膜有保护作用，并能促进血液循环及胃液分泌。

【经选】呕家本渴，渴者为欲解。今反不渴，心下有支饮故也，小半夏汤主之。（《金匮要略·痰饮咳嗽病脉证并治》第28条）

黄疸病，小便色不变，欲自利，腹满而喘，不可除热，热除必哕。哕者，小半夏汤主之。（《金匮要略·黄疸病脉证并治》第20条）

诸呕吐，谷不得下者，小半夏汤主之。（《金匮要略·呕吐哕下利病脉证治》第12条）

18. 生姜半夏汤（小半夏汤减半夏倍生姜量）

【方歌】见小半夏汤方歌中"呕哕都非喘不是，生姜半夏饮多应"。

【组成】半夏半升（12～60克），生姜汁一升（60～200毫升）。

【用法】上二味，以水三升（800毫升），先煮半夏，取二升（600毫升），入生姜汁，煮取一升半（600毫升），小冷，分四服（各服150毫升），日三夜一，止，停后服。

【功效】温中化饮，开胸止呕。

【主证】小半夏汤证而饮剧。

【应用】主治饮滞脾胃冲胸证。症见胃脘支结不舒，胸中烦闷，似喘非喘，似呕非呕，似哕非哕，心中烦乱，或背有掌大冷处，舌质淡，苔白腻，脉弦滑或沉弦。

急慢性胃炎，胃或贲门痉挛，胆汁反流性胃炎、食管炎，病毒性心肌炎，前庭神经炎，妊娠呕吐等临床表现符合上述主证者可用本方加减治疗。

【提示】胸为气海，为清气出入升降之道路且内居心肺，下邻脾胃，若寒饮搏结于胸中，郁闭中阳，阻碍气之升降出入，则可致似喘不喘、似呕不呕、似哕不哕，心中极度烦闷不适之自觉症状。故仲师以重用生姜（量为半夏的二倍）为主的生姜半夏汤来辛散（生姜汁辛散力最强）脾胃寒饮，舒展胸阳而治此饮寒重证，并采用分煮同煎、多次服用之法，充分发挥了生姜止呕、半夏祛痰的作用，可谓细致入微。本方与小半夏汤用药相同而量不同，方中重用生姜，是针对小半夏汤证痰饮盛、呕逆重而设，故重立方名，从而强调了方证对应的重要意义。

有报道用本方加太子参、丁香、代赭石、草果、紫苏叶、旋覆花、伏龙肝治疗反胃，合芍药甘草汤治十二指肠球部溃疡剧吐者均获良好效果。

【经选】病人胸中似喘不喘，似呕不呕，似哕不哕，彻心中愦愦然无奈者，生姜半夏汤主之。（《金匮要略·呕吐哕下利病脉证治》第21条）

19. 半夏干姜散（小半夏汤生姜易为干姜）

【方歌】见小半夏汤方歌中"吐涎干呕虚寒胃，半夏干姜等分平"。

【组成】半夏、干姜各等分。

【用法】上二味，研细末，每取方寸匕（3克），水煎或浆水煎顿服。

【功效】温暖阳气，化饮降逆。

【主证】干呕，吐涎沫而属胃虚寒者。

【应用】主治脾胃停饮吐涎沫证。症见干呕，或呕吐，吐涎沫或清稀涎水，胃脘支结，喜温恶寒，手足不温，舌淡，苔薄白或水滑，脉弦细或沉迟。

急慢性胃炎、胃或贲门痉挛、胆汁反流性胃炎、胃扩张、食管炎、慢性胆囊炎、慢性肝炎、病毒性心肌炎、前庭神经炎等临床表现符合上述主证者可用本方加减治疗。

【提示】本方为小半夏汤以干姜易生姜而成。半夏下气止呕，干姜温散寒饮，煎之以浆水为调中益气之意，故能治胃中有寒饮而呕吐涎沫者。本方虽能治呕吐，但更偏于治寒。小半夏汤证多是新病、近病，寒较轻，本方证多是慢性病、久病，寒较重。

有报道用本方加茯苓等治疗痰湿阻滞中焦、阳亢于上、气机失调之高血压取得良效。

【经选】干呕吐逆，吐涎沫，半夏干姜散主之。（《金匮要略·呕吐哕下利病脉证治》第20条）

20. 小半夏加茯苓汤

【方歌】见小半夏汤方歌中"四苓升夏八姜共，眩悸兼来小加苓"。

【组成】半夏一升（24～120克），生姜半斤（24～120克），茯苓三两（一法四两，10～50克）。

【用法】上三味，以水七升（600～1400毫升），煎为一升五合（400毫升），分温再服。

【功效】温胃止呕，化饮利水。

【主证】小半夏汤证又见心悸头晕。

【应用】主治脾胃寒饮水盛证。症见呕吐频繁，吐为清水痰涎，或口不渴，或渴欲饮水又吐，心下痞满有水声，头昏目眩，心悸，或胃脘悸动，苔滑，脉弦。

急慢性胃炎、胃手术后排空障碍、幽门不完全性梗阻、幽门水肿、慢性支气管炎、慢性肝炎、慢性胆囊炎、病毒性心肌炎、妊娠恶阻、尿毒症呕吐、前庭神经炎、蛛网膜下腔出血呕吐等临床表现符合上述主证者可用本方加减治疗。

【提示】本方用于痰饮呕吐眩悸的治疗。饮停于胃，则胃失和降，反而上逆，故每特发呕吐；因水饮停积不消，故心下痞满、先渴饮而后呕；清阳不升，则头目眩晕；水上凌心，则心下悸。凡此诸变，皆属膈间有水之故，而呕吐为其主证，故用温燥的半夏降逆和胃，以辛温的生姜宣阳化饮、和胃止呕，再用甘淡的茯苓利水消饮、宁心安神，三药相协，使寒饮得去，气机调和，诸证自解。本方与小半夏汤皆可治饮病呕吐，但本方证还兼见心下痞、眩、悸，且方中多一味茯苓，可见本方证较小半夏汤证病情为重，本方蠲饮之力亦胜于小半夏汤。后世用于化痰利胆和胃、被誉为"壮胆第一方"的温胆汤就是以本方为基础发展而来的。

本方治渴呕，有似五苓散，不过五苓散证渴甚而呕急，本方证则渴轻而呕缓，且有心悸、头晕。有报道本方合吴茱萸汤加味治疗临界高血压，加陈皮、炒麦芽、炒稻芽、伏龙肝治疗尿毒症酸中毒、呕吐均有效，可供参考。

注意：本方用于胃热呕吐时宜化裁，半夏宜久煎浓煮。

【经选】卒呕吐，心下痞，膈间有水，眩悸者，小半夏加茯苓汤主之。（《金匮要略·痰饮咳嗽病脉证并治》第30条）

先渴后呕，为水停心下，此属饮家，小半夏加茯苓汤主之。（《金匮要略·痰饮咳嗽病脉证并治》第41条）

21. 大半夏汤

【方歌】见小半夏汤方歌中"胃反因虚心下痞，参三大夏二蜜升"。

【组成】半夏二升（洗完用，48～240克），人参三两（10～30克），白蜜一升（200毫升）。

【用法】上三味，以水一斗二升（800～2000毫升），和蜜扬之二百四十遍，煮药取升半（400毫升），温服一升，余分再服（早、晚饭后半小时各服200毫升）。

【功效】补虚和胃，温中止呕。

【主证】胃虚心下痞，反胃呕吐。

【应用】主治脾胃虚寒饮逆证。症见反胃呕吐，朝食暮吐，或暮食朝吐，或呕吐涎沫，或饮食不消，四肢乏力，懒动，脘腹胀闷闭塞冷痛，或胸冷闷，舌淡，苔薄白或白滑，脉浮涩或弦迟。

肠胃炎、神经性呕吐、幽门水肿性呕吐、幽门梗阻或不完全性梗阻、贲门痉挛、胃癌、胃扭转、胃溃疡、支气管炎、支气管肺炎、慢阻肺、妊娠恶阻等临床表现符合上述主证者均可用本方加减治疗。

【提示】半夏下气逐饮，人参补中益气，再用白蜜助人参以安中，同时又解半夏之毒，故本方治胃虚有饮、宿食不化之呕吐。

广州中医药大学首席教授、中西医结合治疗肿瘤的专家周岱翰教授认为，张仲景是最早提出用大半夏汤治疗胃癌、胃贲门癌的医家。现代已从半夏中提取出很多抗癌成分。临床上用大半夏汤合己椒苈黄汤化裁治疗食管癌、胃癌出现呕吐痰涎、饮食难进症状时效果好。（详见《名师经方讲录（第二辑）》）

有报道用本方加紫苏叶、黄连、生姜治疗化疗药引起的呕吐有效。小半夏汤证不食亦呕，甚者食不得下。而大半夏汤证食后即吐，不食则不吐，或朝食暮吐、暮食朝吐（胃反）。两者主要鉴别点是本方证有心下痞，而人参则是治心下痞之主药，《外台秘要》谓"本方治呕，心下痞硬者"就是对药物主治的说明。

【经选】胃反呕吐者，大半夏汤主之。（《金匮要略·呕吐哕下利病脉证治》第16条）

22. 干姜人参半夏丸（小半夏汤合半夏干姜散）

【方歌】见小半夏汤方歌中"妊娠呕甚心下痞，一两姜参夏二赢"。

【组成】干姜、人参各一两（3克），半夏二两（6克）。

【用法】上三味，末之，以生姜汁糊为丸，如梧子大，饮服十丸，日三服。

【功效】温补脾胃，蠲饮降逆。

【主证】呕吐甚而心下痞硬。

【应用】主治脾胃虚寒饮逆证。症见呕吐剧烈，病程较久，呕吐物为清冷涎沫或清水，口淡无味，喜辛辣而恶生冷，精神萎靡，舌淡，苔薄白，脉缓滑无力。

胃肠神经官能症、妊娠呕吐、慢性胃炎、慢性肝炎、慢性胰腺炎等临床表现符合上述主证者可参考本方治疗。

【提示】此为小半夏汤、半夏干姜散之合方，逐饮止呕力强，加人参益气补阴而含理中汤意，故治呕吐而心下痞硬者，丸药效缓更适合妊娠恶阻之症。有报道用本方加白术、砂仁、生姜治疗寒饮证，随证加减治疗妊娠恶阻（呕吐甚者加紫苏梗、连翘可提高疗效）均有效。

后世方家多谓半夏害胎，干姜为热药，妊娠当禁用，但大多数医家临床用之屡效，并不见有剧烈反应的报道。

【经选】妊娠呕吐不止，干姜人参半夏丸主之。（《金匮要略·妇人妊娠病脉证并治》第6条）

小结：小半夏汤、生姜半夏汤、半夏干姜散、小半夏加茯苓汤、大半夏汤、干姜人参半夏丸组成半夏类方，治疗以呕吐为主证，以脾胃虚寒、饮阻气机为病机的系列饮证，属太阴病（里阴证）范畴。

痰饮的多少和轻重不同，渴、痞、晕、悸等兼证不同，便形成不同的方证。小半夏汤以半夏为君，生姜为臣，量都较大，治心下有支饮、呕反不渴（胃存饮），为止呕诸方之祖。生姜半夏汤以生姜取汁，温散之力更强，配辛温燥湿的半夏化痰止呕，使胸中似喘不喘、似呕不呕、似哕不哕、彻心愦然之胸阳郁闭证得以缓解。小半夏加茯苓汤在小半夏汤的基础上，佐以宁心渗湿利水的茯苓，同样化饮止呕，治猝呕吐、心下痞、膈间有水、眩悸。大半夏汤以半夏为主药，佐以人参，使以白蜜，共奏化痰止呕、补气健胃之功，治胃反呕吐、心下痞硬。干姜人参半夏丸以干姜为君、半夏为臣、人参为佐、生姜汁为使，共成治疗胃虚寒饮特别是妊娠恶阻呕吐难止之方。

小半夏汤、生姜半夏汤、半夏干姜散三方组成相似，都主治寒饮停胃（胸）之病证。不同的是，小半夏汤用"走而不守"的生姜，且重用半夏降逆化饮，可知其病证以饮为主，偏于标实；生姜半夏汤用生姜汁，且用量倍于半夏，乃取其通散之力，故知其病证中气机阻滞是主要矛盾；半夏干姜散用"能守能走"的干姜，且干姜与半夏等分，以温中散寒化逆，标本兼顾，可知其所主中焦阳虚较突出。

小半夏汤治胃有水饮之呕吐，虽不食亦吐，甚者食不得下。大半夏汤治胃气虚、食而不化之呕吐，不食则不吐，且心下痞硬，此为二方的主要鉴别点。

干姜人参半夏丸中，干姜、半夏是妊娠禁忌药，但加人参便能解其偏性且益气固胎而治胃虚寒饮、妊娠呕吐难止之症，可见仲师组方之妙。

半夏类方所治水饮病的病机：因胃气以降为顺，痰饮停聚于中，阻碍气机，故胃失和降而上逆。正如《金匮要略心典》所述："饮气逆于胃则呕吐，滞于气则心下痞，凌于心则悸，蔽于阳则眩。"仲师还以呕渴的情况辨别痰饮的去留，使后学有章可循：如先呕后渴为饮随呕去，为病欲解；呕而不渴，为胃尚留饮，宜用小半夏汤；先渴后呕，为水停心下、阻津上承之饮家。

当然治呕吐的还有治外邪干胃呕吐的桂枝汤、麻黄汤，治胃寒气逆呕吐的大建中汤，治脾肾阳虚呕吐的四逆汤，治胃热气逆呕吐的栀子生姜豉汤、白虎加桂枝汤，治寒热错杂呕吐的半夏泻心汤，治往来寒热呕吐的小柴胡汤，治胃阴亏虚呕吐的橘皮竹茹汤，等等。消饮止呕是仲师独具特色而疗效卓著的创新妙法，应好好继承和发扬。

23. 半夏厚朴汤（小半夏汤加茯苓、厚朴、紫苏叶）

【方歌】夏朴痰凝气结胸，咽中炙脔咳难松。

五姜三朴二苏散，升夏四苓七气通。

【组成】半夏一升（24克），厚朴三两（10克），茯苓四两（12克），生姜五两（15克），紫苏叶二两（干，6克）。

【用法】上五味，以水七升（1000毫升），煎取四升（800毫升），分温四服，日三服，夜一服。

【功效】开结化痰，顺气降逆。

【主证】痰饮气结所致咽堵、胸闷、咳逆。

【应用】主治气郁痰阻（梅核气）证。症见咽中如有物阻，咯之不出，咽之不下，每于情绪不佳时加重，胸闷或胁痛，或咳嗽，或呕吐，或纳差，舌淡，苔白或滑腻，脉弦滑。

慢性咽炎、咽喉异感症、咽神经紧张综合征、慢性胃炎、慢性胆汁反流性食管炎、胃肠神经官能症、胃和十二指肠溃疡、过敏性哮喘、焦虑性神经病、抑郁症、更年期综合征、癔症等临床表现符合上述主证者均可用本方加减治疗。

【提示】咽中如有炙脔，指咽中如有炙肉黏着，咳之不出、咽之不下之自觉症状，临床每可见到，尤以妇女为多，为里虚寒、痰气郁滞所致，治疗颇不易。仲师立此方，以小半夏加茯苓汤再加厚朴、紫苏叶消胀行气，治小半夏加茯苓汤证而添咽堵胸闷气结者，可谓别开新径，此证由七情郁结、痰凝气滞导致，药证对应，故能解难获效。

临床上本方的应用并不局限于梅核气，加百合、乌药、佛手等可治胀满纳差之慢性胃病，加紫苏子、贝母、桔梗、杏仁、百部等可治疗慢性咳嗽，加石膏等可治疗眩冒、胸闷咽塞、口干舌燥作渴的咽痛（胡希恕教授验案），加栀子、郁金可治失眠，合四逆散成八味解郁汤（黄煌教授方），合甘麦大枣汤可治心下痞满、咽中物梗的心动过速症，合小柴胡汤（或二陈汤）可治胸胁苦闷、腹胀、阵咳不已的慢性支气管炎、支气管哮喘等呼吸系统病变，可见本方的应用较广，尤其对名利欲、情感冲突较强烈的现代人，应用的机会更多。本方又称四七汤，有"气病方之祖"之称。

黄煌教授用本方加栀子、黄芩、连翘、枳壳组成八味除烦汤，以治抑郁症、焦虑症等当代常见的身心疾病（症见胸闷、烦躁、腹胀、失眠等），配合心理疏导等从而较大地提高了疗效。

现代药理研究发现，本方有较明显的抑制喉上神经运动活性、抑制咽反射、镇静、镇吐、抗过敏作用。

【经选】妇人咽中如有炙脔，半夏厚朴汤主之。（《金匮要略·妇人杂病脉证并治》第5条）

24. 厚朴生姜半夏甘草人参汤（生姜半夏汤加厚朴、甘草、人参）

【方歌】厚朴半斤姜半斤，一参二草小剂跟。

半升夏散湿痰结，腹胀中虚气滞神。

【组成】厚朴半斤（去皮，炙，24克），生姜半斤（切，24克），半夏半升（洗，12克），甘草二两（炙，6克），人参一两（3克）。

【用法】上五味，水煎温服。

【功效】温补脾胃，行气除满。

【主证】中气虚腹胀满。

【应用】主治脾胃虚寒气滞腹胀证。症见腹胀满，纳差，少气，四肢无力，或发汗后腹胀满，或腹痛，或腹满时减，复如故，舌淡，苔白，脉弱。

慢性胃炎，慢性肝炎，慢性肠炎，慢性胃肠功能紊乱，胃、十二指肠球部溃疡，慢性胆囊炎，慢性胰腺炎，早期肝硬化，支气管炎，慢性支气管肺炎等临床表现符合上述主证者可用本方加减治疗。

【提示】腹胀满临床多见，病机有寒热虚实的不同。大便燥结，腑气不畅，腹中痞满，疼痛拒按，是阳明胃家实证；便溏下利，腹中胀满，疼痛喜按，是太阴脾家虚证。但本方证之腹胀满却与之不同，为发汗不当损伤了脾气，或脾胃素虚，运化水湿的功能低下，留湿生痰，痰湿中阻，气机被遏所致。本方证以实证辨，有脾气不足的一面，以虚证辨，又有痰湿凝结、气机壅滞的一面，故属于虚实夹杂之证，一般认为以实七虚三看待为妥。治以健脾利气、温运宽中之厚朴生姜半夏甘草人参汤为宜。

本方以下气燥湿、消胀除满之厚朴，辛散通阳、健胃散水之生姜为君，辅以和胃开结、燥湿去痰之半夏，佐以健脾益气、促运和中之人参、炙甘草，合成七消三补、轻重得宜之剂，堪称虚中夹实证治方之典范。

应用本方时，尤其要注意厚朴、生姜用量要大（汉秤半斤）且要等量，人参、甘草用量要小（人参约为厚朴、生姜量的八分之一），否则胀满难除，这是胡希恕、刘渡舟、郝万山等经方大家反复强调的临床经验。

本方治脾胃虚寒之腹胀满确实有效。口不渴属里虚寒者，皆可用本方。凡腹胀而便不秘者，本方用之最效，因其为实中有虚。用于脾虚挟积、溏泄不节者，特效。本方兼治虚寒挟湿之霍乱吐泻。

本方不限于发汗后、吐后、下后之腹胀满，大便不成形、脉沉弱者，用之亦验。兼呕吐重者生姜可多用，呕吐剧烈者则要用生姜汁。若气虚甚，可加重人参量，再加白术、茯苓；若挟湿滞，可加苍术、陈皮、砂仁、茯苓；凡饱食伤胃而胀者，宜消导；脾虚不能消食而胀者，宜补益；腹胀拒按、大便秘结、脉有力者，宜攻下（若为伤寒吐后腹胀满，则宜用调胃承气汤化裁治之）；腹胀满，喜温按，或吐泻，肢厥，脉沉迟者，宜温补。脾胃虚寒、虚实夹杂、实多虚少之腹胀满者均宜用本方。

【经选】发汗后，腹胀满者，厚朴生姜半夏甘草人参汤主之。（《伤寒论》第66条）

25. 大建中汤

【方歌】大建中汤治大寒，腹胸痛呕触之难。

上冲皮起呈头足，各二椒参饴四姜。

【组成】蜀椒二合（炒去汗，10克），干姜四两（12克），人参二两（6克）。

【用法】上三味，以水四升（600毫升），煮取二升（400毫升），去滓，入饴糖一升（40克），微火煮取一升半（400毫升），分温再服，待一炊顷（30分钟），饮粥二升（100毫升），后更服，当一日食糜，温覆之（当日只能进稀饭，不可食干饭和难消化之食物）。

【功效】温中散寒，补虚止痛降逆。

【主证】心腹痛剧、呕逆不能食之虚寒者。

【应用】主治胸腹虚寒痛证。症见心胸中大寒痛，呕吐不能饮食，脘腹冷痛，"上冲皮起，出见有头足"（肠型），上下痛而不可触近，或心下痞硬，或腹中辘辘有声，甚则肢厥，舌淡，苔薄白或白滑，脉紧或弱或沉伏。

肠胃痉挛、急慢性胃炎、胃溃疡及十二指肠球部溃疡、胃下垂、慢性非特异性结肠炎、心肌病、心肌缺血、心绞痛、急性单纯性粘连性肠梗阻、胆道蛔虫病、克罗恩病等临床表现符合上述主证者均可用本方加减治疗。

【提示】本方应用于胸腹痛较重者。凡痛剧，呕逆不能食，确知其属虚寒者，即可用之。又因蜀椒有杀虫作用，故虫积而腹痛剧者，本方亦有效。

大建中汤是针对小建中汤而言的。小建中汤用桂枝、大枣、甘草缓中去寒，大建中汤用大量干姜、蜀椒并用人参补胃，比小建中汤温中的作用大，故名大建中汤。方中蜀椒、干姜祛寒止呕，人参、饴糖补中缓痛，故治心胃虚寒痛甚、呕逆不能食、觉有寒气自下向上冲迫甚至有肠型者，小建中汤则侧重于治腹肌拘挛痛而无呕吐者。

本方与附子粳米汤同见腹痛、呕吐，病机虽同属阴寒内盛之腹满痛，但在病势、主证、用药等方面却有所不同，本方证较之更严重。治寒性腹痛，附子不如干姜；治虚寒性呕吐，半夏不如蜀椒；温养脾胃，甘草、粳米、大枣不如人参、饴糖。

大建中汤证、小建中汤证、真武汤证、半夏泻心汤证、附子理中汤证均有腹痛、下利，但小建中汤证有阳虚发热、腹直肌紧张、排尿次数多的倾向，真武汤证有恶寒显著、四肢厥冷、眩晕、腰冷、尿少，半夏泻心汤证有心下痞、肠鸣，附子理中汤证有呕吐、转筋，有大建中汤证者比有上述诸方证者体质更虚寒，且腹壁薄，可见肠型。

大建中汤、大黄附子汤、附子粳米汤、当归生姜羊肉汤、大乌头煎、乌头桂枝汤均治阳微阴盛、邪正相搏之寒疝。其中大黄附子汤证属实寒内结，症见胁下硬痛、脉紧，宜温下寒积；附子粳米汤证属脾胃阳虚，表现为雷鸣切痛、胸胁逆满、呕吐；当归生姜羊肉汤证属血虚而寒，表现为腹中痛、胁痛，宜温中散寒；大乌头煎证属阴寒内结，呈发作性绕脐痛，自汗出，手足厥冷，脉沉紧，宜祛寒止痛；乌头桂枝汤证属表里俱寒，表现为腹中痛，手足不仁，身疼痛，宜表里兼治；大建中汤证属脾阳衰微，有"心胸中大寒痛，呕不能饮食，腹中痛，上冲皮起，出见有头足"之严重表现，宜温中散寒，故诸方各有侧重。当然亦可以据证而合方应用，如大、小建中汤合用以治经常腹痛、便秘、每服大黄类剂而加重者，常可获显著疗效。

现代药理研究发现，本方对肠管活动具双向调节作用及镇痛、保护胃黏膜、利胆、驱虫等作用。

【经选】心胸中大寒痛，呕不能饮食，腹中痛，上冲皮起，出见有头足，上下痛而不可触近，大建中汤主之。（《金匮要略·腹满寒疝宿食病脉证治》第14条）

26. 吴茱萸汤（茱萸汤）

【方歌】吴萸升入主三阴，食呕阳明寒胃侵。

姜六参三十二枣，头疼吐利逆烦寻。

【组成】吴茱萸一升（洗，20～60克），人参三两（10～50克），生姜六两（切，18～100克），大枣十二枚（擘，12枚）。

【用法】上四味，水煎温服。

【功效】温中暖胃，散寒降逆。

【主证】胃虚寒干呕吐涎沫，胸闷烦或头痛。

【应用】主治寒饮冲逆证。症见食谷欲呕，或呕吐、手足厥冷、烦躁欲死，或干呕吐涎沫、头痛，或呕而胸闷，或大便溏，均见舌淡，苔薄白，脉沉或迟。

慢性胃炎、胃和十二指肠溃疡、幽门梗阻、神经性呕吐、慢性非特异性结肠炎、肝炎、食管癌、肾功能不全、神经性头痛、梅尼埃病、冠心病、高血压、妊娠恶阻、痛经、青光眼等临床表现符合上述主证者可用本方加减治疗。

【提示】吴茱萸辛温略苦，《神农本草经》谓其"温中下气、止痛、除湿血痹"，伍以大量生姜更能温中散寒止呕，复以人参、大枣补中益气健胃，故合而能治胃虚寒饮冲逆诸证。

《伤寒论》第243条中，"食谷欲呕，属阳明也"是指病属胃而非阳明病；"得汤反剧者，属上焦也"则说明是上焦有热致呕，如小柴胡汤证，为邪热自外迫内而及两胁，不但胸满且两胁必满，与吴茱萸汤证之寒饮自里往上迫，不及两胁，仅胸满而胁不满不同，应予鉴别。

《伤寒论》第309条认为，若少阴病转属太阴病而吐利，手足逆冷、烦躁欲死者，为寒饮暴迫所致，其吐利应是以吐涎沫为主，利亦轻微，而四逆汤辈所治则以下利为主，因此本方证有别于阳微阴盛之四逆汤证。

剧烈头痛或头晕而呕吐，或恶心欲吐，或干呕吐涎沫，或头痛在巅顶，或偏头痛偏于左侧，无热象者，为胃之寒饮挟肝气上逆，本方用之有捷效。胃脘痛，呕而不欲食者，亦宜用本方；更兼腹鸣、大便溏而频者，可合半夏泻心汤化裁治之。本方合当归芍药散、柴胡桂枝干姜汤化裁，治疗剧痛的青光眼呕恶而无热象者亦良效。

日本汉医知名学者矢数道明先生曾用吴茱萸汤治愈一例患头痛、眩晕、呕吐及高血压20年的病人，证明了经方的效果是世界性的。（详见《汉方临床治验精粹》）

有报道以吴茱萸汤加藿香、佩兰、青皮、黄连、竹茹治疗神经性呕吐，合小半夏加茯苓汤治吐水、眩晕症，合苓桂术甘汤治头痛眩晕、胃部胀满且有振水声，加白术、防风、陈皮、黄连、薏苡仁等治疗肠炎，去大枣加附子或茯苓等用于戒毒均获满意疗效。

现代药理研究发现，本方具有镇痛、止呕、降血压、强心、升体温、制酸、抗溃疡等作用。

【经选】食谷欲呕，属阳明也，吴茱萸汤主之。得汤反剧者，属上焦也。（《伤寒论》第243条）

少阴病，吐利，手足逆冷，烦躁欲死者，吴茱萸汤主之。（《伤寒论》第309条）

干呕吐涎沫，头痛者，吴茱萸汤主之。（《伤寒论》第378条）

呕而胸满者，茱萸汤主之。（《金匮要略·呕吐哕下利病脉证治》第8条）

27．生姜甘草汤

【方歌】生姜五两四甘需，枣十参三肺痿虚。

　　　　咳唾痰涎咽燥呕，祛寒补土胃能滋。

【组成】生姜五两（15克），人参三两（10克），甘草四两（12克），大枣十五枚（擘，10枚）。

【用法】上四味，适量水煎温服。

【功效】补脾益气，化痰止咳。

【主证】咳吐白痰而呕，胃虚纳差。

【应用】主治胃虚饮逆之肺痿证。症见慢性咳喘，咳唾白痰、涎沫不止，咽燥而渴（或不渴），呕逆，纳差，舌淡，苔白，脉弱。

慢性支气管炎、支气管扩张、特发性肺间质纤维化、肺脓肿、硅沉着病（硅肺）、肺组织萎陷、肺不张、肺结核、淋巴结肿大压迫、慢性咽炎、慢性胆汁反流性胃炎、肿瘤等临床表现符合上述主证者可用本方加减治疗。

【提示】本方以生姜祛寒、健胃、止呕为君，合人参、甘草、大枣而大生津液，共奏润咽、泽肺、健脾、和胃、益气、解毒之功，成为肺痿的缓治方。本方实为甘草汤、干姜甘草汤、炙甘草汤变化而成，故肺痿属虚热或虚寒者，或其他中虚饮逆证均可变通用之。中虚则饮停，水饮迫上，咳唾涎沫不止，津液因之受损，故咽燥而口渴，此只是咽干需润而已，健胃复津便可。此与白虎汤证的实热烁津而烦渴大引饮者大异，应予细辨。

【经选】《千金》生姜甘草汤：治肺痿，咳唾涎沫不止，咽燥而渴。（《金匮要略·肺痿肺痈咳嗽上气病脉证治》附方）

28. 麦门冬汤

【方歌】麦门一夏七升冬，三两参甘枣米从。

火逆咽干咳不利，肺虚胃燥饮痰松。

【组成】麦冬七升（90～100克），半夏一升（洗，15～100克），人参三两（10～50克），粳米三合（20～60克），甘草二两（6～30克），大枣十二枚（12枚）。

【用法】上六味，适量水煎分三次温服。

【功效】润肺益胃，降逆下气。

【主证】咳逆上气，咽干口燥。

【应用】主治：①虚热肺痿证。症见咳吐涎沫，或气喘（上气），或咳痰不爽，口干咽燥，手足心热，舌红少苔，脉细数。②胃阴虚证。症见气逆，呕吐食少，咽干，胃脘隐痛，饥不欲食，大便干燥，舌干红，少苔，脉虚数。

上呼吸道感染、慢性咽喉炎、非特异性间质性肺炎、支气管炎、支气管扩张、支气管哮喘、慢阻肺、肺结核、硅沉着病、慢性萎缩性或浅表性胃炎、胃和十二指肠溃疡、糖尿病、慢性肝炎、口眼干燥综合征、妊娠呕吐等临床表现符合上述主证者均可用本方加减治疗。

【提示】本方以麦冬为主药，其补虚润燥、健胃止咳力强（需量大才显效），佐以人参、甘草、粳米、大枣补中益气，伍以半夏下气逐饮，共治里虚津亏、虚火夹痰饮所致之咳逆喘息、咽中干燥、痰涎黏着难去者。故本方在慢性咳喘、咽炎、消化系统疾病的后期或恢复期应用颇多。

有报道以本方加桔梗、紫菀、百部、贝母等治疗咽喉炎、顽固性咳嗽，加百合、乌药、蒲公英等治疗胃阴不足之慢性胃炎，加竹茹、石斛、枇杷叶等治疗胃阴不足之呕吐，加枸杞子、竹茹等治疗妊娠呕吐，加蝉蜕、木蝴蝶、枇杷叶等治疗声哑等症都取得较好疗效；另外，本方加石膏、百部、贝母治小儿郁热久咳及咳血效极佳。

药理实验证明，本方有较显著的降血糖作用，有镇咳和促进唾液分泌的效果，可增加家兔气管上皮纤毛活动频率，对硅肺有预防和治疗作用。

【经选】火逆上气，咽喉不利，止逆下气者，麦门冬汤主之。（《金匮要略·肺痿肺痈咳嗽上气病脉证治》第10条）

29. 甘草干姜汤

【方歌】甘草干姜四二行，胃寒饮阻吐涎清。

尿频咽燥烦挛厥，似桂真寒里饮症。

【组成】甘草四两（炙，12克），干姜二两（炮，6克）。

【用法】上二味，适量水煎温服。

【功效】温补阳气，调理肺胃。

【主证】肺胃虚寒，吐涎沫呕逆。

【应用】主治肺痿虚寒、胃虚寒证。症见恶寒，自汗，肢冷，小便数或遗尿，神疲，口淡不渴，胃脘冷痛，吐涎沫，咳嗽喘息或不咳，痰稀白，眩晕，舌淡，苔薄白，脉虚弱。

支气管炎、支气管扩张、支气管肺炎、肺间质纤维化、肺气肿、肺不张、肺结核、慢性胃炎、慢性胆囊炎、慢性肝炎、心律不齐、心动过缓等临床表现符合上述主证者均可用本方加减治疗。

【提示】本方主用甘草补中缓急养液，佐以干姜温中逐饮，以治肺胃虚有寒饮，或呕逆咳唾涎沫，或遗尿，小便数而急迫者。

《伤寒论》第29条所言脉浮、自汗出、心烦、微恶寒等，虽形似桂枝汤证，但无热而恶寒，病已有从阳入阴之象，尤其小便数为胃虚不能制水，脚挛急为津少不足以养筋之里证，应以桂枝加附子汤治之。如错用桂枝汤攻表以发汗，则更伤人体津液，可引起四肢厥而咽中干，如激动里饮则会进一步引起烦躁、吐逆，

228

此时应予甘草干姜汤以温中逐饮治烦逆。"以复其阳"是指振兴其胃气，以恢复津液（经方中的"阳"指津液）。若厥愈足温而脚挛急不已，再予芍药甘草汤缓其拘挛，其脚即伸。若因津液亡失，胃中不和而谵语者，可予调胃承气汤微和胃气。若重发汗或复加烧针，迫使大汗出，必致虚极的阴虚寒重证，虽亦有四肢厥逆，但已非本方所能治，当以四逆汤主之。这是对仲师"观其脉证，知犯何逆，随证治之"的法则、胡希恕教授"先辨六经，后辨方证，方证对应"的学术思想的经典示范。

有报道用本方加味治疗痛经、鼻渊、消渴、口疮、咳即遗尿等均获良效，可供参考。

【经选】伤寒，脉浮，自汗出，小便数，心烦，微恶寒，脚挛急，反与桂枝汤攻其表，此误也。得之便厥，咽中干，烦躁吐逆者，作甘草干姜汤与之，以复其阳。若厥愈足温者，更作芍药甘草汤与之，其脚即伸；若胃气不和，谵语者，少与调胃承气汤；若重发汗，复加烧针者，四逆汤主之。（《伤寒论》第29条）

肺痿，吐涎沫而不咳者，其人不渴，必遗尿，小便数，所以然者，以上虚不能制下故也，此为肺中冷。必眩，多涎唾，甘草干姜汤以温之。若服汤已，渴者，属消渴。（《金匮要略·肺痿肺痈咳嗽上气病脉证治》第1条）

30. 甘草干姜茯苓白术汤（甘姜苓术汤，肾著汤）

【方歌】肾著腰疼重冷冰，术甘二两四姜苓。

祛寒除湿千钱卸，尿利肿消健脾应。

【组成】甘草二两（炙，6克），白术二两（6克），干姜四两（12克），茯苓四两（12克）。

【用法】上四味，适量水煎温服。

【功效】温阳散寒，健脾除湿。

【主证】腰冷沉重，小便自利。

【应用】主治肾著（寒湿腰重痛）证。症见腰腹冷痛困重，如坐水中，身体沉重，形如水肿状，或腰痛俯仰困难，不渴，小便自利（频数），饮食如故，舌淡，苔白润，脉沉缓。

风湿性关节炎、坐骨神经痛、腰肌劳损、腰椎间盘突出、腰椎骨质增生、慢性胃炎、性功能减退、慢性盆腔炎、慢性附件炎、遗尿等临床表现符合上述主证者均可用本方加减治疗。

【提示】肾著，是指起于劳动汗出、衣里冷湿、久久得之、阳气痹阻不行、出现腰以下冷痛和沉重感之症。古人以腰属肾，湿痹着腰，故名肾著，"如坐水中""形如水状""腹重如带五千钱"等均是对肾著的形容。"其人身体重""反不渴，小便自利（意指尿频数），饮食如故"等说明病在腰腹肌腠，未累及肾之本脏及膀胱，故其治法不在温肾，而应以祛除腰部经络寒湿为主。故重用干姜、茯苓温阳散寒、除湿导水，配以白术健脾燥湿，甘草益脾补气，四味合用则腰部寒湿可除。

有报道以本方合当归芍药散治疗痛经、月经不调、带下，合五苓散等治疗鞘膜积液，合缩泉丸等治疗遗尿、小便滴沥，合当归四逆加吴茱萸生姜汤治疗坐骨神经痛等属寒湿者均获良效。

甘姜苓术汤与苓桂术甘汤虽仅一药之不同，但适应证却大异，前者主治寒湿腰冷痛、身重，后者则主治脾虚眩晕，应予鉴别。

【经选】肾著之病，其人身体重，腰中冷，如坐水中，形如水状，反不渴，小便自利，饮食如故，病属下焦，身劳汗出，衣里冷湿，久久得之，腰以下冷痛，腹重如带五千钱，甘姜苓术汤主之。（《金匮要略·五脏风寒积聚病脉证并治》第16条）

31. 苓甘五味姜辛汤（桂苓五味甘草汤去桂枝加干姜、细辛）

【方歌】苓桂味甘桂草功，眩晕咳逆气咽冲。

半升五味姜三两，苓桂温消四两同。

咳满太阴无表证，桂除姜细入三从。

苓甘五味姜辛夏，夏半稀痰晕呕松。

加杏半升肢面肿，咳轻呕退肺寒容。

便难面热为熏醉，三两大黄泻上烘。

注：桂苓五味甘草去桂加干姜细辛半夏汤、苓甘五味加姜辛半夏杏仁汤、苓甘五味加姜辛半杏大黄汤方歌合此。

【组成】茯苓四两（12克），甘草三两（10克），干姜三两（10克），细辛三两（10克），五味子半升（15克）。

【用法】上五味，水煎温服。

【功效】温肺化饮制逆。

【主证】里虚寒无表证，咳而胸满，口不渴。

【应用】主治寒饮咳逆证。症见咳嗽，痰多清稀色白，气喘，胸闷，或吐涎沫，舌淡，苔白，脉弦滑。

慢性支气管炎、肺气肿、慢阻肺、支气管哮喘、肺心病、慢性肾炎、瓣膜性心脏病等临床表现符合上述主证者均可用本方加减治疗。

【提示】本方由桂苓五味甘草汤去桂枝加干姜、细辛而成。干姜、细辛温中逐饮，五味子酸温，可益气止咳并敛干姜、细辛的辛散，此三味常在一起配伍治寒饮咳逆证；茯苓、甘草益气化痰祛饮，全方共治属太阴里寒的痰饮咳而胸闷者。

《金匮要略·痰饮咳嗽病脉证并治》第37条是接第36条说的，指出虽然服桂苓五味甘草汤后，上冲之气会低下来，但因里寒饮盛较甚，故咳逆不减而更感胸闷，因此减去治冲气的桂枝，加祛寒饮的干姜、细辛治之。咳喘者无论是否服过小青龙汤，只要是外寒里饮上冲、眩晕明显，皆可用本方。

本方合五苓散可治心源性、肝源性腹水及胸膜炎所致胸腔积液。本方合生脉饮可治慢性支气管炎、肺气肿或瓣膜性心脏病伴心衰倾向，对缓解咳喘、水肿、呼吸困难有一定的作用。本方加半夏、杏仁、四物汤等治慢性肾炎急性发作有良效，尤其是有血尿时。

本方中茯苓有利尿作用，其所含的多糖具有提高机体免疫力、改善炎症作用；五味子能改善糖蛋白在气管内的分布，消除自由基，缓解支气管平滑肌痉挛；干姜含挥发油及姜酮、姜烯酮、姜酚等，可使胃肠张力、节律、蠕动增强而促进胃肠消化，可扩张血管而促进血液循环和心脏自主活动，可促进肾上腺皮质激素分泌而抗炎，还有止呕、止咳、镇痛、抗血栓等作用；甘草则具有类皮质激素样作用；细辛能缓解支气管平滑肌痉挛，对肺部常见致病菌均有一定的抑制作用，还有一定的强心作用。实验研究证明，本方止咳、祛痰、平喘的作用是肯定的。

本方由桂苓五味甘草汤化裁而成，内含的甘草干姜汤主治寒饮，虽去了平冲的桂枝，却增加了温中散寒化饮力大的干姜、细辛，因而本方就成为温中逐饮治咳喘胸闷的主方，在此基础上加减化裁出的系列方剂可治疗多种咳喘变证。

【经选】冲气即低，而反更咳胸满者，用桂苓五味甘草汤去桂加干姜、细辛，以治其咳满。（《金匮要略·痰饮咳嗽病脉证并治》第37条）

32. 桂苓五味甘草去桂加干姜细辛半夏汤（苓甘五味姜辛汤加半夏）

【方歌】见苓甘五味姜辛汤方歌中"苓甘五味姜辛夏，夏半稀痰晕呕松"。

【组成】茯苓四两（12克），甘草二两（炙，6克），细辛二两（6克），干姜二两（6克），五味子半升（15克），半夏半升（15克）。

【用法】上六味，适量水煎温服。

【功效】温肺化饮，降逆止晕。

【主证】咳而胸满，吐稀白痰，头晕呕逆。

【应用】主治肺寒支饮证。症见咳嗽痰多，清稀色白，口淡，眩晕，呕吐，口渴不欲饮，舌淡，苔白或腻，脉沉弦或迟滑。

慢性支气管炎、过敏性支气管炎、肺气肿、肺心病、慢性肝炎、慢性胃炎、慢性胰腺炎、神经性皮炎、过敏性皮炎等临床表现符合上述主证者均可用本方加减治疗。

【提示】本方是由苓甘五味姜辛汤加逐饮止呕、降逆止咳的半夏而成，故治苓甘五味姜辛汤证饮多而呕逆者。

服苓甘五味姜辛汤后，咳满即止，说明饮邪已去，但病人又感口渴，气上冲，这是因为干姜、细辛均为热药，服后痰饮虽可去，却又伤阴而致胃中燥，故感口渴。但没多久口渴又消失了，这是心下尚有支饮的缘故。支饮易出现饮逆上冲而见眩冒，眩冒和呕的成因都是饮逆上冲，两者多同见，故谓冒者亦必呕，都是水饮重而致，故用苓甘五味姜辛汤加善祛痰化饮止呕的半夏治之可获良效，即仲师"随证治之"之意。本方与苓甘五味姜辛汤方义基本相同，凡痰饮较重者，即可用本方。

注意饮邪上逆与虚阳上冲皆有眩冒，但前者口不渴而呕，后者渴而不呕，应予鉴别。

【经选】咳满即止，而更复渴，冲气复发者，以细辛、干姜为热药也，服之当遂渴，而渴反止者，为支饮也。支饮者，法当冒，冒者必呕，呕者复内半夏，以去其水。（《金匮要略·痰饮咳嗽病脉证并治》第38条）

33. 苓甘五味加姜辛半夏杏仁汤

【方歌】见苓甘五味姜辛汤方歌中"加杏半升肢面肿，咳轻呕退肺寒容"。

【组成】茯苓四两（12克），甘草三两（炙，10克），细辛三两（10克），干姜三两（10克），五味子半升（15克），半夏半升（15克），杏仁半升（去皮尖，15克）。

【用法】上七味，适量水煎温服。

【功效】温肺化饮，降气消肿。

【主证】咳而胸满，吐白稀痰，头晕呕逆兼见头面四肢浮肿。

【应用】主治寒饮郁肺水溢证。症见形体肿胀，咳嗽，痰白清稀，气喘，胸闷，眩晕，或纳差，或呕吐，舌苔薄白或白腻，脉沉弦或紧滑。

慢性支气管炎、支气管肺炎、哮喘、肺心病、风湿性心脏病、百日咳、肺气肿、渗出性胸膜炎、慢性肝炎、慢性胃炎、慢性胰腺炎、慢性鼻炎、过敏性皮炎等临床表现与上述主证符合者可用本方加减治疗。

【提示】本方是桂苓五味甘草去桂加干姜细辛半夏汤加宣肺利气行水、化饮降逆止咳的杏仁而成，这里主要用杏仁的逐水气之功，故本方适用于桂苓五味甘草去桂加干姜细辛半夏汤证而有浮肿者。

服桂苓五味甘草去桂加干姜细辛半夏汤后，水饮去而呕即止。浮肿是水饮外溢（或肺气不利）所致，一般用麻黄发表行水，但病人有手足痹（或有尺脉迟微）之血虚证，故不用麻黄而用杏仁。如误用麻黄发汗，则会加重血虚，使病人出现厥逆，这是麻黄损伤了津液（发其阳，阳指津液）的缘故。

本方的应用与桂苓五味甘草去桂加干姜细辛半夏汤相似，而以头面、四肢浮肿为辨证要点。本方还将干姜、细辛的量各增至三两，以加强辛温宣散之力，故常用于治疗寒饮郁肺之急慢性咳喘。

本方合五苓散治肝源性或心源性腹水有效，以舌质淡、蛙状腹、脉弦急有力为投药指征。也可用于胸膜炎有大量胸腔积液者。

本方合香苏散对鱼虾过敏所致的外源性哮喘有良效。

【经选】水去呕止，其人形肿者，加杏仁主之。其证应内麻黄，以其人遂痹，故不内之。若逆而内之者，必厥。所以然者，以其人血虚，麻黄发其阳故也。（《金匮要略·痰饮咳嗽病脉证并治》第39条）

34. 苓甘五味加姜辛半杏大黄汤（苓甘五味加姜辛半夏杏仁汤加大黄）

【方歌】见苓甘五味姜辛汤方歌中"便难面热为熏醉，三两大黄泻上烘"。

【组成】茯苓四两（12克），甘草三两（炙，10克），细辛三两（10克），干姜三两（10克），五味子半升（15克），半夏半升（15克），杏仁半升（去头尖，15克），大黄三两（10克）。

【用法】上八味，适量水煎温服。

【功效】温肺化饮，清泻胃热。

【主证】咳而胸满，吐稀白痰，头晕，呕逆，头面四肢浮肿兼上热且大便难。

【应用】主治寒饮郁肺夹胃热证。症见咳嗽，咳痰清稀，或咳痰不爽，胸闷，头晕目眩，或浮肿，面部通红如醉状，大便干，小便微黄，舌淡，苔白夹黄，脉沉滑。

急慢性支气管炎、过敏性支气管炎、支气管扩张、渗出性胸膜炎、哮喘、肺心病、肺气肿、肺结核、慢性肝炎、慢性胆囊炎、慢性胃炎、慢性胰腺炎、慢性鼻炎、慢性鼻窦炎、神经性皮炎、过敏性皮炎、风湿性心脏病等临床表现符合上述主证者均可用本方加减治疗。

【提示】本方即苓甘五味加姜辛半夏杏仁汤加苦寒清热、泻下攻实的大黄而成。这里主要用大黄的清热通便作用，以治疗苓甘五味加姜辛半夏杏仁汤证兼见面红、大便难。本方证为太阴阳明合病，慢性支气管炎、肺系疾病中出现本方证的情况颇多，尤以老年病人多见。

面热如醉，是胃热循经上熏所致，与冲气上逆之"其面翕热如醉状"不同，故一用桂枝降逆、五味子酸收（苓桂五味甘汤）以摄纳虚阳而平冲，一用大黄苦寒以清泻上熏之胃热，虚实有别，用药有异，应予细辨。

《金匮要略·痰饮咳嗽病脉证并治》中有关寒饮郁肺证自小青龙汤证始计有六证，小结如下：

（1）初起为外寒引动内饮，故用小青龙汤以表里双解；

（2）因病人为不足之人，小青龙汤辛热伤阴，大散伤阳，致使虚阳上越，冲气上逆，故用桂苓五味甘草汤以敛气平冲；

（3）冲气既平，咳满加剧，说明肺饮复动，故用上方去平冲降逆之桂枝，加干姜、细辛以治咳满；

（4）服上方后咳满既止，渴而冲气复发者，仍可服桂苓五味甘草汤，如不渴，眩冒而呕者，此为饮邪上逆，可在苓甘五味姜辛汤中加半夏以蠲饮止呕；

（5）服上方后水去呕止，但因水饮外溢，肺卫壅滞，其人形肿者，可于桂苓五味甘草去桂加干姜细辛半夏汤中再加入杏仁，以宣利肺气，化饮消肿；

（6）服上方后，若面热如醉，是胃热上冲，熏蒸其面，故于苓甘五味加姜辛半夏杏仁汤中再加大黄以清泻胃热。

从以上的治疗中可见仲师临证圆活，用方严谨，方随证转，药随方变，丝丝入扣，为其所奠定的辨证论治之法则做出了生动例证，足资后学。

【经选】若面热如醉，此为胃热上冲熏其面，加大黄以利之。（《金匮要略·痰饮咳嗽病脉证并治》第40条）

35. 茯苓杏仁甘草汤

【方歌】茯苓杏草痹胸医，甘一苓三短气殊。

更有杏仁五十粒，胸开尿利淡中奇。

【组成】茯苓三两（10克），杏仁五十粒（12克），甘草一两（6克）。

【用法】上三味，适量水煎温服。

【功效】通阳宣肺化饮。

【主证】胸闷，短气，小便不利。

【应用】主治饮阻胸痹病。症见胸满、胸痛，以满为主，短气，或似有水饮逆窜胸中，或呕吐清稀痰涎，或小便不利，舌淡，苔白或腻或滑，脉沉或滑。

冠心病，风湿性心脏病，肺心病，重感冒，慢性支气管炎、食管炎，支气管哮喘，肋间神经痛，胸膜炎，前列腺炎，膀胱炎等临床表现符合上述主证者均可用本方加减治疗。

【提示】茯苓益气利尿祛饮，杏仁止咳下气、定喘通阳，甘草化痰益气缓急，合治心下（胸、肺、胃）有水气、痰饮而短气喘急、小便不利者。

里虚寒致气逆满于胸则胸中气塞，里寒致水阻于上则短气，这种情况可用茯苓杏仁甘草汤治疗，也可用橘枳姜汤治疗，前者着重利水偏于治短气（或曰偏于心肺），后者着重行气偏于治气塞（或曰偏于胃），临床应据主次择一而用为好，当然合适时亦可合用。临床上胸中气塞、短气常合而发之，难以绝对分清，但总应以胸痹（心因性）轻证为本方的主要适应证。

【经选】胸痹，胸中气塞、短气，茯苓杏仁甘草汤主之，橘枳姜汤亦主之。（《金匮要略·胸痹心痛短气病脉证治》第6条）

36. 橘枳姜汤

【方歌】接上茯苓杏仁甘草汤方歌：

　　　　橘皮姜枳气塞施，枳实辛香三两宜。

　　　　橘重一斤姜减半，气通结散饮寒除。

【组成】橘皮一斤（48克），枳实三两（10克），生姜半斤

（24克）。

【**用法**】上三味，适量水煎温服。

【**功效**】通阳理气，宽胸和胃。

【**主证**】胸痹、短气、堵闷。

【**应用**】主治气郁痰阻胸痹病。症见胸中气塞，以满闷为主，气逆痞满，短气，或咳唾痰浊，或大便不调，舌淡，苔薄白，脉弦。

冠心病、肺心病、支气管炎、支气管哮喘、肺气肿、风湿性心脏病、肋间神经痛、慢性胃肠炎、前列腺炎、膀胱炎、心律失常、术后呼吸窘迫等临床表现符合上述主证者均可用本方加减治疗。

【**提示**】本方之橘皮理气和胃，枳实消胀破结，生姜温胃散饮，三药合用且量大，可使饮消气畅，气塞、短气等症可除。本方证之胸痹，以胸满痞闷为主，属于胸痹中的轻证。茯苓杏仁甘草汤证与橘枳姜汤证，其病机均属饮停气滞，唯病位与证候有所不同。若饮邪偏于上焦，致肺气不利，症见气促咳唾、小便不利等，则以茯苓杏仁甘草汤宣肺化饮。若饮偏于胃，致中焦气滞，而见心下痞满、呕恶、纳呆等症，则以橘枳姜汤理气宽中、泄满消饮，前方偏于化饮，后方重于理气，临床应据证使用，方可获效。

短气，指呼吸微弱短促，"气短不能续息也"。肺司呼吸，又通调水道，肺气虚，肃降失职，则痰湿内停、阻碍气机出入，可见短气，治以茯苓杏仁甘草汤，利湿排痰而利肺气。短气不足以息者体实，实则气盛，盛则气逆不通，又肺虚则气少，均可致短气，故短气有虚实之分。（详见《中医症状鉴别诊断学》）

气塞指觉气机不通，如窒息之感。胸为气海，胸阳不足，阴邪乘之，则气滞于上中焦而致痰湿内停、阻塞气道流通，故感觉气塞，治以行气为主，气行则痰湿可除，故用橘枳姜汤打开肺胃交通之道以利胸胃之气（详见《金匮要略临床发挥》），可知气塞多为实证。短气、气塞常交互发生而时有侧重，与西医的呼吸困难相当。

呼吸困难指主观上有呼吸费力、气不够用的感觉，客观上表现为呼吸频率、深度和节律性改变。肺源性疾病导致的呼吸困难包括：吸气性呼吸困难，见吸气深而费力，病有上呼吸道狭窄或阻塞；呼气性呼吸困难，见呼气延长而费力，病有小支气管狭窄、阻塞性肺气肿、哮喘等；混合性呼吸困难，表现为呼、吸均费力，频率快，病有肺炎、肺不张、肺水肿、气胸等。心源性疾病如冠心病、风湿性心脏病、心包病、心功能不全等导致的呼吸困难表现为活动后气促、阵发性呼吸困难。中毒性疾病导致的呼吸困难中，代谢性酸中毒的呼吸深大，呼吸性碱中毒的呼吸表浅，吗啡、巴比妥中毒的呼吸浅而慢。中枢性呼吸困难，如各种脑炎、脑血管意外、尿毒症、肝昏迷等导致的呼吸困难，可见潮式呼吸（陈-施呼吸）。血液源性呼吸困难绝大多数与通气和/或换气功能障碍密切相关，也多与组织的阻塞有关。

呼吸困难都可表现出气短和/或气塞症状，治疗上多离不开"通"，尤其心肺系疾病导致的呼吸困难更是如此，对此中西医在其治疗上可谓异曲同工。不过症状严重时西医的处理会更快显效，但对轻证的处理则是中医的专长（详见《实用中西医结合内科学》）。从西医角度看，胸痹病多属于冠心病，而冠心病发作时多伴有呼吸困难，或恶心、上腹部胀满等呼吸道或消化道症状，临床上亦累有将其误诊为呼吸系统疾病或消化系统疾病的报道。茯苓杏仁甘草汤与橘枳姜汤固然可治肺胃之疾，然仲师设此二方，乃是针对兼有肺、胃之证而实为胸痹病者，故条文提出须辨清病之标本轻重。正如当代中西医结合大家赵锡武所说："谓其为肺胃之病，实非，此为心脏病也，不识，必死人。"

有临床报道用橘枳姜汤合苓甘五味加姜辛半夏杏仁汤治疗支

气管炎，合柴胡桂枝干姜汤治疗支气管哮喘，合瓜蒌薤白半夏汤治疗冠心病，合苓桂术甘汤治疗心功能不全，合肾气丸治疗肺气肿等均取得了较好的疗效，可供参考。

【经选】胸痹，胸中气塞，短气，茯苓杏仁甘草汤主之，橘枳姜汤亦主之。（《金匮要略·胸痹心痛短气病脉证治》第6条）

37. 旋覆代赭汤

【方歌】旋覆代赭夏半升，草旋三两五姜呈。

二参四赭十二枣，心下痞坚噫气平。

【组成】旋覆花三两（10克），代赭石四两（12克），人参二两（6克），生姜五两（15克），甘草三两（炙，10克），半夏半升（洗，15克），大枣十二枚（擘，6枚）。

【用法】上七味，适量水煎温服。

【功效】补中降逆，化痰下气。

【主证】心下痞，噫气呕逆。

【应用】主治中虚痰阻气逆证。症见心下痞硬，或疼痛，噫气不除，或反胃、呕吐涎沫，或便溏，四肢困重，乏力，舌淡，苔薄白或腻，脉缓弱或虚数。

慢性浅表性胃炎、胆汁反流性食管炎、胃炎、胃溃疡、十二指肠球部溃疡、胃扩张、幽门不完全性梗阻、消化道肿瘤、神经性呕吐、慢性肝炎、高血压、梅尼埃病、妊娠恶阻等临床表现符合上述主证者均可用本方加减治疗。

【提示】旋覆花降逆化痰散结，代赭石重镇降逆和胃，半夏燥湿消饮、化痰降气，生姜温中消饮降逆，人参益气，为治心下痞硬之常用药，合甘草、大枣安中养正，共治胃虚有饮而生诸呕逆者。

胃虚极，客气结于心下，大便不通，气逆不降者，用本方不限于噫气一症，呕哕噎膈用本方亦有良效，但心下不痞硬者用之则效差。用本方加海螵蛸、乌药、紫苏叶、黄芪、大黄等化裁治十二指肠球部溃疡心下痞硬、疼痛、噫气而大便秘结者亦验。本方加砂仁、沉香、柿蒂等治疗化疗性呃逆，加丁香、柿蒂、郁金、大黄等治疗顽固性呃逆都有一定的疗效。

本方与半夏泻心汤、生姜泻心汤、甘草泻心汤均治"心下痞"，但三泻心汤证是寒热互结、虚实兼夹，本方证则以胃虚气逆为主；三泻心汤的主治重在"腹中雷鸣""下利"，本方则重在"噫气"。胃肠积滞而浊气上逆致呃者、胃热噫呃者忌用本方。

【经选】伤寒发汗、若吐、若下，解后，心下痞硬，噫气不除者，旋覆代赭汤主之。（《伤寒论》第161条）

38. 橘皮汤

【方歌】橘皮干呕厥哕宜，气饮冲胸阻四肢。

初病胃虚一服验，生姜八两四陈皮。

更虚哕甚呕兼咳，橘二升兮姜半需。

一参卅枣二升竹，五草热平号橘茹。

注：橘皮竹茹汤方歌合此。

【组成】橘皮四两（12克），生姜半斤（24克）。

【用法】上二味，适量水煎温服。

【功效】温中祛寒，降逆和胃。

【主证】干呕哕，纳差，或肢厥。

【应用】主治胃寒气逆干呕证。症见干呕，噫气，呃逆，恶心，纳差，时觉四肢厥冷畏寒，舌质淡，苔薄白或滑，脉沉缓。

急慢性胃炎、慢性消化不良、幽门不完全性梗阻、幽门水肿、慢性咽炎、神经性呕吐、妊娠呕吐、慢性支气管炎等临床表现符合上述主证者均可用本方加减治疗。

【提示】橘皮温中理气、利水谷、止呕咳，生姜温中祛寒，故合用可治胃中冷、干呕哕甚而肢厥者。

呕就是吐，是膈、腹肌突然挛缩，将胃内容物从口腔排出体外、有声有物的过程。哕，指呕时发出的声音，哕哕连声不断，但有声无物，多属胃虚。呃逆，是气逆上冲，喉间呃呃作声，连连不断，既不是呕也不是哕，一般为干呕之甚，证有寒热虚实之辨，多与胃、情志、神经系统有关。噫气（嗳气），指胃气冲逆，多为脾胃或肝胃不和，或饱食、胃气郁阻不下所致，虽亦微有呃逆之声，但与频频作呃的呃逆有程度上的不同。以噫为苦者适用旋覆代赭汤，以噫为舒者则宜用本方。干呕噫甚，气逆胸膈，致手足厥冷者，用本方止其逆气，则厥呕自止。

生姜为呕家圣药，一般的呕吐单用之常可获效。本方亦是治呕吐（特别是干呕）、噫气的常用方剂，凡病程短、病轻者用之多效，如病久、胃虚明显、见心下痞者，要加人参、半夏，或选用茯苓饮、橘皮竹茹汤等。

【经选】干呕哕，若手足厥者，橘皮汤主之。（《金匮要略·呕吐哕下利病脉证治》第22条）

39. 橘皮竹茹汤（橘皮汤加竹茹、甘草、人参、大枣）

【方歌】见橘皮汤方歌中"更虚哕甚呕兼咳，橘二升兮姜半需。一参卅枣二升竹，五草热平号橘茹"。

【组成】橘皮二升（60克），竹茹二升（60克），大枣三十枚（30枚），甘草五两（15克），人参一两（3～6克），生姜半斤（24～120克）。

【用法】上六味，以水一斗（2000毫升），煎取三升（600毫升），温服一升（200毫升），日三服。

【功效】补虚清热，和胃降逆。

【主证】胃虚呃逆，呕哕咳逆。

【应用】主治胃虚挟热呃逆证。症见呃逆不止或干呕，或神疲，或虚烦不安，舌红，苔薄黄，脉虚弱。

急慢性胃炎、膈肌痉挛、胃和十二指肠溃疡、幽门水肿、幽门不全性梗阻、混合型食管裂孔疝、重型肝炎顽固性呕吐、肾衰等临床表现符合上述主证者均可用本方加减治疗。

【提示】本方重用橘皮，加治咳逆上气、清热化痰的竹茹，以甘草、人参、大枣益气安中缓急，合治橘皮汤证呕哕剧烈而急迫者。

本方加半夏治呕哕诸逆效更好，百日咳呕哕者用之亦验。

有报道用本方治胆汁反流性食管炎、碱性反流性胃炎，加杏仁、桑叶、百部等治百日咳，加半夏、黄芪、大黄等治肾衰，加枇杷叶、半夏、麦冬等治疗重型肝炎顽固性呕吐，加旋覆花、半夏、茯苓、天麻等治风痰上扰之眩晕，合旋覆代赭汤治疗膈肌痉挛之顽固性呃逆等均获良效。

本条之呃逆证不够具体，对照橘皮汤条分析，可知其由胃中虚热上冲所致，可见虚烦不安、呼吸少气、口干呕逆、气逆致哕等症。故重用橘皮、竹茹行气清胃，用生姜降逆散饮，再佐以人参、甘草等益气和胃止呕之品而奏效。本方再加茯苓、白术，治妊娠呕吐亦佳。

橘皮汤证则属胃寒引起之呕哕。干呕和哕可以同见，亦可单见，而又兼四肢厥逆，是胃气被寒邪闭阻所致。胃失和降，挟寒邪而上逆，故成干呕或哕，中焦阳遏不达四末则厥。然此大多为一时的客寒犯胃，与命门火衰的四逆汤证不同，应予鉴别。

仲师治呃逆（哕），有寒热虚实之分。呃逆同时有腹满的，首先应辨别虚实，而大小便是重要依据。有大小便不通利的，即为实证。小便不利的，多为实热与蓄水互结、膀胱气化不行、邪气上逆所致，用五苓散、猪苓汤利小便则愈。呃逆、腹满兼大便不通者，为实热内结肠胃，腑气不通，邪气上逆，宜用调胃承气汤下之。

应用本方时要注意橘皮、竹茹、人参、生姜等的用量与调配关系，并以浓煎、少量多次服用为宜。

【经选】呕逆者，橘皮竹茹汤主之。（《金匮要略·呕吐哕下利病脉证治》第23条）

40. 茯苓饮（橘皮枳实生姜汤加人参、茯苓、白术）

【方歌】茯苓饮散水停痰，枳二参苓术各三。

姜四橘皮二两半，中虚胀满痞呆飧。

【组成】茯苓三两（10克），人参三两（10克），白术三两（10克），枳实二两（6克），橘皮二两半（8克），生姜四两（12克）。

【用法】上六味，适量水煎温服。

【功效】益气健脾，化痰散饮。

【主证】胸闷，腹胀，心下痞，纳差，小便不利。

【应用】主治中虚痰饮停聚证。症见呕吐，时泛清涎，胸痞脘闷，不能食，短气乏力，或咳唾白痰，舌淡，苔白微厚或腻，脉濡弱。

慢性胃炎、胆汁反流性食管炎、胃和十二指肠溃疡、胃下垂、慢性气管炎、慢性肝炎、慢性肾炎、冠心病轻者、妊娠恶阻等症状与上述主证相符者均可用本方加减治疗。

【提示】本方是橘枳姜汤加人参、茯苓、白术而成，治橘枳姜汤证更兼心下痞硬、小便不利或停饮甚者。

脾虚不能为胃行其津液，水饮滞留于胸膈，满而上溢，则胸痞、吐水；吐后邪去正虚，运化失司，则心胸间虚闷而不能进食。本方用茯苓淡渗利水，用人参、白术健脾益气而使痰饮不聚，用生姜、橘皮、枳实祛胃中水饮，消除痰气则能进食。

本方中的人参、白术、茯苓即四君子汤减甘草，若再加半夏，类同于六君子汤，主用于脾胃虚弱、食少乏力、消瘦、面色萎白、脉象虚弱者，亦治咳嗽多白痰、恶心呕吐、胸脘不畅者。

本方与旋覆代赭汤均属常用的治胃良方。本方证亦常有噫气，但病人以噫气为快，且大便多溏，与旋覆代赭汤证的苦于噫气不除、大便虚秘者显异。

【经选】《外台》茯苓饮：治心胸中有停痰宿水，自吐出水后，心胸间虚，气满不能食，消痰气，令能食。（《金匮要略·痰饮咳嗽病脉证并治》附方）

41. 甘麦大枣汤

【方歌】甘麦枣汤补血津，欠频哭笑附灵神。

　　　　一升小麦十枚枣，三草调和脏躁人。

【组成】甘草三两（10～30克），小麦一升（50～150克），大枣十枚（10枚）。

【用法】上三味，适量水煎温服。

【功效】养心补脾，和脏安神。

【主证】无故哭笑，呵欠频作，情难自控而体偏虚弱者。

【应用】主治心脾气血虚脏躁证。症见精神恍惚，悲伤欲哭，无由而笑，心神不定，心烦难卧，心悸不宁，呵欠频频，神疲乏力，食欲不振，大便失调，甚则言行失常，如神灵依附，舌红，苔薄白，脉细弱。

神经衰弱、内分泌失调、抑郁症、更年期综合征、癔症、精神分裂症、心律失常等临床表现符合上述主证者均可用本方加减治疗。

【提示】本方三药皆味甘缓和之品，主温中养胃健脾以生津血，故治津血虚的精神失常而急迫者。此病多由情志不舒或思虑过度所致。七情太过先伤心神，后及肝、脾、肾等脏。心主血脉，推动血行；肝主疏泄，藏血；脾主运化，为气血生化之源。心、肝、脾与气、血、精的生成、运行、输布关系密切，为直接影响情志活动的物质基础，故七情致病时心、肝、脾的症状多见，总称"脏躁"，以精神错乱、无故悲伤哭笑、欠伸频作、心烦等为特征。治此虚性脏躁主以甘麦大枣汤，方中小麦（为麦粒，不是敛汗的浮小麦）甘平，可养心安神、健脾补肺、益肾疏肝，甘草、大枣甘润，可补益心脾胃而缓肝急，三药共成使气血生化有源、诸脏气阴得补之妙方，故清代大医叶天士最赏识此方，从其病案可见。程门雪教授喜将本方与百合地黄汤合用，治神志不宁，每获殊功。据《沈氏女科辑要》记载，本方加白芍、紫石英、茯神、酸枣仁、柏子仁、当归、牡蛎、龙齿等治脏躁而见角弓反张时效果极好。

尚有报道用本方加墨旱莲、女贞子、夜交藤、茯苓、何首乌等治疗神经官能症，加柴胡、白芍治疗癔症性失音，加五味子、干地龙、僵蚕、天麻、钩藤等治疗癫痫均取得良好效果。

临床上凡精神异常而哭笑难自已者，即可用本方，妇女用本方的情况较多。小儿夜啼症用之亦多验，故不可因本方药物平常而轻视之。

【经选】妇人脏躁，喜悲伤欲哭，象如神灵所作，数欠伸，甘麦大枣汤主之。（《金匮要略·妇人杂病脉证并治》第6条）

42. 苦酒汤

【方歌】苦酒煎生夏一枚，鸡清枚入搅多回。

　　　　咽干肿痛声嘶哑，感后多言抿服需。

【组成】生半夏一枚（洗，碎如枣核大14粒，制半夏碎约15克），鸡子一枚（去黄，内上苦酒，着鸡子壳中）。

【用法】鸡蛋一枚取出蛋黄后，壳中的鸡蛋清与苦酒相搅后放入半夏粒，用刀尾环（或铁圈）捧此鸡蛋壳于火上，煎沸三次，去滓，少少含咽。不愈，连服三剂。

【功效】清热涤痰，敛疮消肿利咽。

【主证】咽干痛，或发脓肿，声音嘶哑而表证不显。

【应用】主治痰热伤咽证。症见咽干灼热痛，或咽中生疮、溃疡，或咽中痰阻，或咳吐黄白痰，声音嘶哑，语言不利，舌红，苔黄腻，脉数或滑。

急慢性咽喉炎，急性扁桃体炎，急性腮腺炎，猩红热咽痛，口腔溃疡，声带水肿，消化系统、呼吸系统、内分泌系统疾病等临床表现符合上述主证者均可用本方加减治疗。

【提示】《神农本草经》谓："半夏，辛平，主喉咽肿痛。"本方用其主治寒痰化热所致咽喉肿痛，复以苦酒（米醋）之酸敛疮疡，以鸡蛋清之润利声音，少少咽之，不但易下，且易溃患处，充分发挥药效，实治咽中疮疡、肿痛声嘶的妙法。

《伤寒论》第312条所称少阴病，并非真是少阴病，而是说病人正气本虚，病在表很快便传半表半里和里，并出现咽伤、生疮、痛以致不能语言，适合用苦酒汤治之。

本方多用于治疗外感后或多语所致之声音嘶哑。煎时可用搪瓷制品或砂锅（更好），先用米醋适量煎半夏15克约5分钟，然后加入等量鸡蛋清，变白浊即离火，放瓷碗中放凉，频频抿服，疗效很好，这是胡希恕教授的经验。

类似方鉴别：

甘草汤：可清热利咽，治邪热咽痛轻症，如一侧无肿或轻微肿之咽痛。

桔梗汤：可清热消肿，而清热解毒之力弱，治比甘草汤证略重的咽喉肿痛。

养阴清肺汤：治阴虚咽喉痛之方，对白喉有良效。

通脉四逆汤：治少阴寒证咽喉痛之方。

半夏散及汤：可通阳散结、涤痰开结，治寒邪客于咽部而痛者，多见全咽疼痛，未化脓且有表证，一般较苦酒汤证为轻。

【经选】少阴病，咽中伤，生疮，不能言语，声不出，苦酒汤主之。（《伤寒论》第312条）

43. 甘草粉蜜汤

【方歌】草粉蜜汤急胃医，二甘一粉四糖施。

吐涎腹痛时发作，蛔病胃疡效也奇。

【组成】甘草二两（20克），粉一两（15克），蜜四两

（60克）。

【用法】以水三升（600毫升），先煮甘草，取二升（400毫升），去滓，入粉、蜜搅匀，煎如薄粥，温服一升（200毫升），瘥即止（症状除即停药）。

【功效】缓急安中，杀虫止痛。

【主证】胃脘疼痛、急迫而胀满不甚。

【应用】主治蛔痛、心（胃）腹痛急证。症见脘腹急迫疼痛，时作时止，痛甚则吐清水，胀满不明显，服一般杀虫药痛不止，舌质偏红，苔白或微腻，脉洪大或弦紧。

绦虫病、钩虫病、胆道蛔虫病、蛔虫性肠梗阻、蛔虫毒素引起的精神神经症状、过敏性皮炎、支气管炎、支气管哮喘等临床表现符合上述主证者可用本方加减治疗。

【提示】方中的"粉"究竟为何物，史上颇多争议，主要有两种意见。一为米粉。《伤寒论》猪肤汤条文中有白粉一药，须炒香，本方条文亦有"煎如薄粥"之语，均似指米粉等粮食制品。后来临床诸家的实践亦证明用米粉治此痛有良效。另一说为铅粉，因铅粉能"杀三虫"，可杂于甘草、蜂蜜中诱使虫食而杀之。且铅粉有毒，用量在成人宜一次三五分（1.5克以下），故曰"瘥即止"。临床中亦有用铅粉有效的报告。笔者认为应视临床的具体情况而定，一般安蛔、解痉用米粉，取"甘以缓之"、养胃安蛔之意，若诱杀蛔虫则用铅粉为宜。临床上多有用本方治急性胃痛有效的报道，应予重视。胡希恕教授以白及粉易铅粉，即甘草20克、蜂蜜45克、白及10克治胃溃疡剧痛者甚效。

【经选】蛔虫之为病，令人吐蛔，心痛，发作有时，毒药不止，甘草粉蜜汤主之。（《金匮要略·趺蹶手指臂肿转筋阴狐疝蛔虫病脉证治》第6条）

44. 排脓汤（桔梗汤加生姜、大枣）

【方歌】排脓汤与散悬殊，一两生姜二草俱。

大枣十枚三桔梗，胸疼久病浊痰祛。

【组成】甘草二两（6～30克），桔梗三两（10～40克），生姜一两（3～15克），大枣十枚（10枚）。

【用法】上四味，水煎分两次温服。

【功效】益气扶正，托痈排脓。

【主证】咳唾浊痰或排脓血，胸胃诸痛而病久。

【应用】主治痈疮寒证，如肺痈、胃痈、喉痈等。症见脓成初溃，咯吐脓血，或咳唾浊痰，或恶寒身热，舌质微红，苔白或薄黄，脉弦滑或沉迟。

肺脓肿、大叶性肺炎、急性咽喉炎、化脓性扁桃体炎、牙周炎、糜烂性胃炎、化脓性胃炎、胃溃疡、慢性阑尾炎、慢性气管炎、心肌炎等临床表现符合上述主证者均可用本方加减治疗。

【提示】本方于桔梗汤中增加桔梗的量，以加强排脓作用，复加生姜、大枣辅助甘草安中以养正。疮痈耗人气血，排脓养正是为要法。

本方见于《金匮要略·疮痈肠痈浸淫病脉证并治》篇，但有方无证，就其方名，知为疮痈排脓而设。因其源于桔梗汤，故可参照桔梗汤证而活用。

类似方鉴别要点：

排脓散：由桔梗、芍药、枳实、鸡子黄组成，可行气活血，排脓解毒，为治疗内痈、内伤及金疮等见腹满挛痛、心烦、有脓肿而症轻者常用内服方剂。

桔梗汤：由桔梗、甘草组成，可清宣肺气、排脓解毒，主治肺痈脓热证，症见胸胁闷痛、咳吐脓痰、咽痛等。

桔梗白散：由桔梗、贝母、巴豆组成，可祛痰排脓、祛寒逐实，主治寒实结胸，症见咳而胸闷、振寒脉数、咽干不渴、时出浊唾腥臭、久吐白脓痰者，本方力大而效速，急重症多用。

排脓汤：即桔梗汤加生姜、大枣而成。桔梗、甘草清热解毒排脓，生姜、大枣调和营卫，扶正祛邪，宜用于治上中焦之疮痛，药虽平缓，但效较排脓散为急，可斟酌化裁用之。

45. 枳术汤

【方歌】枳术医盘大又坚，邪凝心下有明边。

术宜二两枳枚七，尿利胀消水饮蠲。

【组成】枳实七枚（20～70克），白术二两（8～30克）。

【用法】上二味，水煎温服。

【功效】健脾益气，化饮散结。

【主证】心下坚满而边界清楚又见小便不利。

【应用】主治脾虚气滞饮结证。症见心下坚满，状如杯盘，界线清楚，少气乏力，或胃脘疼痛，小便不利，舌淡红，苔白或腻，脉沉弦。

慢性胃炎、肝炎、肠炎、胆囊炎、胰腺炎、心肌炎，胃下垂，胆结石，胃石，柿石，心源性水肿等临床表现符合上述主证者均可用本方加减治疗。

【提示】本方以枳实行气、破结而消胀满，伍以温中逐饮利尿的白术，故治里寒水饮结聚、心下坚满而小便不利者，是气分病的另一种治法。本方证是因脾弱气滞，失于转输，致水气结聚于腹部，故心下坚，如盘如杯，或是腹部软组织水肿之类的病变，急慢性皆可见，依证用之多验。有报道用本方加柴胡、佛手、郁金等治胃下垂，加香附、白扁豆、佛手等治慢性胃炎，加麻黄、细辛、大腹皮、干姜等治心源性水肿，加槟榔、厚朴、牵牛子、桃仁等治疗术后便秘腹胀等，均取得了良好的效果。

经方大师胡希恕教授的高足冯世纶教授，曾指导其学生用本方加苍术15克，治愈一例患左下腹包块8年余的女性病人。病人包块边缘分明、质软、可移动，伴腹胀、呃逆等症，诊为太阴病兼水饮证，连服5剂而愈。（详见《经方传真》）

临床上若肠鸣腹胀明显，则枳实用量应大于白术；若腹胀痛、腹泻较明显，则白术用量应大于枳实。

【经选】心下坚，大如盘，边如旋盘，水饮所作，枳术汤主之。（《金匮要略·水气病脉证并治》第32条）

46. 瓜蒌薤白白酒汤

【方歌】瓜蒌薤白酒宽胸，短气满疼咳喘容。

薤白半升蒌一个，七升白酒痹胸通。

【组成】瓜蒌一枚（捣，30～70克），薤白半升（15～50克），白酒七升（米酒30～100毫升，或米醋100～150毫升）。

【用法】上三味，同煮取二升（600毫升），一日分三次温服。

【功效】通阳散结，行气祛痰。

【主证】胸闷、胸背痛，短气或喘息。

【应用】主治气痰瘀胸痹。症见胸痛、胸闷，气短、气喘，胸痛引背，舌淡或紫，苔白腻，脉沉弦紧或沉迟涩。

心绞痛、肺心病、风湿性心脏病、心律不齐、肋间神经痛、支气管炎、支气管哮喘、慢阻肺、胸部软组织损伤、渗出性胸膜炎、胃和十二指肠溃疡、慢性胃炎等临床表现符合上述主证者可用本方加减治疗。

【提示】瓜蒌（全瓜蒌，量少则无效）可开胸逐痰止嗽，薤白（小野蒜）味辛性温，可散结止痛，合治胸痹痛而喘息咳唾者。煎以行气活血之白酒，更使药力畅行无阻，而成治疗胸阳不振、痰阻气滞血瘀胸痹的基本方。

寸口候胸中，关脉沉而迟，则为胸中气虚。关上候心下，关上小紧弦，则为心下寒饮盛，乘虚逆逼于胸中，致喘息咳唾、胸背痛而短气，此胸痹的主要脉证，宜以瓜蒌薤白白酒汤治之。因脉只是一条，心一动则三部脉皆动，寸关尺可有形象的不同，但绝无至数的差异，若寸脉迟，关上不可能数，故本方条文中"关上小紧数"的"数"字，应是"弦"之误。《金匮要略·胸痹心痛短气病脉证治》第1条云"夫脉当取太过不及，阳（寸脉）微阴（尺脉）弦，即胸痹而痛"，亦可知"数"为"弦"之误。这是胡希恕教授的看法，应是对的，也与临床实际相合。像这样的衍文在书中每有出现，我们应以独立思考、实事求是的精神进行研究，不唯书，而唯实，才能取得科学的进步。

方中之白酒，汉时应为米酒，或为未酿成之半成品，现代临床多用高粱酒或绍兴黄酒代之，较汉时米酒纯度增高较多，其通阳的能力也为之大增而有过量之嫌，故用量宜小，临床上一般用一小杯或60毫升上下，与水同煎。切不可误认为书中白酒就是现代的白酒而大量用之。又《千金方》中白酒用为"白酨浆"，《外台秘要》引《伤寒杂病论》瓜蒌薤白白酒汤时用"白酨酒"，《说文解字》云："酨，酢浆也。"而酢浆即今之米醋，因本方证是阴邪上踞胸阳，有咳喘气逆之症，不宜用上升助逆之米酒，而用酸敛温行之米醋较为合理，故当代医家临床上多用米醋，约为150毫升，与水同煎，亦取得较好的疗效。

有临床报道用本方加丹参、赤芍、红花、川芎等治疗心绞痛，合四逆散加味治疗肋间神经痛，加赤芍、红花、延胡索、乳香、三七等治疗胸部软组织损伤等均取得良好效果。

药理研究结果表明，本方具有扩张冠状动脉、增加冠脉流量、减慢心率、减小心肌收缩力、提高动脉耐缺氧能力、抑制血小板聚集等作用。

【经选】胸痹之病，喘息咳唾，胸背痛，短气，寸口脉沉而迟，关上小紧数，瓜蒌薤白白酒汤主之。（《金匮要略·胸痹心痛短气病脉证治》第3条）

47. 瓜蒌薤白半夏汤（瓜蒌薤白白酒汤减薤白量加半夏）

【方歌】接瓜蒌薤白白酒汤方歌：

> 半升夏入平痰逆，胸背牵疼卧得松。

【组成】瓜蒌一枚（捣，30～70克），薤白三两（10～30克），半夏半升（15～50克），白酒一斗（米酒约60毫升，或米醋约180毫升）。

【用法】上四味，以水四升（800毫升），温服一升，日三服（煎取600毫升，分3次服）。

【功效】通阳散结，祛痰宽胸。

【主证】胸闷心痛、咳逆短气甚者。

【应用】主治痰盛瘀阻胸痹。症见胸痛牵引背痛、胸满难卧，卧则胸闷痛更甚，短气，或咳嗽、气喘较甚，或痰多黏而白，舌质紫黯或有瘀点，苔白或腻，脉迟。

心绞痛、肺心病、风湿性心脏病、心律不齐、肋间神经痛、胸膜炎、支气管炎、支气管哮喘、创伤性气胸、慢阻肺、高脂血症等临床表现符合上述主证者可用本方加减治疗。

【提示】本方在瓜蒌薤白白酒汤的基础上减少薤白的量，而加大温中下气、逐饮化痰的半夏的量，治瓜蒌薤白白酒汤证饮逆较甚而咳唾喘息更剧者。本方证较瓜蒌薤白白酒汤证更重，即在喘息咳唾、胸背痛、短气的胸痹主证基础上，又见心胸疼痛牵引后背、喘息咳唾以致难以平卧，其痰浊壅盛、痹阻胸阳之甚可知。

有报道用本方加丹参、三七、檀香等治疗冠心病，合四逆散及桂枝茯苓丸、三七等治疗心绞痛，加浙贝母、白芥子、乳香、没药治疗乳腺增生，加紫菀、款冬花治疗老年咳喘，加杏仁、石菖蒲、射干、紫菀等治疗慢性气管炎，加枳壳、大腹皮、葛根、丹参、金钱草等治疗慢性胆囊炎等，均取得较好疗效。

【经选】胸痹不得卧，心痛彻背者，瓜蒌薤白半夏汤主之。（《金匮要略·胸痹心痛短气病脉证治》第4条）

48. 枳实薤白桂枝汤（瓜蒌薤白白酒汤去白酒加枳实、厚朴、桂枝）

【方歌】接瓜蒌薤白白酒汤方歌：

　　　　气逆抢心胸胁痛，四枚枳朴桂一功。

【组成】枳实四枚（12～50克），厚朴四两（12～60克），薤白半斤（20～100克），桂枝一两（3～16克），瓜蒌一枚（捣，30～70克）。

【用法】上五味，适量水煎温服。

【功效】通阳行气，宽胸化痰。

【主证】瓜蒌薤白白酒汤证胸腹逆满明显者。

【应用】主治气郁痰阻胸痹。症见心中痞，胸闷，胸痛，气从腹、胁下上逆冲心，或胸痛牵引背部，或气喘，或喉中有痰，舌质紫黯有瘀点，苔白或腻，脉沉弦或涩。

心绞痛、肺心病、风湿性心脏病、心律不齐、肋间神经痛、胸膜炎、支气管炎、支气管哮喘、慢阻肺、气胸、胆囊炎、慢性胃炎、胃和十二指肠溃疡等临床表现符合上述主证者均可用本方加减治疗。

【提示】本方证是在胸痹主证的基础上，更添"心中痞气，气结在胸，胸满，胁下逆抢心"之症，病变范围已由胸部扩展到胃脘两胁，形成心胃合并证候。治疗时应视兼证的不同而分辨虚实，采取不同治法。属于实者，乃由胸阳不振、寒饮羁留、胁下阴寒之气乘虚上逆所致，其病情表现较急，临证尚可兼有腹胀、大便不畅、舌苔厚腻、脉象弦紧等症，治宜通阳开结、泄满降逆，方用枳实薤白桂枝汤。方中瓜蒌宽胸除痰，桂枝、薤白通阳宣痹，枳实消痞除满，厚朴宽中下气，诸药合用，而达通阳开结、泄满降逆之功。可知本方重于理气降逆，凡胸痹、两胁胃脘胀满气冲逆者可适证而用。

人参汤功能补中助阳。上述病证属于虚者，其病情表现较缓，常兼有四肢不温、倦怠少气、便溏、舌淡、苔白、脉弱而迟等中焦阳虚之症，治宜助中阳以培其本，方用人参汤，以人参、白术、炙甘草补中益气，干姜温中助阳，使阳气振奋，阴寒自散，痞满、胸痛诸证则可消除。

小结：仲圣治疗胸痹心痛证的辨治规律

胸痹轻症，以气塞、短气为主要表现，病机偏于饮盛、病位偏于肺的，以茯苓杏仁甘草汤宣肺化饮为主；病机偏于气滞、病位偏于胃的，则以橘枳姜汤理气通阳、和胃降逆为主。

胸痹心痛稍重者，主用瓜蒌、薤白，如瓜蒌薤白白酒汤，可治胸痹的典型证候胸背痛、喘息咳唾、脉沉迟或紧弦等。若痰饮壅盛，更见不得卧，心痛彻背，则加半夏，以增加降逆除痰之力，如瓜蒌薤白半夏汤；胸痹痞闷者多用枳实、厚朴、橘皮、生姜；饮邪重者，配用茯苓；如胸痹病势向下扩展，更见心下痞塞，胁下气逆，胸痹与心痛证候合并者，则瓜蒌、薤白与桂枝、枳实、厚朴同用，以降逆除满、温阳通气，如枳实薤白桂枝汤。

至于胸痹心痛危急重症，由于阳气衰微，阴寒痼结，症见心痛彻背、背痛彻心（心窝及背部牵引作痛），痛势剧烈而无休止，并伴四肢厥冷、面白唇青、脉象沉紧或微涩等症时，使用一般通阳散结药已难取效，仲圣则将乌头、附子、蜀椒、干姜等一派大辛大热之品集于一方，散寒止痛之力极强，并用赤石脂温摄调中、固涩敛阳，以防辛散太过，诸药合用，共奏温阳散寒、逐阴止痛之效，如乌头赤石脂丸等。

【经选】胸痹，心中痞气，气结在胸，胸满，胁下逆抢心，枳实薤白桂枝汤主之，人参汤亦主之。（《金匮要略·胸痹心痛短气病脉证治》第5条）

49. 猪苓散（五苓散减泽泻、桂枝）

【方歌】猪苓散茯术皆三，病膈饮、渴、呕、溲难。

【组成】猪苓、茯苓、白术各等分。

【用法】上三味，研为细末，饮服方寸匕（温水送服3克），日三次。

【功效】利水化饮，健脾燥湿。

【主证】呕渴而小便不利。

【应用】主治膈间停饮呕吐。症见口干多饮，饮后呕吐，吐后又渴而饮，或胸闷，膈间逆满，舌淡，苔薄白，脉沉弦。

慢性胃炎、幽门水肿、贲门炎、贲门痉挛、心律不齐、慢性肾炎、高血压、高脂血症等临床表现符合上述主证者可用本方加减治疗。

【提示】本方三味均为利水药，其中茯苓、白术健脾益气、利水渗湿，且白术能温中燥湿，猪苓则利水清热而止渴故为君药，三药合奏温中利水之功，治膈上胃中有水饮作渴而小便不利者。本方证病机属胃中停饮，脾虚饮逆。因饮停于胃，上逆胸膈而致呕吐，胃中停饮随呕吐而去，但胃阳未复，气化未行，吐后口渴，故思水欲饮。旧饮虽去而脾胃功能尚未恢复，若因思水而多饮，则新饮又生，再致呕吐而反复发作，故此时最宜以健脾利水之猪苓散治之。本方为散剂，取其分散之意，不令速荡而过，搜索残余之湿最宜。仲师立法之严谨，用药之精当，足为后学楷模。

本方与猪苓汤相比，虽同属利尿剂，但无滑石、阿胶、泽泻，故无润燥、止血、止晕之功；本方有白术，故燥湿健胃、止呕之力较强。五苓散较本方多了泽泻、桂枝，则利尿的作用更强，治太阳表证膀胱蓄水更为适宜。

临证时注意不宜让病人一次性大量饮水、服药，药宜浓煎、频服、少饮，以适应饮停呕吐之病变。

【经选】呕吐而病在膈上，后思水者，解，急与之。思水者，猪苓散主之。（《金匮要略·呕吐哕下利病脉证治》第13条）

50. 泽泻汤

【方歌】泽泻汤疗胃饮停，冒眩尿短苦不胜。

　　　　清阳上达需扶脾，泽五为君术二精。

【组成】泽泻五两（15克），白术二两（6克）。

【用法】上二味，适量水煎温服。

【功效】健脾利水，燥湿除饮。

【主证】心下停饮见眩晕、小便不利。

【应用】主治脾虚饮逆眩晕（支饮轻症）。症见头晕目眩，甚则天旋地转、恶心呕吐，或胸闷，或食少，或不能食，或四肢困重、小便不利，舌质淡胖，苔滑，脉迟或紧。

慢性胃炎、脂肪肝、梅尼埃病、糖尿病、肾小球肾炎、肾盂肾炎、中耳炎、心律失常、高血压、高脂血症、动脉硬化、术后脑积水、内分泌功能失调等临床表现符合上述主证者均可用本方加减治疗。

【提示】水饮停于心下，支撑于胸膈间，阴乘阳位，清阳之气被饮邪阻遏，不得上升于头目，故"其人苦眩冒"（苦于头重如物盖之眩晕）。其他见症尚少而轻，说明饮邪不重。方中白术、泽泻健脾行水，泽泻较白术更长于利水而治水毒性头眩冒，使浊阴去而清阳升，则眩晕自止。

本方与茯苓泽泻汤相似，后者既有茯苓、泽泻、白术祛饮利尿，又有生姜、桂枝温中降逆，另有甘草缓急，故为胃虚停饮较重而呕、渴、小便不利较甚的治剂。

胡希恕教授使用本方时常将药量加大为泽泻45克、白术18克，二者药量之比仍是5∶2，而疗效却大为提高。这也是笔者祖传常用方法之一。

【经选】心下有支饮，其人苦眩冒，泽泻汤主之。（《金匮要略·痰饮咳嗽病脉证并治》第25条）

51. 皂荚丸

【**方歌**】皂荚八两蜜作丸，梧桐子大枣汤咽。

　　　　里虚咳上气寒饮，唾浊时时坐不眠。

【**组成**】皂荚八两（刮去皮，用酥炙，24克）。

【**用法**】上一味，研细末，蜜丸如梧桐子大，以枣膏和汤服三丸，日三夜一服。（现代用法：皂荚不拘量，去子，用牛或羊乳提炼成之酥炙，再研细末，炼蜜为小丸，每服3克，枣汤送下，日二次，甚则日三夜一服。）

【**功效**】宣壅导滞，峻除顽痰。

【**主证**】里寒咳逆上气，吐浊痰难起。

【**应用**】主治痰浊壅肺寒证。症见咳嗽，气喘，时时吐浊痰，痰多黏稠难起，甚则但坐不得眠，或见胸闷痛，或大便难，舌苔滑腻，脉滑实。

肺结核，慢性支气管炎，肺炎，支气管哮喘，支气管扩张，慢阻肺，肺脓肿，肺纤维化，慢性鼻炎、鼻窦炎，慢性咽炎，过敏性、神经性皮炎等临床表现符合上述主证者可用本方加减治疗。

【**提示**】皂荚辛温，可下水利窍，涤荡顽痰，佐用枣膏以缓其峻猛，而治里虚寒饮阻肺痰多而咳逆上气者。里有痰饮故时时吐浊痰，卧则饮逆气迫而咳逆上气，呈但坐不得眠状态，宜用宣壅涤痰下气的皂荚丸治之。这是古代对肺系重症急救的效方，笔者先祖验案中亦曾有用本方成功救治的记录和对此法有效性的推荐，这在没有抗生素和祛痰解痉平喘西药的年代，应该是了不起的发明和创造，从而显示了中医药的特色和优势。即使在科学发达的今天，在新的疑难病症面前，本方仍有应用和科研的价值。

现代药理实验证实，皂荚丸有较好的祛痰、平喘、抑菌作用，皂荚中所含的三萜皂苷可刺激黏膜，反射性地促进呼吸道分泌而祛痰消炎，但镇咳作用则不够理想。

【经选】咳逆上气，时时吐唾浊，但坐不得眠，皂荚丸主之。（《金匮要略·肺痿肺痈咳嗽上气病脉证治》第7条）

52. 蜀漆散

【方歌】蜀漆常山嫩叶苗，云龙等分母前烧。

　　　寒多热少心牝阻，逐饮除痰疟疾消。

【组成】蜀漆（洗，去腥）、云母（烧二日夜）、龙骨各等分。

【用法】上三味，研为细末，疟未发前以浆水（米、面汤）送服半钱（1～2克）。温疟加蜀漆半分（2克），临发时服一钱匕（3克）。

【功效】温阳化痰，除疟安神。

【主证】疟寒多热少。

【应用】主治阳郁牝疟。症见发热恶寒，寒多热少，汗出热解，移时又作，发作有时，胸闷脘痞，神疲体倦，口中和，苔白腻，脉弦。

疟疾、猩红热、慢性支气管炎、神经衰弱、神经官能症、肾炎、类风湿性关节炎、风湿性关节炎等临床表现符合上述主证者可用本方加减治疗。

【提示】蜀漆，味辛性平，为常山的嫩枝叶苗，可引吐除饮，为截疟要药。云母，《神农本草经》谓其"味甘平，主身皮死肌，中风寒热，如在车船上，除邪气，安五脏，益子精，明目"，为补中镇静之药。龙骨，味甘性平，《神农本草经》谓其"主咳逆……小儿热气惊痫"，《名医别录》谓其"疗心腹烦满……养精神，定魂魄，安五脏"，为补中镇静之药。三药合治里虚寒饮的牝疟寒多热少、胸腹动悸或烦惊者。牝疟，是阳气被痰饮阻遏于内，不能外达肌表所致，故用蜀漆散通阳逐痰截疟。本方与牡蛎汤、柴胡桂枝干姜汤均治牝疟多寒或但寒不热者，但三方主治功能又各有侧重。本方主逐饮化痰，牡蛎汤主解表化饮，而柴胡桂枝干姜汤则主和解半表半里而祛寒饮。

本方服法强调在疟未发前两小时左右服，是实践得来的宝贵经验，应吸收运用。

蜀漆是截疟特效药，有实验证明其抗疟效价是常山的5倍，但其致吐作用亦大，可用酒或生姜汁炒热后用。

现代药理研究发现，蜀漆具有抑制疟原虫、退热、降压、抑制病毒、抗癌等作用，与云母、龙骨配合可加强上述作用。

【经选】疟多寒者，名曰牝疟，蜀漆散主之。（《金匮要略·疟病脉证并治》第5条）

53. 柏叶汤

【方歌】柏叶汤医吐衄频，马通升许柏三珍。

干姜三两艾三把，腹痛脉虚证要温。

【组成】柏叶、干姜各三两（10克），艾叶三把（15克）。

【用法】上三味，以水五升，取马通汁（马粪搅汁）一升，合煮取一升，分温再服。〔现代用法：上三味加清水约1000毫升煎取约400毫升，或以童子尿60毫升（代替马通汁）兑入，分两次温服。〕

【功效】温中止血。

【主证】吐衄下血，虚烦腹痛而脉无力。

【应用】主治阳虚出血证。症见吐血，鼻衄，龈衄，时多时少，血色淡或暗，日久不止，面色不华，神疲乏力，或烦热腹痛，口中和，舌淡，苔白润，脉虚弱或沉迟。

胃和十二指肠溃疡出血、上消化道出血、鼻腔出血、牙龈出血、上呼吸道出血、皮肤过敏、慢性支气管炎等临床表现符合上述主证者可用本方加减治疗。

【提示】柏叶凉血止血，马通汁即马粪取水化开，以布滤出之澄清液体，亦善止血，干姜温中散寒，艾叶温中止血，合而成一强有力的止血药方，但总体性偏温，宜用于寒证。又马通汁秽臭难服，可用童便或黄土汁代之，加阿胶则更佳。

《温病条辨》中焦篇寒湿条载有"独圣散"，治疗绞肠痧急痛，即用马粪瓦上焙干，以老酒冲服6～9克。据笔者祖传经验，特效。

临床应用本方时，将侧柏叶、艾叶、干姜炒炭，止血效果可加强。本方条文中的"吐血不止"，意指服诸止血药而吐血不止，多为虚寒血证，故宜本方主之。

注意对于阴虚火旺、迫血妄行的出血症，本方不宜使用。有报道用本方加党参、黑地榆、花蕊石等治疗胃溃疡出血，加西洋参治疗咳喘，加白及、仙鹤草、茜草、百合等治疗肺结核咯血等均取得较好的效果。

现代药理研究发现，本方具有缩短凝血时间、促进血小板聚集等作用。

【经选】吐血不止者，柏叶汤主之。（《金匮要略·惊悸吐衄下血胸满瘀血病脉证治》第14条）

54. 蛇床子散

【方歌】蛇床粉坐阴湿寒。

【组成】蛇床子仁适量。

【用法】上一味，研细末，以白粉（即铅粉）少许，和令相得，如枣大，绵裹内之，自然温。（现代用法：蛇床子10克、铅粉1克，共为细末，以纱裹之，分三次纳入阴道中。）

【功效】温肾燥湿，杀虫止痒。

【主证】妇人阴部寒湿肿痛，或瘙痒、下白浊。

【应用】主治寒湿下注证。症见前阴瘙痒，带下量多，色白淋漓不绝，阴中觉冷，少腹隐痛，腰膝酸软，遇寒即发，或湿疹，或湿疮，或恶寒，舌淡，苔白，脉沉迟。

淋病、真菌性阴道炎、滴虫性阴道炎、阴道溃疡、宫颈糜烂、尖锐湿疣、带下、过敏性皮炎、皮肤真菌感染、银屑病、病毒性疱疹、痔疮等临床表现符合上述主证者可用本方加减治疗。

【提示】蛇床子苦平，可温子脏、逐寒湿、疗阴中肿痒痛，铅粉可杀虫杀菌，二味研粉合成坐药，当治阴中寒湿下物或瘙痒，对今所知滴虫、真菌等引起之阴道炎有效。

有报道用本方加黄柏、地肤子、苦参、白鲜皮、生百部、龙胆草等治疗阴道炎，加苦参、薏苡仁、黄柏等治疗阴痒，加蒲公英、雄黄（少量）治疗宫颈糜烂，加土茯苓等治疗外阴水肿有良效。注意铅粉用量应少，因其毒性大，虽为外用，量亦不能大，且不能连续使用，偶用3次左右即可，以免中毒。

现代药理研究发现，蛇床子有抗阴道滴虫作用，有性激素样作用。

【经选】妇人阴寒，温阴中坐药，蛇床子散主之。（《金匮要略·妇人杂病脉证并治》第20条）

55. 诃黎勒散

【方歌】诃黎十枚煨研饮，气利寒咽咳固收。

【组成】诃黎勒（诃子）十枚。

【用法】上一味，煨，研细末，粥饮和顿服。（现代用法：诃子15～20克炒热研末，分两次，每日早晚饭时用粥汤送下3～10克。）

【功效】补气益肠胃，温涩固脱。

【主证】虚寒性腹泻、咽痛。

【应用】主治气陷寒泄证。症见下利滑脱，大便随矢气而出，久利脱肛，不能自控，或气浅、乏力、遗尿、健忘、咽痛、久咳，舌淡，苔薄白，脉弱。

胃肠神经官能症、自主神经功能紊乱、慢性咽炎、慢性肠炎、慢性支气管炎、慢性痢疾、肺气肿等临床表现符合上述主证者可用本方加减治疗。

【提示】诃黎勒即诃子，为温性收敛药，有止利、除寒作用，宜治疗里虚寒胃肠气虚、消化不良甚则气利者。

气利指下利滑脱，大便随屁而排之症，当属气虚胃肠虚寒不能固摄使然，故宜用升陷固摄之诃黎勒散治之。

《金匮要略·呕吐哕下利病脉证治》第31条所称之"下利气"为下利湿气偏胜之证，亦见下利溏泄，而兼矢气不止。在病机上看，矢气虽出于大肠，实三焦之气不能下达膀胱，不能行决渎之职，使水趋大肠，气随利失，下郁于肠中，故欲利无物、空放矢气、奔迫作响而出，为肠中气滞之证，其溏泄必是臭秽黏稠且小便短涩，治宜利小便以通阳，使大肠之气滞与水湿复返膀胱，则气利自止，此即叶天士之"通阳不在温而在利小便"之法，与诃黎勒散证之中气下陷、肠虚不固之病机大不相同，虚实迥异，应予鉴别。

注意本方毕竟偏于治标，不宜长期服用；本方药力亦较单薄，应予恰当配伍，如配黄芪、升麻、补骨脂、吴茱萸、肉豆蔻等疗效更佳。

现代药理研究发现，诃子对痢疾杆菌有较强的抑制作用，因富含鞣质，对痢疾形成的黏膜溃疡有收敛作用，还可缓解平滑肌痉挛，因而对痢疾有治疗作用。

【经选】气利，诃黎勒散主之。（《金匮要略·呕吐哕下利病脉证治》第47条）

56. 走马汤

【方歌】外台走马实寒疴，胃腹绞疼胀秘多。

　　　　巴杏二枚同捣细，热汤捻汁疴传瘥。

【组成】巴豆二枚（去皮心，熬），杏仁二枚。

【用法】上二味，以绵缠，捶令碎成粉，热汤二合（30毫升），捻取白汁饮之，当下。老小量之。通治飞尸、鬼击病。

【功效】开肺利气，温通峻下。

【主证】胃腹剧烈疼痛、大便不通呈里寒实者。

【应用】主治中恶证。症见突发心腹胀、绞痛、刺痛，大便不通，或有吐血、衄血，或有喘咳、气息急迫，或有脐绞痛上冲心胸胀满者。

肠梗阻、胆道蛔虫病、绞窄性疝、中毒性痢疾、急性传染病、疫病等临床表现符合上述主证者均可用本方加减治疗。

【提示】巴豆为温性峻下药，合以利胸通宣润肠的杏仁更能开通闭塞而得快下。本方为古代猝病暴疾胀满闭塞的急救方，适用于里阴证。其名走马者，形容其效速。

中恶，即被恶气所伤之意。恶气为古人对邪气、污浊气、怪异气等的总称，俗称之绞肠痧（干霍乱）亦包括在内。绞肠痧为臭秽恶毒之气直从口鼻入心胸，致肠胃脏腑壅塞，正气不行，故心腹胀痛、大便不通。用大毒峻猛之巴豆急攻其邪，佐杏仁利肺、大肠之气，使邪从后阴一扫而尽，即通则不痛矣。但要注意病情须确属寒实之证，老人、小孩要减量，便通即停用。若泻下不止，饮冷水一杯则定。本方条文中的中恶、飞尸、鬼击等病名，不外乎猝然发作的暴病，凡剧烈的心痛、腹胀、大便不通而无热候者，即可用本方治之，不必惑于上述病名。

现代药理研究发现，巴豆为刺激性泻药，有助于肠管运动而使梗阻解除，还具有抗菌和镇痛作用。

【经选】《外台》走马汤：治中恶，心痛，腹胀，大便不通。（《金匮要略·腹满寒疝宿食病脉证治》附方）

57. 三物备急丸

【方歌】三物黄姜巴豆同，豆丸三粒急时冲。

　　　　锥疼腹胀诸寒病，气急口噤暴实攻。

【组成】大黄、干姜、巴豆各等分。

【用法】上药各须精新等量（各取3克），先研大黄、干姜为细末，再加入巴豆细研为末，或炼蜜为丸如黄豆大，密器中贮之，莫令泄气，每服三或四丸。

【功效】攻逐寒积，通腑救急。

【主证】心腹诸暴百病，胀满猝痛，里寒实。

【应用】主治里寒实重证。症见猝然胸脘腹胀满疼痛，痛如锥刺，口噤不开而面青气急，大便不通，小便清白，或绕脐痛，或手足不温，舌淡，苔薄白或白腻，脉沉紧。

急性脑血管意外、急性脓毒血症、肠梗阻、肠胃蠕动缓慢、结肠炎、菌痢、慢性盆腔炎、慢性胆囊炎急性发作、胆囊术后综合征、慢性阑尾炎急性发作等临床表现符合上述主证者可用本方加减治疗。

【提示】巴豆为温性吐下快药，大黄可除寒热、下瘀血、破积荡肠，大黄、巴豆合用攻下至猛，伍以干姜更利于祛寒，故合治里实满无热而有寒者。凡突然发作的暴病，若心腹胀满、猝痛如锥刺，或呼吸迫促，或口噤不开，甚至假死者，均可用本方治疗。

走马汤方与本方药味虽有出入，但主治很相似。凡中风、急惊风、脚气冲心、痘疮内陷、癣疥内攻、痢疾、干霍乱及一般杂病，病势险恶迫于胸咽不得息者，均可灌服，故二方均为古代救急良方。

本方出于《千金要方》，却注明为张仲景《金匮要略》方，并得到大多数医家认同，故应属经方。

【经选】三物备急丸方……主心腹诸卒暴百病。若中恶、客忤、心腹胀满、卒痛如锥刺、气急口噤、停尸猝死者，以暖水、苦酒服大豆许三四丸，或不下，捧头起，灌令下咽，须臾当瘥；如未瘥，更与三丸，当腹中鸣，即吐下，便瘥；若口噤，亦须折齿灌之。（《金匮要略·杂疗方》第3条）

58. 桔梗白散（三物白散）

【方歌】桔梗三白桔贝三，一分巴豆散脂函。

咽疼胸满咳痰浊，寒实结胸痛吸难。

【组成】桔梗三分（9克），巴豆一分（去皮尖，熬黑，研如脂，3克），贝母三分（9克）。

【用法】上二味（桔梗、贝母）为散，纳巴豆，更于臼中杵之，与白饮（粥皮）和服。强人半钱匕（1克），羸者减之。病在膈上者必吐，在膈下者必利。不利，进热粥一杯；利不止，进冷粥一杯。

【功效】温逐寒饮，除痰散结。

【主证】胸满、胸痛、咽痛、咳唾脓浊而证属寒实。

【应用】主治寒实结胸（寒饮聚结成实结胸）证。症见胸中疼痛，短气，或心下石硬而疼痛，或从心下至少腹硬满疼痛而不可按，或咳、喘、恶寒、不大便，舌淡，苔薄白或腻，脉沉紧。

肺脓肿、肺间质纤维化、支气管炎、哮喘、渗出性胸膜炎、肺癌、肝硬化腹水、肾小球肾炎、肾病综合征等临床表现符合上述主证者可用本方加减治疗。

【提示】桔梗、贝母排脓，伍以温下的巴豆，故治痰饮凝结的寒实结胸，如肺痈、白喉及其他咽喉肿痛、痰阻胸咽或有痈肿之变，以致呼吸困难、饮食不下而无热证者。

因本方三物色俱白，故桔梗白散又称三物白散，出《外台秘要》第十卷肺痈门引张仲景《伤寒论》第141条，故有的方书名"《外台》桔梗白散"。

本方与桔梗汤都有排脓作用，但主证有虚实之别。本方证以实为主宜攻，桔梗汤证以虚为主不可攻，须细辨。

【经选】寒实结胸，无热证者，与三物小陷胸汤（注：三物小陷胸汤应是三物白散之误，因小陷胸汤治热不治寒，其必是错简，名注家章太炎曾考证其误），白散亦可服。（《伤寒论》第141条）

《外台》桔梗白散：治咳而胸闷，咽干，但无热故不渴。时出浊唾腥臭，久久吐脓如米粥者，为肺痈。（《金匮要略·肺痿

肺痈咳嗽上气病脉证治》附方）

59. 赤石脂禹余粮汤

【方歌】赤石余粮各一斤，下焦滑利久犹珍。

　　　　理中不效封肠底，急慢虚寒固脱神。

【组成】赤石脂一斤（碎，48克），禹余粮一斤（碎，48克）。

【用法】上二味，水煎温服。

【功效】涩肠固脱止利。

【主证】急慢性腹泻属虚寒证。

【应用】主治大肠滑脱。症见下利，或便脓血，利下不止，甚则日数十行，或腹痛喜按，肛门坠胀或外脱，或子宫脱垂，体困身倦，舌淡，苔薄白，脉沉。

慢性肠炎、过敏性肠炎、慢性非特异性溃疡性结肠炎、肠结核、肠易激综合征、阴道炎、子宫内膜炎、子宫脱垂等临床表现符合上述主证者可用本方加减治疗。

【提示】方中赤石脂为地层中陶土之赤色者，甘涩酸敛，可固脱止泻，为收敛吸附剂；禹余粮为黄色矿石，甘涩，可固脱止泻，为收敛药，主久利滑脱、胃肠子宫诸出血。二味皆土之精气所结，合用则涩肠止泻固脱之力颇强，善治虚寒久泻滑脱。

太阳伤寒，因误下，协热而利（黄芩、黄连药证），且心下痞硬（人参药证）利不止者，此为甘草泻心汤证，予之则利止；但医"复以他药下之"，遂转为大肠滑脱之"利不止"。此时医未注意治下焦之利，而以理中丸"理中焦"，故"利益甚"。这样连续误治伤肠，便可致滑脱产生，故急应涩肠固脱，宜赤石脂禹余粮汤。若利仍不止，则为下焦清浊不分，宜分别水谷以治之，"当利其小便"，用五苓散类方。通过对本方条文的分析，我们可加深对仲师"审证求因"原则的理解。

本方可随证加味治疗咳而遗尿的膀胱咳、咳而遗屎的大肠咳，可加高丽参治疗胎前呕哕洞泄，可合六君子汤再加旋覆花而治胎前大呕痰涎、二便不通之急症。

甘草、大枣、生姜、白术可以补中宫元气之虚，但不足以固下焦脂膏之脱，本方证利在下焦，故未可以理中之剂获效。又此证是下焦土虚而非肾阳虚，故不宜予四神丸、姜附汤之类治之。

据《中药大辞典》记载，禹余粮不宜治里热实证，孕妇忌服。

【经选】伤寒服泻药，下利不止，心下痞硬，服泻心汤已，复以他药下之，利不止，医以理中与之，利益甚。理中者，理中焦，此利在下焦，赤石脂禹余粮汤主之。复不止者，当利其小便。（《伤寒论》第159条）

60. 桃花汤

【方歌】桃花升米一斤脂，脂半煎筛法亦殊。

一两干姜除腹痛，虚寒久痢血脓宜。

【组成】赤石脂一斤（一半全煎、一半筛末，48克），干姜一两（3克），粳米一升（60克）。

【用法】上三味，以水七升（2000毫升），煮米令熟，去滓，温服七合，纳赤石脂末方寸匕（煮取600毫升，每次取约200毫升冲服赤石脂粉10克），日三服，若一服愈，余勿服。

【功效】温涩固脱。

【主证】虚寒久利或见脓血。

【应用】主治肾阳虚滑脱证。症见下利不止，或见脓血，或腹痛喜温按，小便不利，恶寒，腰酸，舌淡，苔白，脉沉细弱。

慢性结肠炎、非特异性溃疡性结肠炎、慢性痢疾、阿米巴痢疾、肠伤寒便血、消化道出血、心肌缺血、脉管炎、功能性子宫出血、带下等临床表现符合上述主证者可用本方加减治疗。

【提示】桃花汤是治疗肾阳虚衰、下焦不固而便脓血之方。少阴肾阳虚衰，则火不暖土而下利。下利日久，肾气愈伤更致肾阳不足，关门不固，大肠滑脱不禁而下利不止。阳虚气陷，脾失统摄，阴寒浊气凝聚肠中，腐败为脓，则大便下脓血。此脓血为阳败阴浊，故其色晦暗，其气腥冷不臭，无里急后重和肛门灼热感，同时伴腹痛，喜温喜按。下利日久损伤津液且小便偏走大肠，故小便不利而少。本方中赤石脂性温而涩，可固脱止利，佐干姜以温中散寒，粳米益气调中，合治少阴虚寒下利不禁、便脓血而腹痛者。

本方条文云"少阴病，下利"，即有脉微细、但欲寐之少阴证而兼下利，已为少阴太阴并病。便脓血，为下利久久不已寒湿浸渍大肠所致（久利肠黏膜浸淫脱损）。本方证无热象，应不渴而口中和。若寒多，可酌加干姜量；若脾肾阳虚、阴寒盛甚兼见脉微肢厥，可加附子，如葛洪《肘后方》中的赤石脂汤，兼五更泻者可加《内科摘要》中的四神丸；若血虚，可加阿胶；脾虚甚者，可加怀山药、白术等健脾药；消化道出血属虚寒证者，可加三七、白及、海螵蛸、艾叶、高丽参等。

本方与赤石脂禹余粮汤均治虚寒滑脱下利，本方偏于治肾阳虚，后方则偏于治脾阳虚，统摄无权，以心下痞硬、下利不止、脓血不甚、小便不利为见症。

一般脓血痢以湿热为多，病机为里热实而正气不衰，症见发热、下利、腹痛拒按、里急后重、口干渴、舌红、苔黄腻、脉数实等，常以清热凉血祛湿为治，如白头翁汤等。此时要高度注意分清寒热虚实，绝不能以桃花汤类温阳收涩药治之，否则可使热毒潜伏于体内而助纣为虐。

药理研究证明，本方能吸附细菌毒素及食物异常发酵的产物，还有抑菌、镇痛、镇静、镇吐、止血等作用。

【经选】少阴病，下利便脓血者，桃花汤主之。（《伤寒论》第306条）

少阴病，二三日至四五日，腹痛、小便不利、便脓血者，桃

花汤主之。（《伤寒论》第307条）

（二）养血利水类方

1. 当归芍药散

【方歌】当归芍药悸疼眩，三两芎归养血先。

芍药一斤泽减半，术苓四两水瘀蠲。

【组成】当归三两（10克），芍药一斤（48克），川芎三两（10克），茯苓四两（12克），白术四两（12克），泽泻半斤（24克）。

【用法】以上为散，取方寸匕（每服6克），酒和服，日三服。亦可诸药据具体情况酌量煎服，如腹不剧痛，芍药量宜减之。

【功效】养血疏肝，健脾利湿，止痛安胎。

【主证】腹痛拘急，头晕心悸，小便不利。

【应用】主治肝脾不调、气血虚弱、湿瘀阻滞证。症见脘腹疼痛，或少腹疼痛或腹中急痛，或绵绵作痛，胁肋胀痛，或阴中下血，或带下量多，饮食减退，小便不利，或足跗浮肿，大便不调，头目眩晕，情志不畅，四肢困乏，舌淡，苔薄白，脉沉弦。

习惯性流产、子宫内膜炎、慢性宫颈炎、慢性盆腔炎、慢性肝炎、慢性胃炎、肝硬化、胆囊炎、经前紧张征、妊娠腹痛、多囊卵巢综合征、子宫肌瘤、羊水过多、痤疮、黄褐斑、缺铁性贫血、营养性巨幼细胞贫血、溶血性贫血、紫癜、凝血障碍性疾病、弥散性血管内凝血等临床表现符合上述主证者可用本方加减治疗。

【提示】本方为古代治疗月经病、妊娠病及养胎的常用方。方中芍药疏肝缓急而治腹痛，当归、川芎调经血并兼补虚，茯苓、白术、泽泻利小便而逐水气健脾，诸药合治肝脾不调、血虚血瘀及水湿停滞之腹中急痛症，其人或冒眩，或心下悸，或小便不利而有血虚水盛表现。

本方含有较多的利尿药，当有眩冒、心悸和小便不利等水气病的表现。"血不利则为水"，一般慢性病往往有瘀血水毒的并发症、脑缺血导致的眩冒、贫血性高血压，用本方有效。脱肛肿痛、子宫脱垂、气不摄血之下血，补中益气治不好者，大多为血水之毒所致，用本方有速效。另外，本方合小柴胡汤治妇人月经不调、合黄芪桂枝五物汤治麻痹不仁等均有良效。本方应用之广，难以尽述。这是胡希恕教授的经验之谈。

按黄煌教授的经验，本方合桂枝茯苓丸治疗腹痛、下肢皮肤干燥、舌暗，合五苓散治口渴、小便不利浮肿，合四逆散治四肢冷、腹痛，合真武汤治水肿伴精神萎靡、脉沉细，合小柴胡汤治免疫性疾病长期迁延不愈伴抑郁，合麻黄细辛附子汤治严重恶寒、极度疲倦、脉微细，合桂枝加附子汤治浮肿伴关节疼痛、多汗均有效。

有报道本方加高丽参、丹参、水蛭治心绞痛，加木香、鸡内金、海金沙等治泌尿系统疾病，随证加减治疗眩晕、脑血管性痴呆、功能性子宫出血、流产、胎位不正、更年期综合征等都取得了良好效果。

本方去茯苓，减芍药、白术，加黄芩即为当归散，可治较本方证腹痛轻、眩冒、心悸而有烦热者。

现代药理研究发现，本方对卵巢功能有一定的改善作用，可止痛，还可促进胎盘发育、调节内分泌功能而安胎。

【经选】妇人怀娠，腹中㽲痛，当归芍药散主之。（《金匮要略·妇人妊娠病脉证并治》第5条）

妇人腹中诸疾痛，当归芍药散主之。（《金匮要略·妇人杂病脉证并治》第17条）

2. 温经汤

【方歌】温经芎芍草归人，胶桂丹姜二两珍。

半夏半升冬倍用，三黄虚带、闭、崩、妊。

【组成】吴茱萸三两（10克），当归二两（6克），川芎二两（6克），人参二两（6克），桂枝二两（6克），阿胶二两（6克），生姜二两（6克），牡丹皮二两（去心，6克），甘草二两（6克），芍药二两（6克），半夏半升（15克），麦冬一升（去心，15克）。

【用法】上十二味，以水一斗（1200毫升），煮取三升（600毫升），分温三服。亦主妇人少腹寒，久不受胎，兼取崩中去血，或月水过多及至期不来。

【功效】温经补虚，养血化瘀。

【主证】里虚寒兼血虚血瘀。

【应用】主治冲任虚寒、瘀血阻滞证。症见月经不调，或前或后，或半月再行，经血量少色紫黯，或见漏下不止，或停经不至，而见入暮发热，手心烦热，唇口干燥，少腹冷痛，受凉加重，或婚后久不受孕，或痛经，舌质暗淡或紫，脉沉或涩。

子宫、卵巢发育不良，功能性子宫出血，更年期综合征，输卵管粘连，附件炎，盆腔炎，中枢神经性闭经，子宫内膜异位症，阴道炎，习惯性流产，不孕症，慢性阑尾炎，睾丸炎，血栓闭塞性脉管炎，急性感染性多发性神经根炎，指掌角皮症，手足皲裂，黄褐斑，肿瘤等临床表现符合上述主证者可用本方加减治疗。

【提示】本方为著名的古代女科用方，经典的调经祖方与美容验方。本方既用吴茱萸汤去大枣加桂枝降逆止呕以祛胃之寒，又用麦门冬汤去大枣滋枯润燥而补胃之虚，另以四物汤去熟地黄加阿胶、牡丹皮行瘀和血以调经脉。胃为生化之本、气血之源，胃气利则津血生。本方生新祛瘀，治疗面广，善治虚瘀夹杂、寒热互见之带下、崩中、月经不调、久不受孕及一些病机相同的男科杂症。

温经汤和胶艾汤、当归芍药散的主治有相似之处，都可治疗腹痛、崩漏和月经不调，但胶艾汤证并无口唇干燥、手心烦热等虚热证，同时温经汤证也无当归芍药散证的水气表现，应予鉴别。

药理研究证明，本方能多靶点作用于下丘脑-垂体-卵巢性腺轴，并对下丘脑-垂体系统的内分泌异常具有双向调节作用，具有改善血液流变、降低血黏度、改善末梢血液循环、调理子宫及周围组织的生理效应、促进造血、镇痛等作用。

【经选】问曰：妇人年五十，所病下利数十日不止，暮即发热，少腹里急，腹满，心掌烦热，唇口干燥，何也？师曰：此病属带下。何以故？曾经半产，瘀血在少腹不去。何以知之？其证唇口干燥，故知之。当以温经汤主之。（《金匮要略·妇人杂病脉证并治》第9条）

（注："所病下利"的"利"当为"血"，以合后文义；"此病属带下"的"带下"，指崩淋下血类妇科病。）

3. 薯蓣丸

【方歌】薯蓣三十廿八草，二豉三姜百只枣。

　　　　桔茯柴胡五分匀，阿胶参入七分讨。

　　　　六分更有不参差，芎芍冬防杏术好。

　　　　豆卷桂枝曲地归，均宜十分共和捣。

　　　　蜜丸弹大酒服之，坚下百丸功可造。

　　　　风气百疾并诸虚，阴阳调节为全宝。

【组成】薯蓣三十分（90克），当归、桂枝、药曲、干地黄、豆黄卷各十分（30克），甘草二十八分（84克），人参、阿胶各七分（21克），川芎、芍药、白术、麦冬、杏仁、防风各六分（18克），柴胡、桔梗、茯苓各五分（15克），干姜三分（9克），白蔹二分（6克），大枣百枚（100枚，为膏）。

【用法】上二十一味，末之，炼蜜为丸，如弹子大，空腹酒服一丸，一百丸为剂。

【功效】健脾养血，祛风御邪。

【主证】慢性阴阳气血俱虚，营卫不调。

【应用】主治正虚兼营卫不调证。症见咳嗽痰少，心悸，气短，食欲不振，大便不畅，腰膝酸软，精神欠佳，身体困重，体重减轻，手足烦热，四肢麻木，面色不营，肌肤失泽，胸闷心烦，头晕目眩，或自汗或盗汗，或发热，恶风寒，或出汗或无汗，或口渴喜热饮，舌淡或红，苔薄白，脉弱或迟或细或沉。

肺结核、肺炎恢复期、慢性胃炎、胃和十二指肠溃疡、慢性肝炎、冠心病、心功能减退、血液病、慢性肾炎、慢性尿路感染、神经性皮炎、顽固性荨麻疹、内分泌紊乱、免疫功能低下、贫血、恶性肿瘤恢复期等临床表现符合上述主证者可用本方加减治疗。

【提示】虚劳之人，阴阳气血俱虚，体弱，易感受病邪侵袭而有风气（感受外邪、时有寒热、风眩风痹等）百疾。多为虚实夹杂、寒热并见之证。治以扶正补虚，兼祛风散邪，仲圣立薯蓣丸主之。本方重用（占总量的六分之一）平补脾肺肾三焦、益阴固精的薯蓣（山药）为君，臣以理中汤、药曲、豆卷、大枣等而健胃补中益气，开生化之源，再合四物汤、麦冬、阿胶以滋阴补血生新，协力治虚劳诸不足；另用桂枝、杏仁、柴胡、桔梗、防风、白蔹以解寒热风气之疾，可谓标本兼治、补散恰当，显示了仲圣扶正祛邪的原则和巧妙运用之具体方法，为补法的灵活运用树立了榜样。

虚劳诸不足之证属慢性虚损病，治宜丸剂以缓图。

作为古代的理虚名方、强壮剂，现代药理实验已证实本方具有强心、抗心律失常、扩张血管、提高机体耐缺氧能力、抗休克等重要作用。

本方虽然应用较少，但每有用于治疗心功能减退、老年脱肛等疑难杂症效优的临床报道。在加强预防保健工作的今天，本方是颇具开发价值的。

【经选】虚劳诸不足，风气百疾，薯蓣丸主之。（《金匮要略·血痹虚劳病脉证并治》第16条）

4. 胶艾汤（胶艾四物汤，芎归胶艾汤）

【方歌】胶艾妊娠痛阻胞，艾归三二草芎胶。

地黄六两芍需四，失血诸虚漏下抄。

【组成】川芎、阿胶、甘草各二两（6克），艾叶、当归各三两（10克），芍药四两（12克），干地黄六两（18克）。

【用法】上六味（除阿胶外），以水五升（800毫升），清酒三升（300毫升），合煮，取三升（600毫升），去滓，再烊化阿胶，温服一升（200毫升），日三服。

【功效】补血养血，调经止血安胎。

【主证】诸失血虚证而见腹中痛。

【应用】主治冲任虚损诸出血证。症见月经过多，崩漏下血，淋漓不止，质稀色淡；或妊娠胞阻，胎漏下血，腹中疼痛；或久不受孕，面色无华，头晕目眩，心悸失眠，两目干涩，舌淡，苔薄白，脉弱。

功能性子宫出血、习惯性流产、先兆流产、胎位不正、产后子宫复旧不全、产后恶露不尽、黄体功能不全、不孕症、过敏性血小板减少性紫癜、便血、胃和十二指肠溃疡出血等临床表现符合上述主证者可用本方加减治疗。

【提示】本方为治月经不调、胎前产后病之总方。妇人下血主要有以下情况：①漏下，血从阴道不断滴下；②产（小产）后下血不止；③妊娠下血，腹中痛，为胞阻（瘀血为患）。三种下血，虽病因不同，但病机皆属冲任脉虚，阴血不能内守，俱可用胶艾汤调补冲任，固经止血。本方中四物汤补血养血，阿胶养血止血，艾叶温经止血，甘草调和诸药，清（白）酒行药势，芍药、甘草相伍止痛，合而成治虚养血止血而应用颇广之效方。

有报道以本方合炮姜炭、海螵蛸等治疗先兆流产，合黄芪、炮姜炭治崩漏诸证，合白术、紫苏梗等治疗胎位不正，合大黄、三七、黄芪、黄连等治疗便血等都取得了较好的疗效。吕志杰教授用本方治疗同房时妇人阴痛出血有捷效，可供参考。

本方的应用并不限于妇人诸病，凡诸失血，属虚而腹痛者，不论男女均可用之。

注意：血分有热或癥瘕为患而致漏下不止者，本方不宜用，也不宜化裁使用。

现代药理研究发现，本方具有促进子宫收缩、排出残留物，以及消瘀、镇痛、促进新陈代谢等作用。

【经选】师曰：妇人有漏下者，有半产后因续下血都不绝者，有妊娠下血者。假令妊娠腹中痛，为胞阻，胶艾汤主之。（《金匮要略·妇人妊娠病脉证并治》第4条）

5. 当归生姜羊肉汤

【方歌】归姜羊煎三五斤，腹痛虚寒里急珍。

【组成】当归三两（10克），生姜五两（15克），羊肉一斤（48～250克）。

【用法】上三味，水煎温服，可用于食疗。

【功效】补虚养血，散寒止痛。

【主证】里虚寒，血虚，腹痛里急。

【应用】主治血虚寒疝证。症见腹痛，或胁痛，或拘急疼痛，喜温喜按，受凉加重，体羸虚弱，面色无华，手足不温，或麻木不仁，指甲不荣，舌淡，苔薄白，脉沉细弱。

慢性胃炎、慢性肝炎、胃和十二指肠溃疡、胃痉挛、老人疝痛、血小板减少性紫癜、贫血、慢性盆腔炎、慢性附件炎、闭经、不孕不育等临床表现符合上述主证者可用本方加减治疗。

【提示】本方以当归养血活血定痛，重用生姜温中散寒化滞，重用羊肉温中养正补虚，羊肉为血肉有情之品，合乎"形不足者，温之以气，精不足者，补之以味"的形精兼补原则，故本方为治血虚津枯而腹中痛之良方，亦为病后恢复或慢性虚寒腹痛食补妙剂，得到广泛应用。实热腹痛禁用本方。

现代药理研究发现，当归对子宫具有双向调节作用。其挥发性成分对子宫呈抑制作用，可使子宫收缩减弱，而非挥发性成分对子宫有兴奋作用，可使子宫收缩加强。本方还具有抗炎、镇痛、抗贫血、抗维生素E缺乏作用。

【经选】产后腹中疞痛，当归生姜羊肉汤主之，并治腹中寒疝、虚劳不足。（《金匮要略·妇人产后病脉证治》第3条）

寒疝腹中痛及胁痛里急者，当归生姜羊肉汤主之。（《金匮要略·腹满寒疝宿食病脉证治》第18条）

6. 赤小豆当归散

【方歌】豆归目赤黑眦观，小豆生芽曝令干。

豆取三升归十分，诸疮恶血痈脓端。

【组成】赤小豆三升（浸令芽出，曝干，50～500克），当归十分（10～30克）。

【用法】上二味，研细末，浆水服方寸匕（5～8克），日三服。

【功效】清热利湿，活血排脓。

【主证】诸疮有痈脓恶血。

【应用】主治湿热出血证：①湿热便血。症见大便下血，色鲜红量多，先血后便（近血），肛门坠胀，或腹痛，大便不畅或硬。②妇女湿热经血过多。③湿热毒血证。症见表情沉默，懒惰喜卧，汗出，目赤或目内外皆黯黑，或眼睑微肿或溃烂，或阴痒或阴疮溃疡或脓肿，身发红斑，小便灼热赤黄，口干苦，舌红，苔黄或腻，脉数。

贝赫切特综合征（即白塞综合征、眼-口-生殖器综合征，免疫系统疾病）、女子前阴溃疡、男子阴茎溃烂、尿路感染、前列腺增生、尖锐湿疣、渗液性皮肤病、肝脓肿、慢性阑尾炎、痔疮下血等临床表现符合上述主证者可用本方加减治疗。

【提示】赤小豆甘淡微酸，利尿祛湿热、消肿排脓血为本方君药，凡溃疡较重或有痈脓者都可选之，当归养正和血祛瘀为臣，浆水（多认为是淘米水经发酵者）酸敛为佐，共奏祛湿消痈、排脓止血之功，为治狐惑病眼目蚀疮的主治方。

狐惑病由湿热虫毒蕴结而成，临床症状以目赤、咽喉及前后二阴蚀烂为特征，伴默默欲眠、目不能闭、卧起不安、不欲饮食、恶闻食臭、面目乍赤乍黑乍白等症，治法是清热解毒、除湿排脓。其尚未成脓时，用甘草泻心汤清热解毒、化湿安中，蚀于前阴者用苦参汤外洗，蚀于后阴者用雄黄外熏，酿脓者用赤小豆当归散清热利湿、解毒排脓。

本方条文叙述的症状与现代白塞综合征眼部化脓时颇相似，有不少临床报道用本方化裁治疗该病取得较好疗效；还有医家用本方治疗肝脓肿及心源性、肾源性、营养不良性水肿等疾病也取得一定的效果。

注意赤小豆的用法，必须是"浸令芽出"者才有效。浆水有米浆水、地浆水、粟米浆水等不同说法，但以米浆水较为方便实用，临床多用。

【经选】病者脉数，无热，微烦，默默但欲卧，汗出，初得三四日，目赤如鸠眼，七八日目四眦黑，若能食者，脓已成也，赤小豆当归散主之。（《金匮要略·百合狐惑阴阳毒病脉证治》第13条）

下血，先血后便，此近血也，赤小豆当归散主之。（《金匮要略·惊悸吐衄下血胸满瘀血病脉证治》第16条）

7. 芍药甘草汤

【方歌】芍甘各四苦甘酸，胃腹肌肢等痛挛。

阳旦误投阳气烁，养筋复液即伸宽。

【组成】芍药四两（12～60克），甘草四两（炙，12～60克）。

【用法】上二味，水煎温服。

【功效】益气养血舒筋。

【主证】四肢、胃腹等处挛急疼痛。

【应用】主治气血虚筋挛痛证。症见筋脉拘急，肌肉疼痛或跳动，筋脉或关节屈伸不利，或关节活动时疼痛，胸、腹、胁、背肌肉痛及神经性疼痛或内脏平滑肌痉挛性疼痛，两目干涩，咽干，心烦，手足心热，或倦怠乏力，舌红少津，脉细弱略数。

慢性萎缩性胃炎、胃和十二指肠溃疡、胃扭转、慢性肝炎、过敏性肠炎、肠粘连、急性水肿性胰腺炎、胆石症、不宁腿综合征、腓肠肌痉挛、颜面抽搐性痉挛、三叉神经痛、带状疱疹后遗神经痛、脑卒中后肢体痉挛、先天性或萎缩性肌强直、血栓闭塞性脉管炎、血管平滑肌痉挛、血小板减少性或过敏性紫癜、支气管炎、百日咳、关节炎或关节损伤、高泌乳素血症、急性附件炎、原发性痛经等临床表现符合上述主证者可用本方加减治疗。

【提示】本方仅含普通的两味中药，却是古代解痉止痛的名方，至今仍广泛地用于多种疾病。"芍药苦平，主邪气腹痛，除血痹……益气"（《神农本草经》），其所含的芍药苷有缓解平滑肌痉挛、扩张血管壁、抑制血小板聚集等作用，而甘草"味甘平，主五脏六腑寒热邪气，坚筋骨长肌肉倍力……解毒"（《神农本草经》），两药均有解痉镇痛作用，协用则作用加强，故可治拘挛急迫诸证。

本方临床应用甚广，既治脚软无力、步行艰难（故又称"去杖汤"），又常用于胃肠道疼痛、腓肠肌痉挛性疼痛、血管收缩性头痛（对血管扩张性头痛无效），还常用于多种平滑肌痉挛性疾病，如由横膈膜肌痉挛所致之呃逆、胃痉挛引起之呕吐等，一般常规辨治无效时改用或加入本方常可收速效，特别是在加大芍药量时更明显。

芍药有白、赤两种，本方之芍药用白芍。一般芍药"白补而赤泻，白收而赤散"（成无己），应予注意。

本方尚有抗痢疾杆菌及消炎作用，古代名医张元素、李东垣用之加味治赤痢有良效，刘河间制的芍药汤是公认的治痢名方。

津不足则无以灌溉，血不足则无以养筋，本方酸甘化阴，其中芍药益气血养筋，甘草补中缓急，故服后可肌缓脚伸。临床上应注意本方证的病机为阴虚阳不和，凡四肢厥冷、脉沉迟、喜热畏寒之挛急者应禁用本方。当寒中厥阴、手足拘挛时，可用当归四逆加吴茱萸生姜汤，应予鉴别。

现代药理研究发现，本方有解痉、止痛、调节免疫等作用。

【经选】伤寒脉浮，自汗出，小便数，心烦，微恶寒，脚挛急，反与桂枝汤欲攻其表，此误也，得之便厥，咽中干，烦躁吐逆者，作甘草干姜汤与之，以复其阳。若厥愈足温者，更作芍药甘草汤与之，其脚即伸；若胃气不和谵语者，少与调胃承气汤；若重发汗，复加烧针者，四逆汤主之。（《伤寒论》第29条）

8. 芍药甘草附子汤

【方歌】芍甘各三苦甘酸，胃腹肌肢等痛挛。

　　　　阳旦误投阳气烁，养筋复液即伸宽。

　　　　一枚附入因寒也，汗后恶寒虚证观。

【组成】芍药、甘草（炙）各三两（10克），附子一枚（炮，去皮，破八片，15克）。

【用法】上三味，水煎温服。

【功效】扶阳益阴解挛。

【主证】四肢、胃腹等处挛急疼痛更见里虚寒证。

【应用】主治阴虚阳损筋急证。症见两胫或四肢关节筋脉拘急僵硬，或手足麻痹胀痛有凉感，指甲不荣，咽干淡，或胁痛，或目涩，恶寒，舌红，苔薄，脉沉微细。

萎缩性胃炎、胃和十二指肠溃疡、胃扭转、慢性肝炎、过敏性肠炎、肠粘连、水肿性胰腺炎、胆石症、胆汁淤积性肝硬化、不宁腿综合征、腓肠肌痉挛、顽固性呃逆、颜面抽搐痉挛、脑卒中后肢体痉挛、先天性或萎缩性肌强直、血栓闭塞性脉管炎、支气管哮喘、肾绞痛、关节损伤、风湿性关节炎、骨质增生、腰扭伤、糖尿病足、慢性盆腔炎、阳痿、习惯性便秘、带状疱疹后遗疼痛等临床表现符合上述主证者可用本方加减治疗。

【提示】本方为芍药甘草汤加附子，故治芍药甘草汤证而更见里虚寒者。

太阳中风病本宜用桂枝汤解肌，如反用麻黄汤发汗，或本宜小发汗反大发其汗等，均属发汗不得法，易使津液大量亡失而陷于阴证，见芍药甘草汤证而更见恶寒，知为阳亦虚，故加温阳之附子以壮之。

有报道以本方加生姜、蜈蚣、怀牛膝、蜂蜜为基础，见血虚血瘀伴麻木者加枸杞子、鸡血藤、当归，有肾虚伴腰疼者加桑寄生、杜仲、狗脊，有湿浊伴肢体沉重者加黄芪、防己、络石藤、海桐皮等治疗坐骨神经痛，以及合茯苓四逆汤治疗类风湿性关节炎等均取得较好的疗效。

类似方鉴别：

桂枝加附子汤：治表证不解兼阳虚。

芪附汤：治卫阳虚自汗。

芍药甘草附子汤：治伤寒发汗病不解而见阴虚阳损之挛痛。

有发热、头痛、脉浮紧之表证者，喜进冷食、小便黄短之里实热证者禁用本方。

【经选】发汗病不解，反恶寒者，虚故也，芍药甘草附子汤主之。（《伤寒论》第68条）

9. 酸枣仁汤

【方歌】酸枣二升先煮汤，茯知二两佐之良。

　　　　芎甘二一相调剂，不寐虚烦悸可安。

【组成】酸枣仁二升（60～180克），甘草一两（3～15克），知母二两（6～30克），茯苓二两（6～30克），川芎二两（6～30克）。

【用法】上五味，以水八升（1000毫升），先煎酸枣仁，取六升（800毫升），再下余药，煮取三升（600毫升），分温三服。

【功效】补肝益血，清热安神宁心。

【主证】血虚见心悸虚烦不寐。

【应用】主治虚劳心烦不寐。症见虚烦心悸，失眠多梦，头晕目眩，两目干涩，指甲失荣，手足烦热，或急躁、咽干、口燥，舌红，少苔，脉弦细。

神经衰弱、内分泌失调、贫血、抑郁症、焦虑症、梦游症、癔症、精神分裂症、甲亢、慢性肝炎、心动过速、心脏神经官能症、更年期综合征等临床表现符合上述主证者可用本方加减治疗。

【提示】方中酸枣仁甘酸而平，入心肝二经，可补肝血、养肝阴、安心神，功兼两脏，为君药；川芎辛温，可疏肝气益肝血，与酸枣仁配伍，一酸收一辛散，共同发挥养血调肝之效，为臣药；茯苓甘平，可助君药宁心安神，且能培土以荣木，又有苦寒之知母，可养阴清热除烦，缓和川芎之温燥，共为佐药；甘草为使药，可缓肝，调和诸药，又可助茯苓培土，达到肝虚证"酸收、苦助、甘调"之治。诸药共成治疗肝虚挟热上扰心神的妙方。

失眠的原因有多种。猪苓汤证因水郁化热上扰而致神不安，利水则宁。本方证是血虚，故养血则已。又本方证的虚烦不得眠，与栀子豉汤证形似而实非。本方证的虚烦，虽烦而无热或少热，而栀子豉汤证的虚烦，为阳明里热尚未结实的虚烦，烦而多热。又本方证确属虚证，而栀子豉汤证只是胃中不实而其人并非真虚，临床上应予细辨。

中国中医科学院首席研究员仝小林教授认为，现今酸枣仁的用量明显较小（10～20克），与原方差别较大（二升，约180克）。他在临床上治疗失眠时酸枣仁的用量常在30克以上，甚至用到120～180克，效果显著且未见任何毒性反应。可供参考。

有报道用本方加龙胆草、栀子、黄连、龙骨、牡蛎、夜交藤等治疗肝热失眠，加甲亢灵治疗甲亢失眠，加延胡索、牡丹皮、半夏等治疗室性期前收缩，加黄柏、莲子等治疗梦遗，加仙茅、淫羊藿、二至丸、百合地黄汤等治疗更年期综合征等均取得良好效果。

药理研究表明，本方有镇静、催眠、改善睡眠质量、降压、降温、抗惊厥、增强机体耐缺氧能力等作用。

【经选】虚劳，虚烦不得眠者，酸枣仁汤主之。（《金匮要略·血痹虚劳病脉证并治》第17条）

10. 红蓝花酒

【方歌】红花一两煎杯酒，身腹寒瘀定刺疼。

【组成】红蓝花一两（西红花，3～15克）。

【用法】上一味，以酒一杯（200毫升），煎减半（100毫升），顿服一半（50毫升），未止再服（50毫升）。或用白酒浸泡饮服。

【功效】调经破瘀，活血止痛。

【主证】腹痛，身疼属刺痛，痛有定处者。

【应用】主治气血郁瘀证。症见少腹胀痛，攻冲胁肋，痛如针刺，痛有定处，受凉加重，拒按，或经期延迟，经色紫黯夹血块，或痛经、闭经，舌质紫或黯，脉弦或沉涩。

中枢性痛经、闭经、月经不调，输卵管不完全性阻塞，附件炎、盆腔炎、不孕症，慢性肾炎、慢性肝炎、肝硬化、冠心病、血栓闭塞性脉管炎、风湿性心脏病等临床表现符合上述主证者可用本方加减治疗。

【提示】红蓝花即西红花，为辛温活血药。用酒煎则活血作用更强，因此本方有活血通经止痛作用。

本方条文中的"六十二种风"不详，多数医家认为没有具体所指，不过言风之致病多端、为百病之长之意，不必拘于其文而刻意求之。腹中气血刺痛是主证，红蓝花有活血止痛作用，治血气腹中痛当有效。

本方用于虚寒性、固定性、瘀血阻滞性腹痛效果较好，但常配伍补血活血药以增加疗效。

有报道用本方加益母草治疗产后恶露不尽，或化裁治疗产后腹痛、冠心病、心律不齐、播散性血管内凝血、痛经等均取得良好效果。

【经选】妇人六十二种风，及腹中血气刺痛，红蓝花酒主之。（《金匮要略·妇人杂病脉证并治》第16条）

11. 旋覆花汤

【方歌】旋花三两十四葱，新绛通行少许从。

　　　　肝著之人胸欲蹈，胸疼痞闷饮温通。

【组成】旋覆花三两（10克），葱十四茎，新绛少许（茜草，约10克）。

【用法】上三味，水煎顿服。

【功效】温通肝络，行气化瘀。

【主证】胸闷、胸痛而无热象。

【应用】主治：①肝络血瘀轻证。症见胸胁疼痛或苦闷，用手推按或捶打则疼痛缓解，遇热饮则舒；②妇人半产瘀血漏下证。症见腹痛、血漏下不止，或带紫块或带下偏赤，心烦，胸胁苦闷，舌质或紫或黯，脉弦。

慢性肝炎、肝硬化、肝癌、肝囊肿、慢性胃炎、肋间神经痛、冠心病、肺心病、产后子宫瘀血不去、产后腹痛、外伤瘀血性痛等临床表现符合上述主证者可用本方加减治疗。

【提示】旋覆花，味咸性温，主结气、胁满、惊悸，可除水、去寒热、补中、下气（《神农本草经》）、疏肝通络降逆；葱（葱白）辛温，可散寒、通络；新绛，所指不详，但多数医家认为是茜草，其活血行血、通经散结之功已为临床所公认。诸药共奏行气活络、化瘀通阳之功。

有报道用本方加当归、炒酸枣仁、合欢皮、党参、山楂、三七、陈皮、丹参等治疗冠心病并高血压，加桃仁、紫菀、郁金、当归等治疗外伤瘀血性咳嗽，加减治疗慢性肝炎、肺心病等都取得较好效果。

肝著者，气郁血结着于肝之谓。胸中痞闷为肝著之证候，其人常欲蹈其胸上。未严重时，其人只想饮温热之物，知病初期仅为中寒所致，故治以旋覆花汤。

【经选】肝著，其人常欲蹈其胸上，先未苦时，但欲饮热，旋覆花汤主之。（《金匮要略·五脏风寒积聚病脉证并治》第7条）

五、少阴病（表阴证）

　　人患病后症状反映于表，以八纲分类，其阳热实者为太阳病，其阴虚寒者为少阴病。判定少阴病主要依据的条文有《伤寒论》第7条："病有发热恶寒者，发于阳也；无热恶寒者，发于阴也。"《伤寒论》第281条："少阴之为病，脉微细，但欲寐也。"即是说，表证有两类：一者为病有发热恶寒者，发于阳为太阳病表阳证；二者为无热恶寒者，发于阴为少阴病表阴证。少阴病的主要特征除无发热恶寒，与太阳病发热恶寒显然不同外，更特出的特点是由于虚衰，脉见微细或脉浮之中更有微细之象，且精神不振，故其人但欲寐。

　　（1）因少阴主心肾二脏，司水火二气，病入少阴，每随素体偏盛偏衰而有寒化、热化的两种局面，以心肾虚衰、水火不交为主要病机。寒化证以"脉微细，但欲寐"为审证提纲，以"脉沉者，急温之，宜四逆辈"为施治原则。

　　（2）少阴病病位在表，治当汗解，因其虚寒，故少阴病以寒化证为主流。少阴寒化证常与太阳表证相兼出现，即所谓"两感证"，故可用温经发汗的麻黄细辛附子汤、麻黄附子甘草汤治之。

　　（3）少阴寒化为阴寒重症，易发展为亡阳危候，甚至出现格阳、戴阳的危象。格阳于外的治以通脉四逆汤，破阴回阳，宣通内外；戴阳于上的治以白通汤，破阴回阳，宣通上下（或兼有表证）。若格拒不入的，又当于白通汤中佐以咸苦寒凉之品以引阳入阴。少阴寒化证中，以肾阳虚而水气泛滥为主的，治以真武汤，温阳利水。以肾阳虚、寒湿浸渍经脉骨节为主的，治以附子汤，温经散寒祛湿。下利日久、滑脱不禁者，以桃花汤温而涩之。寒化证中尚有吐利、四逆、烦躁欲死者，为阳虚阴盛、浊阴上逆，可用吴茱萸汤治疗。

（4）少阴热化证以"心中烦，不得卧"的阴虚阳亢为基本证型，治以育阴清热法，黄连阿胶汤为首选方。阴虚内热兼水气内停者，则治以猪苓汤，清热利水。热化证中尚有"四逆，其人或咳或悸或小便不利，或腹中痛，或泄利下重"者，实属肝胃气滞、阳郁至厥的四逆散证，故放入少阳病篇。

（5）少阴热化证因水涸土燥，可出现少阴阴虚兼阳明里实之证，此时宜用大承气汤急下燥实以存真阴。不可因少阴病一般禁用汗、下法而犹疑不决。

（6）少阴之脉与咽喉关系密切，故仲圣将咽痛证也归于少阴病。少阴咽痛证，属虚火上炎者，治宜猪肤汤；属客热上扰者，治宜甘草汤或桔梗汤；属痰火郁结、咽伤生疮者，治宜苦酒汤；属客寒上犯者，治宜半夏散及汤。

（7）少阴主持着人体的真阴真阳，病入少阴，则非全身阳虚即全身阴虚，病情较他经病严重，故其诊断、预后十分重要。撮其要者，寒化证不外乎阳回则生，阳亡则死。至于热化证，参考后世温病学说，应是取决于阴液的存亡，阴存者可治，阴亡者预后不佳。

1. 麻黄附子甘草汤（麻黄附子汤）

【方歌】麻附甘汤证乏疲，恶寒无汗脉细微。

少阴表证二麻解，枚附温阳二草弥。

水气大时麻三两，麻黄附子又名需。

【组成】麻黄二两（去节，6克），甘草二两（炙，6克），附子一枚（炮，去皮，破八片，15克）。

【用法】以水七升（1400毫升），先煎麻黄一二沸，去上沫，纳诸药，煮取二升半（600毫升），去滓，温服八合（200毫升），日三服。

【功效】温肾、扶阳、解表。

【主证】表虚寒证见恶寒、无汗、脉微细。

【应用】主治：①太阳伤寒兼阳气不足证（少阴表阴证）。症见恶风寒，或发热，无汗，或心悸，或胸闷，或腰酸腿软，或小便清白而多，舌淡，苔薄白，脉浮而微细或沉。②心肾阳虚水气证。症见身重少气，心烦，心悸，甚则不得卧，或喘，或阴肿，舌淡，苔薄白，脉沉或迟。

上呼吸道感染、病态窦房结综合征、心动过缓、冠心病、右束支传导阻滞、心律不齐、风湿性心脏病、风湿性关节炎等临床表现符合上述主证者可用本方加减治疗。

【提示】本方是甘草麻黄汤加附子而成。炮附子温肾阳强壮祛寒，加于甘草麻黄汤中，可治甘草麻黄汤证而陷于阴证者。麻黄辛温，解散外邪，在此只取甘草麻黄汤中量的一半，是因少阴病宜微发汗之故。炙甘草补中气滋化源，故本方可温阳益气微发汗，能弥补神疲无力状态，为少阴病解表的基础方剂。与太阳病解表有甘草麻黄汤、桂枝甘草汤相类似。

体弱素虚者，若患伤寒，在表证阶段，往往发为少阴病，由于机体功能不振，表证时间很短，一般二三日后即传里而成并发呕吐、下利的太阴证。本方条文中"二三日无里证"指病未传里。当此肾阳不足而兼外邪，见发热恶寒、四肢不温、脉沉但尚未出现阳气虚衰时方可用扶阳解表法，并应抓住机会以微汗法治之。

本方证较麻黄细辛附子汤证病势较缓而正气较虚，故去细辛，以防辛散太过，加炙甘草益气和中护正而奏扶阳微解表之效。

麻黄附子汤，即麻黄附子甘草汤增麻黄量而成。此亦和桂枝去芍药加附子汤与桂枝附子汤的关系一样，均只增加药量，药味并无出入，而另立方名。不过麻黄附子甘草汤用于少阴病微发汗，麻黄用量需小，麻黄附子汤为发散水气，麻黄用量需大，不应混同。仲师辨证施治，方证对应之严谨、细致，学者当细研之。

有报道麻黄附子甘草汤加玉屏风散治疗气虚感冒、咳嗽变异性哮喘，加桔梗、薏苡仁、芦根等治疗间质性肺炎，加党参、桂枝、当归、川芎等治疗冠心病、丝虫病、象皮肿等均取得良好效果。本方临床时可随证加减，如加桂枝可解表通阳，加黄芪可固表益气，加人参可益气养阴，等等。

【经选】少阴病，得之二三日，麻黄附子甘草汤微发汗，以二三日无里证，故微发汗也。（《伤寒论》第302条）

2. 麻黄细辛附子汤（麻黄附子汤去甘草减麻黄量加细辛）

【方歌】麻黄二两细辛同，附子一枚祛饮雄。

始得少阴反发热，恶寒无汗脉沉功。

【组成】麻黄二两（去节，6克），附子一枚（炮，去皮，破八片，15克），细辛二两（6克）。

【用法】以水一斗（2000毫升），先煎麻黄，减二升（400毫升），去上沫（重要，可去毒），纳诸药，煮取三升（600毫升），去滓，分三次温服。

【功效】温补阳气，解表逐饮。

【主证】少阴病兼寒饮，见发热恶寒、无汗、头身痛、疲乏、脉沉。

【应用】主治太阳伤寒兼少阴阳虚证。症见发热，恶风寒，无汗，头痛，手足逆冷，或心悸，或胸闷，或腰酸腿软，或小便清长，舌淡，苔薄白，脉沉或沉迟。

感冒、急慢性支气管炎、支气管哮喘、暴哑、肺心病、病态窦房结综合征、心动过缓、冠心病、右束支传导阻滞、面神经麻痹、三叉神经痛、肩周炎、坐骨神经痛、类风湿性关节炎等临床表现符合上述主证者可用本方加减治疗。

【提示】本方是经典的温经散寒、解表止痛方，为麻黄附子甘草汤（麻黄附子汤减麻黄量）去甘草加细辛而成。甘草有缓急作用而对逐饮无利，细辛祛寒逐饮，故本方治麻黄附子甘草汤证有寒饮而不急迫者，是太阳少阴两感病的主方。

少阴病为阴寒表证，应以无热为常，始得之病在表，脉也不应沉，沉脉是寒饮在里的表现，故用麻黄辛散温通、附子温壮阳气、细辛温阳逐饮治之。

本方和麻黄附子甘草汤均属治少阴兼表证而无汗之剂，若自汗出，则宜用桂枝加附子汤或桂枝去芍药加附子汤等治之。

按本方条文，如果少阴病已得二三日，麻黄细辛附子汤就不可用了。因为少阴病为少阴之脏阳虚有寒，少阴病时间稍长，阳虚更甚，就应用麻黄附子甘草汤微发汗。少阴病二三日，尚无下利清谷等少阴虚寒之里证，此时可用麻黄附子甘草汤。而病始得之反发热、脉沉，为少阴阳气不足之虚寒表证，需用麻黄细辛附子汤治之。若服此两方病仍不解，且身体疼痛，就应根据《伤寒论》第96条用四逆汤来治疗。少阴外感、风邪初客的三个阶段，可依次用麻黄细辛附子汤、麻黄附子甘草汤、四逆汤治疗，体现了六经阴阳表里治疗体系的特征。

有报道本方加川芎、桂枝、丹参、炙甘草等治疗心律失常，加党参、桂枝、茯苓、桑寄生等治疗高血压，合四物汤治疗血管舒缩性头痛，合五苓散等治疗急慢性肾炎水肿，合当归芍药散等治疗月经不调浮肿，合甘姜苓术汤治疗腰部沉重痛、神疲乏力，加减治疗心动过缓、暴盲、暴聋、暴哑、水肿等均有一定的疗效。

本方三味药均有毒性，经煎煮后毒性可显著减轻，故内服只能用汤剂，且量不能过大，也不能长期使用。

现代药理实验证明，本方有抗炎、抗过敏、抗氧化、抗变态反应、镇痛等作用。

【经选】少阴病，始得之，反发热，脉沉者，麻黄细辛附子汤主之。（《伤寒论》第301条）

3. 白通汤

【方歌】参见四逆汤、通脉四逆汤、通脉四逆加猪胆汤方歌：

> 四逆附枚二草姜，脉微欲绝四肢凉。
> 身疼吐利烦多汗，救逆强心急煎尝。
> 寒甚附姜加一两，面红利谷通脉强。
> 沉衰烦厥脉微绝，猪胆还需半合襄。
> 葱四破阴白通证，心烦干呕治戴阳。
> 少阴呕利烦无脉，白通尿胆救阴阳。
> 极衰岂宜葱解表，通脉白通细思量。
> 应是表阴兼下利，太阳少阴太阴强。

注：白通加猪胆汁汤方歌合此。

【组成】葱白四茎，干姜一两（3克），附子一枚（生用，去皮，破八片，15克）。

【用法】上三味，以水三升（800毫升），煮取一升（400毫升），去滓，分温再服。

【功效】破阴回阳，宣通上下。

【主证】少阴病表证明显又见下利。

【应用】主治心肾阳虚戴阳兼表证、下利。症见心悸，心烦，怔忡，汗出，肢厥，面赤，下利清谷，精神萎靡，少腹冷痛，小便清白，唇紫，舌淡、苔白、脉沉微。

心衰、休克、心律不齐、心动过缓、急慢性肠胃炎、肝昏迷、霍乱、肠伤寒、尿毒症、眼前房积液、雷诺病等临床表现符合上述主证者可用本方化裁治疗。

【提示】葱白为辛温发汗药，配伍干姜、附子使皮肤汗出，故称"白通"。本方和麻黄附子甘草汤、麻黄细辛附子汤等同属少阴病的发汗剂。因本方可用于下利，故少阴病下利者宜用本方，而不用前二方。

既有少阴病之外证，又有下利里证，此亦少阴太阴合病、表里合病之属，宜用本方治之。

下利而有表证，为太阳病者，宜葛根汤；为少阴病者，宜白通汤。

少阴病下利比较严重，单用四逆汤还不行。四逆汤只能扶阳，不能破阴。白通汤就是去炙甘草的缓恋、加葱白的破阴而成。譬如水寒成冰，非通难破。四根葱白加之才有破阴之特性，一药一性，数千年的经验，应该尊重。

本方证的主要病机是阴盛阳虚、虚阳被格拒。临床可见手足厥逆，畏寒背冷，咽喉痛而色淡滞，下利清谷，舌苔白滑，脉微或沉伏等。若是虚阳上越，则还可见面赤如妆，这便是戴阳证。白通汤证与通脉四逆汤证均属阳气虚衰、阴盛格阳之证。白通汤善治阴寒内盛、格阳于上之戴阳证，通脉四逆汤善治阴寒内盛、格阳于外之格阳证。二者同中有异，应予细辨。

体质虚寒每于外感见下利者，如胃肠型感冒、急性传染病见下利者多可用本方治疗。

现代药理实验证明，本方有抗休克、强心、镇痛等作用。

【经选】少阴病下利，白通汤主之。（《伤寒论》第314条）

4. 白通加猪胆汁汤

【方歌】见白通汤方歌，"少阴呕利烦无脉，白通尿胆救阴阳"。

【组成】葱白四茎，干姜一两（3克），附子一枚（生用，去皮，破八片，15克），人尿五合（100毫升），猪胆汁一合（20毫升）。

【用法】上五味，以水三升（800毫升），煮取一升（300毫升），去滓，入人尿、猪胆汁，和令相得，分温再服。若无猪胆汁亦可。

【功效】破阴回阳，补益阴液。

【主证】少阴病下利，呕而烦躁。（应与通脉四逆加猪胆汤同）

【应用】主治少阴下利呕烦证。症见下利不止，四肢厥逆，干呕而烦，或面色赤，舌质淡，苔白滑润，脉微欲绝。

心衰、休克、心律不齐、心动过缓、慢性肠胃炎、肝昏迷、霍乱、肠伤寒、尿毒症、眼前房积液、雷诺病、咽峡炎、皮肤结节性红斑等临床表现符合上述主证者均可用本方加减治疗。

【提示】人尿咸寒，有解热降逆、止血、兴奋补虚等作用，猪胆汁为善治心衰的苦味兴奋药，两者同加于白通汤中，当治白通汤证呕而烦逆、阳亡阴竭者。

关于本方条文的解释，历来注家多以为是白通汤证服用阳热药后拒而不受，于是利不止，干呕而烦，其人面色赤，厥逆无脉，故宜以热因寒用的白通加猪胆汁汤治之（《素问》"从者反治"）。

初看似是，但细研并证之于临床后则觉其非。胡希恕教授认为，本方条文中的"白通加猪胆汁汤主之"应为"通脉四逆加猪胆汤主之"，是错简或传抄造成的大误。理由如下：

（1）葱白为辛温发汗药，佐以干姜、附子当更能发汗，但少阴病脉微为亡阳重证，不可发汗，这在《伤寒论》第285、286条有明训。

（2）白通汤中干姜、附子的用量不及四逆汤，更不用说通脉四逆汤了，故说白通加猪胆汁汤温中逐寒的作用较上二方大而用于阴寒极证无道理，况还加有苦甘寒的猪胆汁和人尿。

（3）白通汤是发汗剂，主少阴病下利，其人当然是脉不微的，若误用，则不但利不止，更必致厥逆无脉、干呕烦的虚脱坏证，此结果正是仲师郑重指出的不能用该方的理由。

（4）厥逆无脉，用通脉四逆汤是最好的治法。"少阴病，下利，白通汤主之"，其人当为下利而同时有少阴病外证者，即所谓表里合病者。厥逆无脉时，应以通脉四逆加猪胆汤为治，服药后若脉暴出乃烛欲息而焰反高之凶兆，故主死，脉微续者生。

（5）下利清谷、四肢厥冷、脉微欲绝等阴寒重证，无一用葱白，也无四逆汤、通脉四逆汤等加葱白治上证者。葱白通阳，即通津液以致汗，名之白通汤即取此意，用白通类方是不应忽视其发汗作用的。故《伤寒论》第315条方证应用通脉四逆加猪胆汤而不是白通加猪胆汁汤。

少阴病下利不但伤阳，而且伤阴。干呕、心烦、厥逆、无脉，是阴虚了，此时仅用附子、干姜、葱白也是不全面的。猪胆汁和人尿是生物体的代谢物质，能补体液且比植物药吸收快。本方证不是单纯的格拒问题，还有阴阳并虚的问题，因此通脉四逆加猪胆汤是符合此病机的。

本方用法中说没有猪胆汁的话，光用尿（童子尿最好）亦可。实践证明还是有猪胆汁最好。程门雪教授曾救治几个因吃螃蟹而腹泻不止、手足厥逆的病人，结果用了猪胆汁的均救活了，没用猪胆汁的均无效。实践是检验真理的标准，此报道应引起足够的重视。

有报道用本方加柿蒂、肉桂治疗呃逆，加当归、细辛、全蝎治疗双手震颤等均取得良效。

药理实验证明，本方有强心、收缩血管、升血压的作用。

【经选】少阴病，下利，脉微者，与白通汤；利不止、厥逆无脉、干呕、烦者，白通加猪胆汁汤主之。服汤，脉暴出者死，微续者生。（《伤寒论》第315条）

5. 桂枝去芍药加麻黄细辛附子汤（桂枝去芍药加麻辛附子汤）

【方歌】桂姜草枣麻辛附，逆冷恶寒身痛方。

三两桂姜枣十二，辛甘麻二附枚当。

【组成】桂枝三两（10克），生姜三两（10克），麻黄二两（6克），甘草二两（6克），细辛二两（6克），大枣十二枚（12枚），附子一枚（炮，15克）。

【用法】上七味，以水七升（1200毫升），入麻黄，去上沫，纳诸药，煎取二升（400毫升），分温三服（每服200毫升，早、晚饭后半小时各温服一次）。

【功效】温经通阳，宣散水气。

【主证】手足逆冷、恶寒、身痛。

【应用】主治阳虚饮结寒凝证。症见心下坚硬，按之有物如盘状，且坚硬、界线清楚，或水肿，恶寒无汗，四肢厥逆，骨节疼痛，腹胀肠鸣，或腹中有水气，口渴不欲饮，小便不利，舌淡，苔白而滑腻，脉沉紧。

慢性胃炎、肝硬化腹水、慢性胆囊炎、慢性胰腺炎、肺心病、哮喘、肾小球肾炎、肾病综合征、病毒性心肌炎、风湿性关节炎、肾下垂、子宫脱垂、胃癌等临床表现符合上述主证者可用本方加减治疗。

【提示】本方为桂枝去芍药汤与麻黄细辛附子汤之合方，故治二方的合证。

本方条文有颇多争议。《医宗金鉴》认为"气分以下十六字，当是衍文，观心下坚之本条自知（即枳术汤条）。桂枝去芍药加麻黄细辛附子汤主之十五字，当在上条气分之下，义始相属，正是气分之治法，必是错简在此"，这是可信的，胡希恕教授亦颇赞同，并说此条文词义令人费解，但根据对气分的描述，实质是外有手足逆冷、身冷骨痛、恶寒、麻痹，内有腹满肠鸣相逐、气转膀胱，这些不外是营卫外虚、寒邪里客，以致痹痛胀满，即桂枝去芍药汤证（芍药性苦微寒，不利于该证）和麻黄细辛附子汤证的合证，这解释是合理的。

本方证以阳微寒凝、水饮积留于心下为主要病机，与鼓胀略同。鼓胀为肝、脾、肾功能失调导致气滞、血瘀、水结，积于腹内而成，以心腹大满为主要表现。临床家每用本方化裁治疗而获效，是经方辛甘温通阳化气利水而显功，时医袭用枳实、厚朴、木香、砂仁类则效差而工拙，悬殊可见。按刘渡舟教授之经验，凡是大便溏薄下利，若脉弦或沉，腹满以心下为界者，用本方必验；腹胀而两胁痞坚者，则用柴胡桂枝干姜汤，其效为捷；腹胀居中且利益甚者，用理中汤，服至腹中热时，其胀立消；若少腹胀甚，尿少而欲出不能，则用真武汤，附子可加大量，则尿常出而胀消。此为刘渡舟教授从上、中、下消胀以治肝硬化腹水之法，是经方活用之范例，值得我们学习。

【经选】气分，心下坚大如盘，边如旋杯，水饮所作，桂枝去芍药加麻辛附子汤主之。（《金匮要略·水气病脉证并治》第31条）

6. 桂枝芍药知母汤

【方歌】桂芍知防四两随，术同姜五痛尫羸。

表虚寒、短、眩、冲、肿，附子麻甘二两枚。

【组成】桂枝四两（12克），芍药四两（12克），知母四两（12克），防风四两（12克），白术五两（15克），生姜五两（15克），附子二枚（炮，20～30克），甘草二两（炙，6～10克），麻黄二两（6克）。

【用法】上九味，以水七升（1400毫升），煮取二升，温服七合（先煎附子为1000毫升，后加入诸药同煎为400毫升，分早、晚两次温服）。

【功效】温经散寒，祛风除湿，养阴清热。

【主证】关节肿痛、表虚寒明显。

【应用】主治阳虚热郁痹病。症见肢节疼痛，关节肿大变形，受凉加重，两脚肿胀，麻木不仁，身体瘦弱，或头晕短气，或恶心欲吐，或关节欲脱，或心烦，或口干，舌淡白或尖红，苔薄白或薄黄，脉弦细弱。

风湿性关节炎、类风湿性关节炎、坐骨神经痛、骨质增生、脉管炎、关节型银屑病、肩周炎、慢性椎间盘源性腰腿痛、痛风、梨状肌损伤、紧张性头痛、膝关节滑膜炎、膝关节积液、股骨头坏死等临床表现符合上述主证者可用本方加减治疗。

【提示】本方证以历节病日久，正虚风寒湿邪阻滞、化热伤阴、肝肾不足为主要病机，故用桂枝汤增桂枝、生姜量，去大枣（性壅滞邪）加味而成。加麻黄、防风旨在发汗解表并合而治呕逆，加白术、附子功在利湿祛寒除痹，佐知母以清解郁热、养阴消肿，佐芍药（白芍）则可疏肝益血，使以甘草可益气缓急和药，诸药合成此功能多样、疗效显著、古今常用的以慢性、人瘦弱、关节肿大变形为特征的关节炎专方。

赵锡武教授认为类风湿性关节炎多属中医的历节、肾痹范畴，现代多谓不治，但他常用本方化裁（如加虫类药等）而治愈多人。

有报道用本方化裁治疗肺心病并心衰，化裁治疗结缔组织病，加虎杖、桑枝、鸡血藤、牛膝、当归等治疗血管炎均获良效，可供参考。

药理研究证明，本方有肾上腺皮质激素样作用，可以抗风湿性、类风湿性关节炎，还有发汗、解热、镇痛等作用。

【经选】诸肢节疼痛、身体尪羸，脚肿如脱，头眩短气，温温欲吐，桂枝芍药知母汤主之。（《金匮要略·中风历节病脉证并治》第8条）

7. 桂枝加附子汤（桂枝汤加附子）

【方歌】桂枝加附表阴珍，肢急疼愁屈与伸。

汗漏尿难风又恶，桂枝加附一枚温。

【组成】桂枝三两（去皮，10克），芍药三两（10克），甘草二两（炙，6克），生姜三两（10克），大枣十二枚（擘，12枚），附子一枚（炮，去皮，破八片，15克）。

【用法】上六味，以水七升（1400毫升），煮取三升（600毫升），去滓，分三次温服。

【功效】调和营卫，扶阳固表。

【主证】桂枝汤证更见恶寒、关节痛、小便难、四肢微急。

【应用】主治表阳虚证（太阳中风兼阳虚漏汗）。症见汗出如漏不止，恶风，小便困难，四肢微急（轻微拘急），难以屈伸，或心悸，或怔忡，或烦躁，或肢厥，或胸闷、气短，舌质淡，苔薄白或白润，脉浮大而虚或弱。

感冒、风湿性关节炎、类风湿性关节炎、糖尿病性神经痛、坐骨神经痛、骨质增生、风湿性心脏病、冠心病、心律不齐、血栓闭塞性脉管炎、心绞痛、心肌梗死、室性期前收缩、休克等临床表现符合上述主证者可用本方加减治疗。

【提示】附子辛温，为强力的温中、祛寒、逐湿药，尚有兴奋、振兴代谢机能的作用，凡陷于阴证者，无论表里证，均宜用之。桂枝汤是治太阳表虚证之方，如陷入表阴证即少阴病，即应加附子以温阳解表，即桂枝加附子汤为治桂枝汤证变为少阴病者之方。

误汗可使汗出似漏而不止，其人恶风，或因桂枝汤证未解，或因已陷入阴证。小便难，是因汗漏不止、体液大量亡失而成；四肢微拘急，亦是津液亡失、筋肌失润的极虚之候；心悸、肢厥等，都属误治所致，使太阳表虚证未解而陷入少阴病，本方为少阴发汗剂，故以本方治之。

不因误治而见本方证者，临床更多见，如妇人产后或素体阳虚漏汗、急慢性风湿性关节炎等，故本方又被称为固表回阳止痛上剂。

临床上见汗多、心悸者，加龙骨、牡蛎、炙黄芪；更年期汗多、关节冷痛者，加当归、淫羊藿、仙茅、巴戟天、细辛等；心肌梗死见汗出、胸痛者，加川芎、葛根、高丽参等；崩漏则加阿胶、马钱子、怀山药、艾叶等。

现代药理实验研究证明，本方具解热、镇痛、抗炎、镇静、利尿、强心、提高机体免疫力等作用。

【经选】太阳病，发汗，遂漏不止，其人恶风，小便难，四肢微急，难以屈伸者，桂枝加附子汤主之。（《伤寒论》第20条）

8. 乌头汤

【方歌】乌头历节痛难伸，五粒川乌蜜二斤。

　　　　芍草麻芪三两共，表阴肢厥脚气珍。

【组成】麻黄三两（10克），芍药三两（10克），黄芪三两（10克），甘草三两（炙，10克），川乌五枚（10～25克，以蜜400毫升，加水200毫升，煎为200毫升，即出川乌）。

【用法】除川乌外，余四味切碎，以水三升（600毫升），煮取一升（300毫升），去滓，纳蜜煎中更煎之（合上川乌蜜煎剂200毫升，再煎取250毫升），服七合（140毫升），不知，（明旦）尽服之。

【功效】温经祛寒，除湿止痛。

【主证】关节痛甚，屈伸不利，四肢厥冷。

【应用】主治寒湿痹病。症见多处关节剧烈疼痛，屈伸不利，少气身倦，嗜卧，畏寒喜热，舌苔薄白或白润，脉沉弦或沉紧。

风湿性关节炎、类风湿性关节炎、骨质增生、坐骨神经痛、腰椎间盘突出、神经性头痛、椎管狭窄等临床表现符合上述主证者可用本方加减治疗。

【提示】川乌为毛茛科植物乌头的主根，如系独根称天雄，旁生的子根则为附子。川乌祛风除寒湿的作用较附子为强，用之得当，每获捷效。其主要成分为乌头碱，口服乌头碱0.2毫克即可发生中毒反应，2～4毫克即可致死。据2020年版《中国药典》的规定，制川乌、制草乌的常用量各为1.5～3克，二者合用亦不能超过3克。临床报告的有效用量多为3～10克，亦有用至30克左右的（可出现瞑眩如醉之中病现象），但必须炮制得法。仲师用川乌者凡5方：3方为煎剂，皆生用，不可咬咀（不可用牙嚼碎），以免中毒，均以蜜久煎之；2方为丸剂，均炮制后以蜜为丸。服法：大乌头煎，"强人服七合，弱人服五合，不瘥，明日更服，不可一日再服"；乌头桂枝汤，"初服二合，不知，即服三合，又不知复加之五合"，先从小剂量服起，无效再逐增剂量，还要间隔服之，并须详告患家，足见谨慎之至。

如服本方后出现唇舌麻木、呼吸心跳加快、脉有间歇甚至昏眩吐泻者，为乌头碱中毒，应予服蜂蜜、甘草等解毒剂，同时转有条件的医院抢救。本方为治寒湿历节之正方。"寒湿之邪，非麻黄、乌头不能去，而病在筋骨，又非如皮毛之邪，可一汗而散者，故以黄芪之补，白芍之收，甘草之缓，以牵制二物，俾得深入而去留邪"（《金匮要略心典》），可谓分析中肯。历节，为一身关节俱痛之病，以致不可屈伸，为风寒湿困表，是外虚寒重的少阴病，与正虚寒重的脚气病同属表阴寒重证，故可同用乌头汤治之。

本方乃大乌头煎与麻黄甘草汤加味的合方，适用于以下诸病：①历节病，疼痛不可屈伸者；②脚气病，疼痛不可屈伸者；③寒疝腹中绞痛、阴缩，手足厥冷兼有外邪，身拘急不能转侧者。本方较专治寒疝证的大乌头煎适用范围更广。

有报道以本方加鸡血藤、地龙、当归等治疗小儿风湿舞蹈病，用本方化裁治疗变应性亚败血症、体位性低血压、腓肠肌痉挛、偏头痛等均取得一定的疗效。

药理研究表明，本方有镇痛、抗炎、抗风湿等作用。

【经选】病历节，不可屈伸，疼痛，乌头汤主之。（《金匮要略·中风历节病脉证并治》第10条）

乌头汤方：治脚气疼痛，不可屈伸。（《金匮要略·中风历节病脉证并治》第11条）

《外台》乌头汤：治寒疝腹中绞痛，贼风入攻五脏，拘急不得转侧，发作有时，使人阴缩，手足厥逆。（《金匮要略·腹满寒疝宿食病脉证治》附方）

9. 乌头桂枝汤（大乌头煎合桂枝汤）

【方歌】乌头历节痛难伸，五粒川乌蜜二斤。

芍草麻芪三两共，表阴肢厥脚气珍。

身疼腹痛肢麻甚，乌桂合方寒疝神。

【组成】即大乌头煎与桂枝汤合方。

【用法】乌头大者五枚（熬，去皮，不切片，10～25克），以水三杯（600毫升），煮取一杯，去滓，纳蜜二杯（汉秤二斤，约400毫升），煎令水气尽，取一杯（200毫升）。以桂枝汤半杯解（溶解）之，得一杯后，初服五分之一杯（40毫升），不知，次日渐加（60毫升），又不知，次日复加至半杯（100毫升），其知者，如醉状，得吐者，为中病（瞑眩状态）。

【功效】祛寒止痛，解肌散邪。

【主证】腹中冷痛，肢厥，出冷汗伴身痛、恶寒头痛，为大乌头煎证与桂枝汤证并见者。

【应用】主治脘腹寒疝兼太阳中风证。症见发热，恶寒，汗出，身疼痛，或头痛，寒疝腹痛，手足逆冷或不仁，或呕吐，或不能食，舌淡，苔薄白，脉弦紧。

重感冒、流行性感冒、胃肠型感冒、支气管炎、慢性肠胃炎、胃和十二指肠溃疡、慢性胆囊炎、肠胃痉挛、慢性非特异性溃疡性结肠炎、慢性盆腔炎、慢性附件炎、风湿性关节炎、强直性脊柱炎、变应性亚败血症等临床表现符合上述主证者可用本方加减治疗。

【提示】乌头桂枝汤方中仅举乌头名，未言枚数，《千金要方》载"秋干乌头实中者五枚"，《医心方》也作"五枚"，应是。因其有效量和中毒量很接近，故应高度重视其制法和服法，关键在于"以知为度"。腹中痛、逆冷、手足不仁，此疝之寒甚于里；身疼痛、关节痛甚、头痛，为更兼外邪，故应将本方证列入少阴病表阴证（脘腹寒积兼太阳中风证）。寒疝，是专指阴寒内盛而以腹中拘急疼痛为主证的疾病。其性质属寒，受寒易诱发，有发作性的特点，发则脐腹部剧痛，伴恶寒，肢冷或出冷汗，脉弦紧或沉紧，与现代的膀胱、小肠疝气不同。大乌头煎、乌头汤、乌头桂枝汤皆以乌头为主药。若只寒气内盛，腹中绕脐痛，为大乌头煎证；若兼外邪，有汗者用乌头桂枝汤，无汗者用乌头汤。

有报道用本方加薏苡仁、威灵仙、土茯苓、防己等治疗强直性脊柱炎，合当归生姜羊肉汤治疗睾丸硬肿剧痛，合当归四逆加吴茱萸生姜汤等治疗寒湿性腹剧痛、风湿性关节炎剧痛等有良效。

【经选】寒疝，腹中痛，逆冷，手足不仁，若身疼痛，灸、刺、诸药不能治，抵当乌头桂枝汤主之。（《金匮要略·腹满寒疝宿食病脉证治》第19条）

10. 桂枝去芍药加附子汤（桂枝汤去芍药加附子）

【方歌】桂枝去芍义何居，胸闷阴弥寸浮需。

若见恶寒脉微细，更加附子一枚俱。

【组成】桂枝三两（去皮，10克），生姜三两（10克），甘草二两（炙，6克），大枣十二枚（擘，12枚），附子一枚（炮，去皮，15克）。

【用法】上五味，以水七升（1500毫升），微火煮取三升（600毫升），去滓，均分三次温服。

【功效】解肌祛风，温补阳气。

【主证】桂枝去芍药汤证（桂枝汤证见寸脉独浮、胸满）又见脉细、恶寒明显。

【应用】主治太阳中风兼胸阳虚证。症见发热，恶风寒，汗出，头痛，胸闷，气短，心悸，舌淡，苔薄白，脉细弱。

肺心病、冠心病、风湿性心脏病、病毒性心肌炎、心律缓慢、体虚型感冒、妇女产后贫血、慢性胃炎、慢性肝炎、慢性胆囊炎、慢性支气管炎、过敏性皮炎、神经性皮炎等临床表现符合上述主证者可用本方加减治疗。

【提示】本方是桂枝汤去芍药加附子而成。去芍药之凉，增附子之温，则温散祛寒解表力量加强，尤其是附子有温阳兴奋作用，更有助于扶正祛邪。故本方适用于桂枝去芍药汤证而陷于少阴病者。

桂枝汤证更见脉微、恶寒，说明病已由阳证变为阴证，即由太阳病变为少阴病，故由本方主治。

太阳病误下，出现胸闷、恶寒、脉微等阳气损伤证候时，不但不可以用芍药，还须加附子以回阳。

本方证常见于急性病后期或慢性病中，以风湿和类风湿性病常见。寒与湿密不可分，有寒往往有湿，故治疗时往往需要加茯苓、白术、苍术等，以祛寒湿。

煎煮本方药时须先煮附子30分钟以上，以减少附子之毒性。

《伤寒论》第22条中的"若微恶寒者"应为"若脉微，恶寒者"，应是脱简了一"脉"字，否则加附子便理由不足了。

【经选】太阳病，下之后，脉促胸满者，桂枝去芍药汤主之。（《伤寒论》第21条）

若（脉）微，恶寒者，桂枝去芍药加附子汤主之。（《伤寒

论》第22条）

11. 桂枝附子汤

【方歌】桂枝去芍义何居，胸闷阴弥要急除。

若见恶寒脉微细，更加附子三枚俱。

附三桂四名枝附，量变药同风湿虚。

【组成】桂枝四两（去皮，12克），附子三枚（炮，去皮，破八片，30~45克），生姜三两（切，10克），甘草二两（炙，10克），大枣十二枚（擘，12枚）。

【用法】上五味，以水六升（1800毫升，先煎附子两小时，余四味后入），煎取二升（600毫升），去滓，分温三服（平均分成三份，分别于早、午、晚温服）。

【功效】温阳通经，祛风散寒，除湿止痛。

【主证】虚寒性关节痛，风湿痹痛属虚寒者。

【应用】主治阳虚肌痹病。症见身体骨节肌肉疼痛，烦躁不宁，不能自行转动翻身，受凉加重，不呕，不渴，大便溏，小便不利，或下肢水肿，舌淡，脉浮虚而涩。

风湿性关节炎、类风湿性关节炎、骨性关节炎、糖尿病神经病变、坐骨神经痛、骨质增生、慢性前列腺炎、冠心病、慢性荨麻疹等临床表现符合上述主证者可用本方加减治疗。

【提示】本方即桂枝去芍药加附子汤的变方，药物种数没有变，但桂枝和附子的量增加了。桂枝善利关节，附子善除湿痹，增加两者药量，则全方更专于治疗风湿关节痛，故改名为桂枝附子汤，以表明与桂枝去芍药加附子汤有别。前者附子量大，散寒止痛力强，用于风湿相搏之身体痛烦证；后者附子量小，用于胸阳不振、表邪不解而脉速胸满恶寒证。如此药味相同、药量变异，而功能、方名改变的经方尚有多首，如麻黄附子汤、厚朴三物汤等，足见仲师立法用药之精准，学者当细品。

至于桂枝加附子汤，则是桂枝汤加附子而成，与上二方均属治表阴证方，长于治桂枝汤证而变为少阴病者，症见恶寒、关节痛、小便难、四肢微急等，亦当细辨。

附子有毒，如用炮附子，其量大于15克时，宜先煎30～60分钟。以后每增加10克，先煎时间应递增30分钟以上。

本方条文中"小便自利"宜作"小便频数"解，茯苓、白术等利尿药与附子为伍可治虚衰的小便失禁。本条所述即由于小便失于收摄而自利，水分被夺，大便因而难。

【经选】伤寒八九日，风湿相搏，身体疼烦，不能自转侧，不呕，不渴，脉浮虚而涩者，桂枝附子汤主之。若其人大便硬，小便自利者，去桂加白术汤主之。（《伤寒论》第174条）

12. 桂枝附子去桂加白术汤（去桂加白术汤，白术附子汤）

【方歌】桂枝去芍义何居，胸满阴弥要急除。

若见恶寒脉微细，更加附子一枚俱。

附三桂四名枝附，量变药同风湿虚。

便硬尿频宜去桂，疼烦难转术四需。

【组成】附子三枚（炮，去皮，破，30～45克），白术四两（12克），生姜三两（切，10克），甘草二两（炙，10克），大枣十二枚（擘，12枚）。

【用法】上五味，以水八升（1600毫升），煮取三升（600毫升），去滓，分温三服。初一服，其人身如痹，半日许复服之，三服都尽。其人如冒（眩晕）状，勿怪。此以附子、白术并走皮内，逐水气未得除，故使之耳。法当加桂枝四两（12克），此本一方二法。以大便硬，小便自利，去桂也；以大便不硬，小便不利，当加桂。附子三枚，恐多也，虚弱家及产妇，宜减服之。

【功效】温经散寒，健脾除湿。

【主证】桂枝附子汤证无气上冲而小便频数、大便偏干。

【应用】主治阳虚肌痹偏湿证。症见身体骨肌烦痛、沉重不能自转侧，受凉加重，大便硬，小便频数，不呕，不渴，舌淡，脉浮虚而涩。

风湿性关节炎、类风湿性关节炎、坐骨神经痛、肌肉风湿病、老年骨性关节炎、骨质增生、慢性胃炎、慢性结肠炎等临床表现符合上述主证者可用本方加减治疗。

【提示】方中附子温经助阳，散寒止痛，白术健脾润肠（炒则燥湿），两者同用，逐寒湿最强；生姜、大枣调营卫，甘草和中解毒，共用以治寒湿偏胜、痹着肌肉为主的阳虚肌痹病。

白术、附子配伍，还可治小便频数（本方条文中的"小便自利"宜作"小便频数"解）和大便硬。小便频数、大便硬是津液伤于里之征，不宜再用桂枝发汗伤阴。大量白术可生津润肠，这是众多临床家总结的经验，与现代药理证明的"白术有使胃肠分泌旺盛、蠕动增加"的结论是吻合的。因此，桂枝附子汤去桂枝代之以白术可治桂枝附子汤证大便硬而小便利、气上冲（桂枝平冲而促膀胱气化）不明显者。

桂枝附子汤证为少阴太阴合病而表证明显者，故用桂枝、生姜解表；本方证为少阴太阴合病而表证轻、里证重，故只用生姜解表，此是本方与桂枝附子汤的不同之处。

【经选】伤寒八九日，风湿相搏，身体疼烦，不能自转侧，不呕，不渴，脉浮虚而涩者，桂枝附子汤主之。若其人大便硬，小便自利者，去桂加白术汤主之。（《伤寒论》第174条）

13. 甘草附子汤

【方歌】草附汤甘术二精，桂枝四两表虚明。

恶风汗出气尿短，节肿疼烦近也惊。

【组成】甘草二两（炙，6～10克），附子二枚（炮，去皮，破八片，20～30克），白术二两（6～10克），桂枝四两（去皮，12克）。

【用法】上四味，以水六升（1200毫升），煮取三升（600

毫升），去滓，温服一升（200毫升），日三服。初服，得微汗则解，能食，汗止，复烦者，将服五合（100毫升），恐一升多者，宜服六七合（120～140毫升）为始。

【功效】缓祛风湿，散寒止痛。

【主证】表虚寒证见关节疼痛、汗出恶风、小便不利。

【应用】主治阳虚骨痹病。症见骨节疼痛，掣痛不得屈伸，近之则痛剧，受凉加剧，恶风不欲去衣，汗出，短气，小便不利，或身微肿，舌淡，苔薄白或白润，脉沉弱或沉细涩。

风湿性关节炎、类风湿性关节炎、坐骨神经痛、骨质增生、骨质疏松、老年骨性关节炎、慢性胃炎、慢性结肠炎、慢性支气管炎、过敏性鼻炎、冠心病等临床表现符合上述主证者可用本方加减治疗。

【提示】本方即桂枝甘草汤加白术、附子。附子温经散寒，白术健脾运湿，桂枝通阳祛风；方名冠以甘草，取其益气和中，可使峻烈之剂缓慢发挥作用，以祛除深入骨间之寒湿。

掣痛，形容快速的抽痛；近之则痛剧，是说以手触近，即感疼痛加剧，形容疼痛的敏感性。因此本方证较前之桂枝附子汤证剧烈且急迫。本方证中，因水气上冲，故短气而小便不利；汗出恶风，是病还在表，但"恶风不欲去衣"说明病为少阴病表阴证，"身微肿"说明表虚寒湿俱重，故宜用甘草附子汤治之。

白术（或苍术）、附子为治寒湿痹痛的要药，加入适证的解表药中，用来治疗风湿关节痛有捷效，如桂枝加术附汤、葛根加术附汤、越婢加术附汤等皆为常用之良方，值得重视。

著名中医肿瘤学专家郑伟达常用本方化裁治疗慢性发热的属表虚寒盛、风湿相搏证型的病人，效果良好。（详见《中医临床经验心传》）

从风湿的角度看，桂枝附子汤证为风重湿轻，白术附子汤证为风轻湿重，本方证为风湿俱重。三方证都属表阴寒湿证。

【经选】风湿相搏，骨节疼烦，掣痛不得屈伸，近之则痛剧，汗出短气，小便不利，恶风不欲去衣，或身微肿者，甘草附子汤主之。（《伤寒论》第175条）

14. 天雄散

【方歌】天雄固本摄阴强，龙骨天雄三两匡。

六两桂枝八两术，酒调三克日三尝。

【组成】天雄三两（炮，10克），白术八两（24克），桂枝六两（20克），龙骨三两（10克）。

【用法】上四味，研细末，酒送服半钱匕（2～5克），日三服，效不显，稍增之。亦可煎服。

【功效】补阳摄阴。

【主证】虚劳寒湿痹痛，汗出怔悸，阳痿遗精。

【应用】主治阳虚失精证。症见阳痿，有梦或无梦遗精，腰酸腿疼膝冷痛，恶寒，发脱齿摇，或健忘，或头晕，或耳鸣，或心悸怔忡，或小便不利，舌淡，苔白润，脉沉弱。

男子不育、前列腺炎、前列腺增生、乳糜尿、精囊炎、性功能减退、重症肌无力、神经衰弱、老年性尿频等临床表现符合上述主证者可用本方加减治疗。

【提示】本方主药为天雄。天雄、附子、乌头实为一物，据考证，一年生为侧子，二年生为乌喙，三年生为附子，四年生为乌头，五年生为天雄。李时珍云："天雄有二种，一为蜀人种附子而生出长者，或种附子而尽变成长者。"《名医别录》云："长三寸以上者名天雄是也。"《神农本草经》谓天雄："味辛，温，主大风、寒湿痹、历节痛、拘挛缓急……"可知天雄为温阳强壮药，如无天雄则可用附子代之。

本方条文有方无证，后世注家认为可能为宋人所附。但《金匮要略·血痹虚劳病脉证并治》《外台秘要》《千金要方》等均有本方为仲景方的记载。方中天雄温阳散寒，白术治湿痹，桂枝解表，龙骨敛津液，以药测证，可知本方适用于有寒湿痹痛、汗多、失精、头晕、气上冲、小便不利等症状的少阴病。

15. 真武汤（附子汤去人参加生姜）

【方歌】真武苓姜芍各三，附枚术二肿沉担。

　　　　阳虚水泛悸眩振，尿短咳疼少太阴。

【组成】茯苓三两（10～20克），芍药三两（10～15克），生姜三两（切，10～15克），白术二两（10～15克），附子一枚（炮，15～30克）。

【用法】上五味，水煎温服。咳者加五味子、细辛、干姜，小便利者去茯苓，下利者去芍药、加干姜，呕者去附子、加生姜量。

【功效】温阳利水。

【主证】头晕，心悸，身重，下肢肿或痛，脉沉。

【应用】主治阳虚水泛证。症见肢体水肿，小便不利，眩晕，心悸，或肢体沉重、疼痛，腹痛，腰痛，或呕吐，或下利，舌淡，苔白或滑，脉沉弱。

心血管系统病之高血压（虚寒性）、慢性充血性心功能不全、肺心病、风湿性心脏病等所致水肿，泌尿系统之慢性肾小球肾炎、慢性肾盂肾炎、肾病综合征、肾衰水肿，消化系统之萎缩性胃炎、胃下垂、胃和十二指肠溃疡、胃切除后之倾倒综合征，呼吸系统之慢性支气管炎、肺气肿、哮喘，内分泌系统之甲减、肾上腺皮质激素副反应，神经系统之震颤麻痹、中风后遗症，妇科之带下、更年期综合征、肿瘤、希恩综合征等临床表现符合上述主证者可用本方加减治疗。

【提示】本方是附子汤去人参加生姜而成，故治附子汤证心下不痞硬、有表证而呕者。本方既用茯苓（主药）、白术健脾利水，复用附子（主药）温中散寒，又用生姜温中解表。中寒有水，转入太阴则下利，而用芍药可治腹痛下利且敛阴，故本方为表不解，心下有水气，误用汗法而陷入少阴太阴合病之主方，中医温阳利水之经典名方。

本方的适用范围较广，临床颇为常用，只要辨证准确，疗效显著，不少西医大夫亦喜用。本方证以阳虚阴盛、水气内停为主要病机。仲师主用本方治疗以下疾病：①太阳病发汗伤阳致阳虚水动，症见仍发热，心下悸，头眩，筋惕，振振欲擗地等；②少阴病阳虚水泛，症见腹痛，下利（或不下利），小便不利（或利），四肢沉重疼痛，或悸或咳或呕等。此外，应知本方证临床还常见浮肿、面白、畏寒、气短、眩晕、四肢冷、咳痰稀白、舌多淡嫩而胖、舌苔白或灰黑而滑、脉沉细微或浮大无根等症，以便方证对应而准确运用。

本方加干姜、细辛、五味子，可通用于年高气弱久咳者（《直指方》）。本方加人参、麦冬、五味子，可治假热发燥、微渴、面赤、欲坐卧于泥水井中、脉来无力者（《伤寒翼方》）。

有报道用本方加肉桂、仙茅、大黄等治疗慢性肾炎尿毒症，加当归、川芎、黄芪等治疗肾积水，加黄芪、巴戟天、干姜、肉桂等治疗心动过缓，加薤白、枳壳、人参等治疗心房纤颤，合防己黄芪汤化裁治疗阳虚型高血压，加全蝎、钩藤、龙骨、牡蛎等治疗不宁腿综合征等都取得较好的疗效。胡希恕教授用本方合桂枝汤加干姜治疗寒湿效优。

日本传统汉方研究会理事长坂东隆弘推介，日本有汉方医学家用真武汤治疗多发性硬化（MS，一种中枢神经系统慢性炎症性脱髓鞘病）获良效。（详见《名师经方讲录（第四辑）》）

当代著名经方大家、中华中医药学会仲景学说专业委员会副会长、广州中医药大学伤寒教研室主任李赛美教授，曾以真武汤为主合用肾气丸等化裁治疗糖尿病并发足病、肾病等疑难性重病，效果满意。（详见《伤寒论通俗讲话》）

类似方（同治水气）鉴别：

桂枝去桂加茯苓白术汤：治太阳病偏重利水。

五苓散：治太阳蓄水。

茯苓四逆汤：治太阴阳虚、气虚兼水气。

茯苓甘草汤：此是温散利水之方。

猪苓汤：治阳明热病阴虚蓄水。

苓桂术甘汤：通阳健脾，利水降冲。治心下逆满，气上冲胸，起则头眩，脉沉紧，发汗则动经，身为振振摇者，为太阳太阴合病，较真武汤（少阴太阴合病）之振振欲擗地为轻。

茯苓桂枝甘草大枣汤：温阳化气，培土制水。治脐下悸，欲作奔豚者。

越婢加术汤：发表清热，健脾利水。治太阳阳明合病兼水气病。与真武汤的少阴太阴合病之阳虚水泛绝不相同，不能混淆。

现代药理研究发现，本方具有增强心肌收缩力、利尿、改善微循环、中枢性镇痛、增加胃液分泌、调节内分泌等作用。

【经选】太阳病发汗，汗出不解，其人仍发热，心下悸、头眩、身𥆧动，振振欲擗地者，真武汤主之。（《伤寒论》第82条）

少阴病，二三日不已，至四五日，腹痛，小便不利，四肢沉重疼痛，自下利者，此为有水气。其人或咳，或小便利，或下利（注：应为"或不下利"，与前后文相应），或呕者，真武汤主之。（《伤寒论》第316条）

16. 术附汤

【方歌】术二附枚又半奇，五姜枚枣一甘需。

        风虚眩重不知味，脾健肾温水湿祛。

【组成】白术二两（6克），附子一枚半（炮，去皮，15～20克），甘草一两（炙，3克）。

【用法】上三味，锉，每五钱匕，生姜五片，大枣一枚，水盏半，煎七分，去滓，温服（用清水800毫升，同煎上五药取400

毫升，早、晚各温服200毫升）。

【功效】补脾温肾，燥湿行水。

【主证】风虚头重眩，苦极不知味。

【应用】主治脾肾阳虚之头重目眩、食不知味，身体疼痛不能转侧及寒湿内蕴、脾阳郁遏之腹胀溏泄等症。

心衰、低血压、风湿病、肠胃病、颈椎病头晕等临床表现符合上述主证者可用本方加减治疗。

【提示】本方中附子温暖肾阳，可恢复阳和之气；白术、炙甘草温暖脾胃，可恢复运化之机而化浊阴。眩晕虽以肝肾阴虚、肝阳上亢者为多见，但脾肾阳虚、浊阴上越者亦非少见，且本方之疗效显著，故不应畏辛温而弃本方不用。

有报道用本方治疗梅尼埃病及其他病见自汗、便溏、纳差、咳嗽、痰喘、带下、宫寒不孕伴眩晕者均取得良好疗效。

《伤寒论》之桂枝附子去桂加白术汤、《金匮要略》之白术附子汤与《近效方》术附汤药味皆同，而药量各异。前二者名异证同，皆为风寒浊邪侵袭，致肌表气血湿滞，筋脉拘急，又兼表阳不足，而见周身剧烈疼痛不能自转侧，脉浮虚而涩，又伴大便坚硬，小便自利；后者证为脾肾阳虚，不能温煦头目，湿浊不化，又夹风寒而见头重头晕极重，纳差不知食味，应予鉴别。仲师组方之奥妙，亦应予理解。

注意本方多用于久病体虚者，宜少量常服而忌大量骤服。

【经选】《近效方》术附汤：治风虚、头重眩苦极，不知食味，暖肌补中，益精气。（《金匮要略·中风历节病脉证并治》附方）

六、厥阴病（半表半里阴证）

厥阴病即病位在半表半里的阴证。其与少阳病病位皆属半表半里，故邪无直接出路，较易出现寒热错杂病情。尤其是半表半里的厥阴病，居六经之末，具阴尽阳生性质，其病或寒极，或热极，或寒热错杂，或厥热胜复，极不一致。又厥阴属肝，风木为其应，肝木受邪最易横逆，侵脾犯胃，故又多下利及呕、哕等脾胃证候。

寒热错杂证是厥阴病的重要内容。厥阴病便是以"消渴，气上撞心，心中疼热，饥而不欲食，食则吐蛔，下之利不止"的上热下寒证为提纲的，分为蛔厥证（乌梅丸证）、寒热相格证（干姜黄芩黄连人参汤证）、正虚阳郁证（麻黄升麻汤证）三型。

病至厥阴，常见厥证，由阴阳气不相顺接而致。如寒厥（当归四逆汤证、当归四逆加吴茱萸生姜汤证、四逆汤证、冷结膀胱关元证）、热厥（厥深热深证、白虎汤证、热少厥微指头寒证）、寒热厥（麻黄升麻汤证）、虚寒厥（柴胡桂枝干姜汤证）、蛔厥（乌梅丸证）、痰厥（茯苓甘草汤证）等。

厥阴病中常有利、呕、哕的内容。利有寒利（通脉四逆汤证、四逆汤证）、热利（白头翁汤证、小承气汤证、栀子豉汤证）、寒热利（干姜黄芩黄连人参汤证），呕有寒呕（四逆汤证、吴茱萸汤证）、热呕（小柴胡汤证），哕有虚寒哕（胃中冷哕，可用桂枝汤治之）、实证哕（腹满、气逆哕，可分别用五苓散、承气汤类治之）。

厥阴病证候复杂，故治法不一，一般以和解为本，具体来讲是热证宜清，寒证宜温，寒热错杂宜温清并用，或清上温下，或辛开苦降，或攻补兼施。还有肝血虚者养血、肝寒者暖肝、肝热者凉肝等，宜对具体条文进行具体分析。

厥阴病的治禁与预后也是因证而异。因其多为虚冷证，故总的精神与少阴虚寒证同，即阳复则生，阳亡则死。

1. 乌梅丸

【方歌】乌梅三百四归椒，厥呕烦疼久利调。

六两辛参柏附桂，连斤姜十厥阴瞄。

【组成】乌梅三百枚（500克），黄连一斤（48克），细辛六两（18克），桂枝六两（18克），人参六两（18克），黄柏六两（18克），附子六两（炮，去皮，18克），蜀椒四两（出汗，12克），当归四两（12克），干姜十两（30克）。

【用法】上十味，分别捣筛，合治之，以苦酒（米醋）浸乌梅一宿，去核，蒸之五斗米下，饭熟捣成泥，和药令相得，纳臼中，与蜜杵二千下，丸如梧桐子大（0.3克）。先食饮服十丸，日三服，稍加至二十丸（亦可酌情作汤药用）。禁生冷、滑物、臭食等。

【功效】清热温脏，安蛔止痛。

【主证】厥逆，烦躁，或腹痛、呕吐时缓时作，或虚寒久利。

【应用】主治：①蛔厥证。症见腹痛剧烈，时发时止，或胁下疼痛，手足厥冷，甚则冷汗出，或食则吐，或吐蛔，或烦躁，舌红，脉弦数。②久泻久利、上热下寒证。症见消渴，气上撞心，心中痛热，饥而不欲食（上热），食则吐蛔，下之利不止（下寒）。

慢性肠胃炎，慢性结肠炎，肠易激综合征，慢性非特异性溃疡性结肠炎，慢性胰腺炎，慢性痢疾，胆囊炎，胆石症，胆道蛔虫病伴休克或肠梗阻，胆囊鞭毛虫病，肠道滴虫病，神经性、血管性头痛，痛经，慢性盆腔炎，睾丸炎等临床表现符合上述主证者可用本方加减治疗。

【提示】本方条文似重在讲治蛔厥，实际是通过蛔厥表明厥阴病的证治。厥阴病属半表半里阴证，邪无直接出路，故易郁久化热，呈现虚寒为本、虚热为标的上热下寒证，本方正是治疗这种寒热错杂证之对应方，为厥阴病的主方之一。

本方以醋渍乌梅为主药，酸以安蛔；蜀椒、细辛、干姜、附子、桂枝辛热散寒、温脏伏蛔；黄连、黄柏苦寒清热下蛔；人参、当归补养气血。全方合酸收、苦泄、辛开、甘补诸法为一体，熔大寒大热等药于一炉，共成清上温下、协调寒热、安蛔止痛之剂，以治邪陷厥阴、寒热错杂、脏气亏虚、蛔虫扰动之证，症见气上撞心，心中疼热，饥不欲食，静而复烦，须臾复止，得食而呕又烦，常自吐蛔，痛剧时则四肢厥冷而脉微，痛止又安静如常等。本方还可治寒热虚实错杂之久利不止等症。

清代名医叶天士据药物性味化裁乌梅丸，扩大了其治疗范围。所化裁之方始终以酸味药为主，旁及苦、辛、甘等味，如酸味药增加了白芍、木瓜、山楂、山茱萸等，苦味药增加了黄芩、川楝子、枳实、秦皮等，甘味药增加了石斛、麦冬、生地黄、阿胶等，辛味药增加了吴茱萸、厚朴、香附、陈皮等，应用于呕吐、胃痛、泄泻、痢疾、久疟、痞证等的治疗，提高了疗效。

蒲辅周老中医认为，外感陷入厥阴，七情伤及厥阴，虽临床表现不一，但谨守病机，皆可用乌梅丸或循其法而达异病同治之功，从而在头痛、胃肠神经官能症、痛经、癔症等杂病的治疗中积累丰富的经验。刘渡舟、傅士垣教授等指出，乌梅丸用于治蛔厥有极佳的疗效，对厥阴寒热错杂证、寒热虚实夹杂的久利而滑脱不固之证，也有较好的疗效。

本方条文中提出了脏厥和蛔厥的概念及鉴别问题，应予重视。鉴别要点：①脏厥为躁，为他觉之手足躁动不宁，多属阴证；蛔厥为烦，自觉之人中烦热不安，多为内热阳证。②脏厥躁无暂安时，蛔厥静而复烦。③脏厥不吐蛔，蛔厥吐蛔。④脏厥为真阳衰弱，不能温煦四肢而厥；蛔厥主因是蛔虫扰乱气机，阴阳不相顺接而厥。⑤脏厥病情远较蛔厥严重，这从脉象、舌象及精神上可明显区别出来。

类似方鉴别：

生姜泻心汤、半夏泻心汤、甘草泻心汤：此三方皆治寒、热、虚夹杂证，但重点都是心下痞满。

椒梅汤：治寒积虫痛。

黄连汤：治上热下寒、呕吐腹痛。

桃花汤：治虚寒滑脱久利而无后重者。桃花汤倾向于治疗腹痛、小便不利、便脓血、脉微细的太阴、少阴虚寒下利证，而乌梅丸则倾向于治疗上热下寒的厥阴下利证。

以干姜人参半夏汤送服乌梅丸治疗反胃有奇效（《方函口诀》）。

有报道用本方合承气汤类治疗胆道蛔虫病，合白头翁汤并随证化裁治疗慢性结肠炎、肠易激综合征等均取得良好疗效。

现代药理实验证明，本方有麻醉蛔虫的性能，有抑制蛔虫活动的作用，能改变胆汁的酸碱度，能使奥迪括约肌弛缓扩张。本方尚有较强的抗菌、抗过敏等作用。

【经选】伤寒，脉微而厥，至七八日肤冷，其人躁，无暂安时者，此为脏厥，非蛔厥也。蛔厥者，其人当吐蛔。今病者静，而复时烦者，此为脏寒。蛔上入其膈，故烦，须臾复止。得食而呕，又烦者，蛔闻食臭出，其人常自吐蛔。蛔厥者，乌梅丸主之，又主久利。（《伤寒论》第338条）

2. 柴胡桂枝干姜汤（柴胡桂姜汤）

【方歌】柴八二草蛎干姜，芩桂宜三蒌四尝。

　　　　结厥渴烦头汗短，少阳胆热饮寒良。

【组成】柴胡半斤（24克），桂枝三两（去皮，10克），黄芩三两（10克），牡蛎二两（熬，6克），干姜二两（6克），瓜蒌根四两（12克），甘草二两（炙，6克）。

【用法】上七味，以水一斗二升（2200毫升），煮取六升（1200毫升），去滓，再煎取三升（600毫升），温服一升（200毫升），日三服。初服微烦，后汗出便愈。

【功效】和解少阳，理气机，温通阳气。

【主证】半表半里虚寒证，见四肢厥冷、口干或苦、心下微结。

【应用】主治：①少阳病兼饮停证。症见往来寒热，胸胁满微结，小便不利，渴而不呕，但头汗出，心烦。②疟疾。症见寒多微有热，或只寒不热。③胆热脾寒证。症见口苦咽干，口渴，心烦，胁痛，背痛，大便溏或干结，小便短，腹胀，纳差，脉弦缓。

疟疾、感冒、急慢性感染性疾病、内分泌疾病、免疫性疾病、肾病综合征、肾小球肾炎、慢性胃炎、胆囊炎、慢性肝炎、肝硬化、肺炎、肺结核、肺癌、结核性胸膜炎、结核性关节炎、乳腺增生、月经不调、甲状腺疾病、糖尿病、心衰、癫痫、抑郁症、精神分裂症、癔症、无名低热等临床表现符合上述主证者可用本方加减治疗。

【提示】本方由小柴胡汤变化而来。去人参，因正气不虚；去半夏，因不呕且半夏助燥；加瓜蒌根（天花粉），因其能止渴、生津液；倍柴胡、加桂枝，用以主少阳之表；加牡蛎、去大枣，用以软化少阳之结；干姜佐桂枝，可散往来之寒且逐饮；黄芩佐柴胡，可除往来之热、烦并制干姜之燥；甘草益气、和诸药。故本方是治少阳枢机不利兼水饮内结的良方，是治疗半表半里阴证（厥阴病）的主方。本方虽然没有治疗半表半里阳证的小柴胡汤那么常用，但小柴胡汤证转阴的情况不少，胆热脾寒之杂症亦颇为多见，故临床应用本方的机会还是常有的。笔者家传医话医案中对此方亦颇为重视，认为其是治疗疑难杂症的常用方之一。

胡希恕教授用本方合当归芍药散辨证治疗慢性肾炎、慢性肝炎、慢性关节炎、红斑狼疮及贫血等病均有良效，加王不留行、丹参、茵陈等屡愈慢性肝炎，用本方合当归芍药散加吴茱萸治一青光眼重症病人，不但剧痛得已，而且长期失明亦愈。久病身倦乏力，见柴胡证不呕而渴者，以本方加减或合方，可收满意疗效。

刘渡舟教授对本方及其临床应用有较深的研究。他说本方既养阴液又助阳气并和解少阳，治疗慢性肝炎、糖尿病、寒性疟疾等有少阳阴转病机者效果显著。

《伤寒论》研究名家陈慎吾教授认为用本方治疗少阳病兼见"阴证机转"者最恰。其学生吕志杰教授则总结出"阴证机转"的见症，包括腹胀、腹痛、胁胀、胁痛、小腹痛、背痛、脉弦缓、小便不利、大便溏薄等，尤以后二症为要。

有报道用本方加茯苓、黄芪治疗支气管哮喘，合小建中汤治疗头痛，合十枣汤治疗胸膜炎，加味治疗慢性胆囊炎、乳癖、颈淋巴结核、神经衰弱、失眠、更年期综合征等有良效。

本方条文中，"胸胁满，微结"者，是因误下而加速了病的传变，故不但胸胁苦满，且微有所结，即结而不重之意。它没有大陷胸汤证的按之石硬、疼痛拒按，只是感两侧胁下结滞胀满不舒。"但头汗出"者，是因头为诸阳之会，邪传少阳，阳遏于外，不能四散，只能上冒，加上误下伤津，津液不足以支持全身出汗，故热不得越而蒸于阳时只有头汗出。这也是本方证与小柴胡汤证的区别点之一。

现代药理研究发现，本方有利胆、排石、保肝、抗炎、解痉、解热、通便、镇静、镇痛、镇躁、降脂、降压等作用。

【经选】伤寒五六日，已发汗而复下之，胸胁满，微结，小

便不利，渴而不呕，但头汗出，往来寒热，心烦者，此为未解也，柴胡桂枝干姜汤主之。（《伤寒论》第147条）

柴胡桂姜汤：治疟寒多，微有热，或但寒不热。（《金匮要略·疟病脉证并治》附方）

3. 半夏泻心汤

【方歌】半夏泻心夏半升，一连胃痞呕肠鸣。

姜参三两芩甘枣，上热下寒利亦停。

【组成】半夏半升（洗，15～60克），黄芩三两（10～30克），人参三两（10～50克），干姜三两（10～50克），甘草三两（炙，10～50克），黄连一两（3～16克），大枣十二枚（擘，12枚）。

【用法】上七味，以水一斗（2000毫升），煮取六升（1200毫升），去滓，再煎取三升（600毫升），日三服。

【功效】平调寒热，散结消痞。

【主证】上热下寒而见呕而肠鸣、心下痞硬。

【应用】主治中虚寒热错杂痞证。症见心下痞，但满而不痛，困倦乏力，呕吐，肠鸣，下利，舌淡，苔薄黄或薄腻，脉弦或弦细数。

慢性胃炎、胃和十二指肠溃疡、胃下垂、胃扩张、胃肠功能紊乱、肠易激综合征、慢性肝炎、慢性胆囊炎、慢性肠炎等临床表现符合上述主证者可用本方加减治疗。

【提示】本方用辛平的半夏为主药以降逆止呕，用苦寒的黄芩、黄连以泻热，用辛温的干姜、半夏以散寒祛饮，用甘温的人参、甘草、大枣补脾胃之虚，复升降之职。诸药配合，寒温并用，辛开苦降，阴阳并调，以达恢复中焦升降、消除痞满之目的。有注家总结本方证病机为寒热互结中焦，脾胃升降失职，为邪在半表半里阴证的上热下寒证，症见呕而肠鸣、心下痞硬或下利，主证为"呕、利、痞"，这是有道理的。因临床上脾胃肝胆病相当常见，特别是寒热错杂、反复难愈之证型更多见，故仲师创此方以应对之，大大提高了疗效。本方为泻心汤类方之首，殊为重要，我们应熟悉之。

痞者塞也，即不通、壅塞而致胀满之意，是脾胃升降功能失职，胃气降不下去、脾气升不上来导致的。"胸为阳，腹为阴"，心下是阴阳交换之处，故易痞塞。脾属阴，胃属阳，脾胃升降之气失调，即阴阳交换失调，其病变反映在心下，胃在心下，泻心便是泻胃。半夏泻心汤、生姜泻心汤、甘草泻心汤这三个方子都为和解之剂，都用去滓重煎之法，都是小柴胡汤变化而来的。本方条文中说"柴胡不中与之"，是因此时病似少阳病而非少阳病，堵得慌、心下痞，有点像少阳病，但又没有胸胁苦闷的主证，故非少阳病，小柴胡汤便不能用；心下有硬满，有时也像结胸，但它不疼痛，不是"按之石硬"，故非结胸，大陷胸汤也不可以用。对此半表半里阴证，应用半夏泻心汤最为适当。

类似方鉴别：

生姜泻心汤：治寒热不调之虚痞，偏于寒饮呕吐、水热互结者。

甘草泻心汤：益胃消痞，治寒热不调之虚痞，偏于中虚下利者。

大柴胡汤：痞硬兼少阳里实证者，为大柴胡汤证；痞硬兼少阳里不成实者，为半夏泻心汤证。

大黄黄连泻心汤：治实热痞证。

桂枝人参汤：治虚寒痞证。

有报道以本方合失笑散、厚朴、石菖蒲、丹参等治疗浅表性胃炎，合蒲公英、丹参、白芍等治疗萎缩性胃炎，合蒲公英、红藤等治疗糜烂性胃炎，合枳实、蒲公英、生大黄、砂仁等治疗胆汁反流性胃炎，合生大黄等治疗幽门不完全性梗阻，合花蕊石、藕节、三七、白及等治疗消化道出血，合葛根、茯苓、焦三仙等治疗小儿消化不良等均取得了较好的效果。

抗肿瘤名家王三虎教授认为，半夏泻心汤就是治疗胃癌的基本方。其寒热并用、补虚泻实、辛开苦降，非常适合胃癌的基本病机，加用浙贝母、瓦楞子、海螵蛸等，可用于胃癌寒热胶结证型。

现代药理研究发现，本方具有止泻、抗幽门螺杆菌、抗胃溃疡等作用。

【经选】伤寒五六日，呕而发热者，柴胡汤证具，而以他药下之，柴胡证仍在者，复与柴胡汤。此虽已下之，不为逆，必蒸蒸而振，却发热汗出而解。若心下满而硬痛者，此为结胸也，大陷胸汤主之；但满而不痛者，此为痞，柴胡不中与之，宜半夏泻心汤。（《伤寒论》第149条）

呕而肠鸣，心下痞者，半夏泻心汤主之。（《金匮要略·呕吐哕下利病脉证治》第10条）

4. 甘草泻心汤（半夏泻心汤增甘草量）

【方歌】半夏泻心夏半升，一连胃痞呕肠鸣。

　　　　姜参三两芩甘枣，上热下寒利亦停。

　　　　中气更虚口溃疡，草加一两狐惑灵。

【组成】甘草四两（炙，12～60克），黄芩三两（10～50克），半夏半升（洗，15～60克），干姜三两（10～50克），黄连一两（3～16克），大枣十二枚（擘，12枚），人参三两（10～50克）。

【用法】同半夏泻心汤。

【功效】补中和胃，消痞止利。

【主证】半夏泻心汤证中气更虚，或见口舌糜烂，肠鸣腹泻，前后阴溃疡。

【应用】主治：①中虚寒热痞利重证。症见心下痞满而硬或疼痛，下利日数十行，完谷不化，腹中雷鸣，干呕，心烦不得安，少气乏力，舌淡，苔白或微黄，脉濡或弦缓。②狐惑。状如伤寒，默默欲眠，目不得闭，卧起不安。蚀于喉为惑，蚀于阴为狐，蚀于上部则声嗄，不欲饮食，恶闻食臭，其面目乍赤乍黑乍白。

慢性胃炎、胃和十二指肠溃疡、胃下垂、胃扩张、肠易激综合征、慢性肝炎、慢性胆囊炎、慢性肠炎、淋病、尖锐湿疣、慢性咽喉炎、口腔黏膜溃疡、白塞综合征等临床表现符合上述主证者可用本方加减治疗。

【提示】本方即半夏泻心汤增加缓急益气的炙甘草至12克而成，可治半夏泻心汤证较急迫（如下利等）、胃气更虚者。

本方之所以增加炙甘草的量，可从病机来看。本方证是因误治，致邪热内陷，中气更虚，因而下利日数十行，食物不得消化，水被热激，走于肠中而腹中雷鸣，胃虚邪陷而心下痞硬，故病情更为急迫，为脾胃气虚、邪气内陷、气机痞塞、寒热错杂的重症，与里实热结之痞硬完全不同，也与太阴病的下利清谷不同（胃肠虚寒、无力消化之里阴证），故以炙甘草为主药，以补虚缓急，方中仍保留健胃、逐饮、去热、消痞硬的药共治此半表半里之阴证。其"谷不化"，为食物入胃不等消化即入肠泻下，应予辨析。

临床上，不要拘泥于"伤寒中风，医反下之"的治疗过程，应当把书中证治的每一条都看作是仲师的临证示范。有是证，用是方，合病用合方，谨守病机选适证药物治之，活学活用，才能发挥好经方的价值。

至于狐惑病，胡希恕教授认为即后世所谓的"蚀疮"，此乃湿热在里辗转而成。对于其中的顽固性口腔溃疡，他常以本方加石膏、生地黄等治之而获捷效。他还以本方化裁治愈多例白塞综合征，从而开拓了古方治今病、中西医结合的成功途径。当然用本方治疗的白塞综合征亦要具备气虚、寒热夹杂的病机才有效。

有报道用本方去人参、大枣加泽泻治疗药物过敏，加丹参、延胡索、郁金等治疗带状疱疹效果良好。

药理研究表明，本方有保护胃黏膜、抗病毒、抗炎、增强机体免疫功能等作用。方中甘草所含的甘草甜素有解毒和吸附作用，可用于抗炎和抗过敏反应。

【经选】伤寒中风，医反下之，其人下利，日数十行，谷不化，腹中雷鸣，心下痞硬而满，干呕，心烦不得眠。医见心下痞，谓病不尽，复下之，其痞益甚。此非结热，但以胃中虚，客气上逆，故使硬也。甘草泻心汤主之。（《伤寒论》第158条）

狐惑之为病，状如伤寒，默默欲眠，目不得闭，卧起不安，蚀于喉为惑，蚀于阴为狐，不欲饮食，恶闻食臭，其面目乍赤乍黑乍白，蚀于上部则声嗄，甘草泻心汤主之。（《金匮要略·百合狐惑阴阳毒病脉证治》第10条）

5. 生姜泻心汤

【方歌】半夏泻心夏半升，一连胃痞呕肠鸣。

姜参三两芩甘枣，上热下寒利亦停。

中气更虚口溃疡，草加一两狐惑灵。

饮寒食臭雷鸣利，四两生姜一干行。

【组成】生姜四两（12～60克），甘草三两（炙，10～50克），人参三两（10～50克），干姜一两（10～16克），黄芩三两（10～50克），黄连一两（3～16克），半夏半升（洗，15～60克），大枣十二枚（擘，12枚）。

【用法】同半夏泻心汤。

【功效】补中降逆，散水消痞。

【主证】心下痞满，干噫食臭，肠鸣下利。

【应用】主治中虚寒热水痞证。症见心下痞满或疼痛，嗳腐食臭，腹中雷鸣，或下利，或呕吐，舌淡，苔薄黄或腻，脉滑或弱。

慢性胃炎、胃和十二指肠溃疡、胃下垂、胃扩张、胃酸过多、胃肠功能紊乱、幽门梗阻、肠易激综合征、慢性结肠炎、慢性肝炎、慢性胆囊炎等临床表现符合上述主证者可用本方加减治疗。

【提示】本方为半夏泻心汤减干姜量、加大生姜量而成，增强了降逆止呕散水的力量，故治半夏泻心汤证寒饮较重、呕逆下利较甚者。

本方证的成因在于误治、不慎饮食，或有宿疾、虚弱致胃脾气虚，水饮阻滞，不能健运，水谷不消而成。胃中不和，则心烦、心下痞硬；邪自内陷，与水、热、虚相激下陷，则腹中雷鸣、下利；干噫食臭，即消化不良、嗳腐吞酸之谓，是胃虚水饮更甚之象，可见此证重在水气为患，故又称"水气痞"。

有报道用本方加蒲公英、黄芪并随证加减治疗急性糜烂性胃炎有效，其中偏热者加大黄芩、黄连用量，气虚者加入黄芪，并加大党参、炙甘草用量；用本方加减治疗幽门梗阻、长期低热不退、胃扭转等疾病可获良效。

动物实验表明，本方对胃溃疡的攻击因子（胃酸和胃蛋白酶等）和防御因子有一定的作用，并通过调节胃液量及其成分而起到抗溃疡作用。本方还具有抗凝血和抗缺氧作用。

半夏泻心汤、甘草泻心汤、生姜泻心汤方证小结：

病因：病在太阳或少阳而误下、误汗，脾胃气虚，邪气结于心下。

病机：脾胃气虚，邪热结于心下，痞塞不通，而成心下痞硬；脾胃气虚，阴阳升降之机失调，胃失和降，气逆而为呕；脾气不升，下陷而为利。故中焦气虚、脾胃不和为本，痞满、呕、利为标。

症状：①寒热互结心下，脾胃不和，痰湿阻滞，故而见痞满，呕逆，大便不调；②胃虚食滞，水气不化，故而见心下痞硬，干噫食臭，胁下有水气，腹中雷鸣下利；③胃气重虚，客气上逆，上热下寒，故而见下利日十余行，谷不化，腹中雷鸣，心下痞硬而满，干呕，心烦不得安，复下之，其痞益甚。

治疗：①半夏泻心汤治"痰气痞"，以半夏为君，开结泻痞，降逆止呕，祛痰涤饮；②甘草泻心汤治"客气上逆痞"，以炙甘草为君，补胃泻痞，除烦降逆；③生姜泻心汤治"水气痞"，以生姜为君，和胃泻痞，散水止利。

禁忌：禁用汗、吐、下三法。

【经选】伤寒汗出解之后，胃气不和，心下痞硬，干噫食臭，胁下有水气，腹中雷鸣，下利者，生姜泻心汤主之。（《伤寒论》第157条）

6. 黄连汤（半夏泻心汤去黄芩增黄连量加桂枝）

【方歌】黄连半泻去芩汤，五夏三姜连桂藏。

　　　　草枣参同功亦是，温中清上呕疼当。

【组成】半夏半升（洗，15～60克），黄连三两（10～50克），干姜三两（10～50克），桂枝三两（去皮，10～50克），人参二两（6～30克），甘草二两（炙，6～30克），大枣十二枚（擘，12枚）。

【用法】上七味，水煎温服。

【功效】清上温中，和胃降逆止痛。

【主证】心烦，心下痞满，腹痛或干呕下利。

【应用】主治上热中寒痞痛证。症见胸中烦热，脘腹痞闷不舒，畏寒或疼痛，心烦悸，气上冲，干呕或欲呕吐，口苦，大便溏泄，舌淡，苔薄黄，脉弱或迟。

慢性胃炎、胃溃疡、十二指肠球部溃疡、胃扩张、胃黏膜脱垂、慢性胰腺炎、慢性胆囊炎、慢性肝炎、肝硬化、慢性肠炎、胃肠神经官能症等临床表现符合上述主证者可用本方加减治疗。

【提示】本方为半夏泻心汤去黄芩增黄连量加桂枝而成，其中增黄连量可加强治心烦腹痛的作用，加桂枝可降冲逆，故本方用于治半夏泻心汤证更见心烦悸、腹中痛而气上冲者。

本方条文中的"胸中有热"是指胸中烦热，为上热。"胃中有邪气"是指胃中有水气。"腹中痛，欲呕吐"为热与水气相搏、气上冲逆之征。黄连苦寒，以清在上之热；干姜辛热，以温在中之寒；桂枝辛温，既可散寒，又可交通上下阳气；人参、甘草、大枣益胃和中，以复中焦升降之职；半夏温燥降逆和胃，以止呕吐。本方证以上热中寒、胃失和降为主要病机，故以黄连汤治之。

本方与半夏泻心汤用药虽仅一味之差，但主治却不同。后者治寒热错杂，痞结心下，挟有痰气，临床表现以呕吐为主；本方治上热中寒，临床表现以腹中痛、欲呕吐为主。

胡希恕教授在临床中发现桂枝降冲逆效果不错，其长于治烦悸，故方中桂枝加量则效更佳。本方条文虽未言下利，但就药理而论，本方治呕而下利当有良效。

有报道用本方加柴胡、三棱并随证加减治疗慢性萎缩性胃炎有效，其中偏寒者加炒白芍，偏热者加生白芍，偏虚者重用党参，偏实者重用黄连，痞满甚者加枳壳，体倦显者加黄芪，恶寒者加附子，纳差者加白术等。本方随证化裁治胆汁反流性胃炎有效，其中痞胀甚者加香附、枳实、厚朴，吐酸者加旋覆花、神曲、海螵蛸，痛甚者加川楝子、延胡索、蒲黄、五灵脂。另外，本方合理中汤治脾虚寒腹泻，加减治疗呃逆、口炎、舌痛、心脏疾病等均取得良好效果。

本方具有抑制胃酸分泌、降低胃蛋白酶活性、提高胃黏膜前列腺素E_2的含量、增加胃黏膜血流、促进肠胃活动、抗炎镇痛及保护黏膜作用，还有抗溃疡、镇吐、提高机体免疫力等作用。

【经选】伤寒，胸中有热，胃中有邪气，腹中痛，欲呕吐者，黄连汤主之。（《伤寒论》第173条）

7. 干姜黄芩黄连人参汤

【方歌】姜连芩苦降辛开，济以人参绝妙哉。

四味平行各三两，胸烦寒格呕溏该。

【组成】干姜、黄连、黄芩、人参各三两（10克）。

【用法】上四味，水煎温服。

【功效】苦寒泻热，辛温通阳。

【主证】胸中烦热、恶心呕吐而大便溏。

【应用】主治胃热脾寒格拒证。症见呕吐频作，食入即吐，胃脘灼热，口苦，口干，大便溏或下利，或泻下不消化食物，舌淡红，苔淡黄或腻，脉缓弱或虚数紧。

急慢性胃炎、食管炎、慢性结肠炎、痢疾、慢性肝炎、慢性胆囊炎、心肌炎、肋间神经痛、神经性呃逆、心肌缺血、慢性肾炎、妊娠呕吐等临床表现符合上述主证者可用本方加减治疗。

【提示】干姜、人参理中焦之虚寒，黄连、黄芩解上亢之烦热，辛开苦降、调补脾胃，合治上热下寒呕吐、下利而心下痞硬者。

伤寒表证应以汗解。以寒药攻下，则邪陷于里，这种情况尤其不可吐下，医者复吐下之，则会出现寒格，即上热下寒之食入即吐，宜本方治之。

凡朝食暮吐者责其胃寒，食入即吐者责其胃热，胃热者用黄芩、黄连、大黄之属（如大黄甘草汤）。本方证胃虽热而脾、肠虚寒，故黄连与干姜、人参并用。

本方苦寒倍于辛热，不名泻心者，因泻心汤专为解痞硬而设，其药物药量与本方略有差异。寒热相结于心下则成痞硬，寒热相阻于心下则成格逆，可谓源同而流异。

现代药理实验证明，本方有镇吐、抗炎、抑菌、抗溃疡、增强机体免疫功能等作用。

【经选】伤寒，本自寒下，医复吐下之，寒格，更逆吐

下，若食入口即吐者，干姜黄芩黄连汤主之。（《伤寒论》第359条）

8. 麻黄升麻汤

【方歌】麻升二两一归施，苓术六铢冬芍依。

桂草姜膏同术芍，苓知玉竹十八铢。

上热下寒表里闭，咽疼腹泻厥阴宜。

【组成】麻黄二两半（去节，8克），升麻一两一分（4克），当归一两一分（4克），知母十八铢（3克），黄芩十八铢（3克），葳蕤十八铢（3克），芍药六铢（1克），天冬六铢（去心，1克），桂枝六铢（去皮，1克），茯苓六铢（1克），甘草六铢（炙，1克），石膏六铢（碎，绵裹，1克），白术六铢（1克），干姜六铢（1克）。

【用法】上十四味，先煎麻黄一两沸，去上沫，纳诸药，再煎，温服，汗出愈。

【功效】发越郁阳，清肺温脾。

【主证】伤寒表不解，陷于厥阴病，上热下寒，症见咽喉不利、腹泻。

【应用】主治肺热脾虚阳郁厥阴证。症见咽喉不利，咳唾脓血，或口干渴，泄泻不止，手足厥冷，困乏，寸脉沉迟，尺脉不至。

肺炎、肺结核、肺脓肿、肺癌、慢性咽炎、慢性肝炎、慢性胃炎、慢性结肠炎、溃疡性结肠炎、肾炎型肾病、自主神经功能紊乱、肿瘤等临床表现符合上述主证者可用本方加减治疗。

【提示】本方用于伤寒下后，阳气被郁而肺热脾寒之寒热错杂证。下后阳气郁于里，故脉沉滞不起、尺脉不至；热郁肺中，则咽喉不利；肺络受损，则吐脓血；中气不足，则泄利不止。方中麻黄、升麻发越郁热，桂枝通阳散寒，干姜温中阳止泄利，当归、芍药（白芍）养阴和血、柔肝疏郁，天冬、葳蕤（玉竹）

养肺阴生津液，白术、茯苓、甘草健脾祛湿，诸药共奏宣阳、滋阴、和中之功。本方药味多是因症状多端，剂量小是为了有利于发越郁阳。本方药虽杂但重点突出，如麻黄、升麻（为治咽喉肿痛要药）的使用等，说明本方虽寒热杂治，但仍偏重于宣发升散，故以二者命名。药后若汗出，则说明阳气得以宣透，病或可愈。本方证正虚邪盛、表里俱困、病情复杂，治疗起来颇为棘手，故条文曰"难治"。

对此误下所致之坏病，审脉与证，本不宜以麻黄发汗，且本方组方风格与仲圣有较大的不同，故不少注家疑本方条文有错简或为后人假借，因此临床很少用之。刘渡舟教授认为《伤寒论》中寒热并用之法则包括四个方面：乌梅丸偏于收敛，干姜黄芩黄连汤偏于降逆，半夏泻心汤类偏于和中，麻黄升麻汤偏于散发阳郁。若省去本方，则显得不够全面，故应予保留。

著名经方临床大家刘方柏主任医师用本方治愈一例反复咽痛、肢厥、咳脓痰鲜血、脉虚大而迟的病人。病人为正伤邪陷，阳气不宣，酿热伤络的厥阴厥利证，其症状矛盾复杂，病情缠绵难愈，但辨明病机，方证对应，便有奇效。仲师所定之方是经得起临床反复验证的。

有报道用本方加附子治疗鼓胀，加玉竹、太子参，石膏易滑石治疗休息痢，随证化裁治疗痰喘、肺痿等疾病均获良效。

【经选】伤寒六七日，大下后，寸脉沉而迟，手足厥逆，下部脉不至，唾脓血，泄利不止者，为难治，麻黄升麻汤主之。（《伤寒论》第357条）

9. 六物黄芩汤（《外台》黄芩汤）

【方歌】六物黄芩出《外台》，芩参三两干姜来。

桂一枣十半升夏，上热下寒呕利该。

【组成】黄芩三两（10克），人参三两（10克），干姜三两（10克），大枣十二枚（擘，10枚），桂枝一两（3克），半夏半升（15克）。

【用法】上六味，水煎温服。

【功效】清上温中，降逆止利祛寒。

【主证】干呕下利而心下痞硬、四肢不温。

【应用】主治寒热夹杂之干呕下利偏虚证。症见干呕，下利，心下痞硬，或胸中烦热，口干苦，乏力，纳差，四肢凉，舌淡红，苔薄白或略黄腻，脉弦或濡弱。

慢性胃炎、胃和十二指肠溃疡、慢性胆囊炎、慢性肝炎、肝硬化、胆结石感染、免疫功能低下等临床表现符合上述主证者可用本方加减治疗。

【提示】本方由黄芩加半夏生姜汤化裁而来。以干姜易生姜，是因寒甚，有四逆轻症；以人参易芍药，因有心下痞硬而无腹挛急；加少量桂枝，可止呕平冲温经；黄芩可治上热，大枣、人参可益气健脾。本方很似柴胡桂姜汤，而治上热下寒、干呕下利（利为腹泻、痢疾的统称）偏于虚者。

本方出自《金匮要略》，与《伤寒论》的黄芩汤名同而药不同，为便于区别，胡希恕教授把本方称为六物黄芩汤，并强调其治干呕下利之作用。

类似方鉴别：

黄芩汤：由黄芩、芍药（白芍）、甘草、大枣组成，功能清热止利、和中止痛，治太阳少阳合病下利证，为治利之基础方，治热利之专方。

黄芩加半夏生姜汤：为黄芩汤去大枣加半夏、生姜而成，清热和中，降逆止呕，功专太阳少阳合病呕利偏实证。

六物黄芩汤：为黄芩汤去芍药，干姜易生姜，加人参、桂枝而成；功专温中补虚、降逆止呕，长于治干呕，治太阳少阳合病呕利偏虚证者。

葛根黄芩黄连汤：由葛根、黄芩、黄连、甘草组成，治表证未解，邪热内陷，下迫大肠见下利不止，肛门灼热，小便短赤，发热，恶寒，口渴，腹痛，或喘而汗出，舌边尖红，苔黄等表里皆热之太阳阳明下利证。

小柴胡加芍药汤：为小柴胡汤加芍药而成，治少阳阳明合病小柴胡汤证兼腹痛或下利，是胡希恕教授喜用的治利验方之一。

生姜泻心汤：治寒、热、虚夹杂吐利，适宜寒饮较重、呕利较甚者。

黄连汤：即半夏泻心汤去黄芩加桂枝，功能清上温中、和胃降逆，为治寒、热、虚夹杂腹痛欲呕吐或下利之方，适用于六物黄芩汤证合桂枝甘草汤证而腹痛并烦热、心悸较甚者。

干姜黄芩黄连人参汤：功能苦寒泄降，辛温通阳。长于治上热下寒、呕利而心下痞硬者，以寒热格拒、食入即吐为显著症状。

【经选】《外台》黄芩汤：治干呕下利。（《金匮要略·呕吐哕下利病脉证治》附方）

10. 鳖甲煎丸

【方歌】鳖甲煎丸柴桂基，桃仁承气合瘀祛。

　　　　攻坚螵鼠蜂鳖䗪，气水葶朴韦瞿葳。

　　　　十二鳖硝柴需半，参桃一二余十需。

　　　　乌胶灰酒梧丸大，疟母癥瘕有望除。

【组成】鳖甲十二分（炙，90克），乌扇三分（烧，23克），黄芩三分（23克），柴胡六分（48克），鼠妇三分（熬，23克），干姜三分（10克），大黄三分（10克），芍药五分（15克），桂枝三分（10克），葶苈子一分（熬，8克），石韦三分（去毛，23克），厚朴三分（23克），牡丹皮五分（去心，40克），瞿麦二分（16克），紫葳三分（23克），半夏一分（8克），人参一分（8克），䗪虫五分（熬，40克），阿胶三分（炙，23克），蜂窝四分（炙，32克），赤硝十二分（90克），蟅螂六分（熬，48克），桃仁二分（15克）。

【用法】上二十三味，为末，取锻灶下灰一斗（1.5千克），清酒一斛五斗（5千克），浸灰，候酒尽一半，着鳖甲于中，煮令泛烂如胶漆，绞取汁，纳诸药，煎为丸，如梧子大（浸灰滤过汁，煎鳖甲成胶状，其余药研细末，与鳖甲胶放入炼蜜中和匀为小丸，每丸3克），空心服七丸，日三服（每次1～2丸，每日2～3次，温水送服）。

【功效】行气活血，化瘀消癥，化痰散结。

【主证】慢性肝炎、疟疾等见面颊有瘀斑、肝脾肿大者。

【应用】主治：①疟母。症见疟疾日久不愈，胁下痞块，寒热阵发，或疼痛，或拒按，舌紫或有瘀点或瘀斑，脉涩或沉。②五脏瘀血痰结证。症见瘤块在肝、脾、肾等处，局部痛处不移，按之不动，面颊有瘀斑，肌肉消瘦，饮食不振，或有寒热，或困倦，或四肢无力，女子闭经，舌紫有瘀点，脉涩。

传染病肝脾肿大、慢性肝炎、肝硬化或并腹水、中枢性痛经、月经不调、闭经、输卵管不完全性阻塞、附件炎、盆腔炎、慢性肾炎、肿瘤等临床表现符合上述主证者可用本方加减治疗。

【提示】本方用柴胡桂枝汤通津液，调营卫，和解太阳、少阳，主治疟病。其余药合桃核承气汤等祛瘀逐水、攻坚行气，以治癥瘕痼疾。

古人所谓疟母，是指疟疾发作引起的肝脾肿大。《西氏内科学》说"在慢性疟疾中脾可以变得很大"是有根据的，且变大之脾广泛粘连，很难手术，故治疗上颇为棘手。而中医对此积累有一定的经验，古今成功的验案不少。用本方在治疗慢性肝炎引起的肝脾肿大上也取得了可喜的进步。因本方药物繁多，制作复杂，故目前应用很少而有失传之虞。

【经选】病疟以月一日发，当以十五日愈，设不瘥，当月尽解。如其不瘥，当云何？师曰：此结为癥瘕，名曰疟母，急治

之，宜鳖甲煎丸。（《金匮要略·疟病脉证并治》第2条）

11. 侯氏黑散

【方歌】黑散辛苓归桂芎，参姜矾蛎各三同。

菊多四十术防十，苓五桔八治大风。

上热下寒肢烦重，血虚水盛冷心中。

【组成】菊花四十分（120克），白术十分（30克），细辛三分（10克），茯苓三分（10克），牡蛎三分（10克），桔梗八分（24克），防风十分（30克），人参三分（10克），矾石三分（10克），黄芩五分（15克），当归三分（10克），干姜三分（10克），川芎三分（10克），桂枝三分（10克）。

【用法】上十四味，杵为散，酒服方寸匕（3克），日一服。初服二十日，温酒调服，禁一切鱼肉大蒜。常宜冷食，六十日止，即药积在腹中不下也。热食即下矣，冷食自能助药力。

【功效】补养心脾，温中补虚，化痰祛风除湿。

【主证】血虚水盛，上热下寒，四肢沉重。

【应用】主治心脾不足、风痰内生、上热下寒证。症见魂梦颠倒，精神恍惚，心悸，或心烦，或头晕，身体燥热，四肢困重，乏力，麻木不仁，或手足不遂，语言謇涩，食欲减退，或呕吐痰涎，胶结黏腻，或大便失调，面色萎黄，舌淡，脉细弱。

抑郁症、神经衰弱、高血压、冠心病、心律不齐、心肌缺血、慢性肝炎、慢性胃炎、慢性肾炎、糖尿病、甲亢、中风后遗症等临床表现符合上述主证者可用本方加减治疗。

【提示】本方中桂枝、防风、桔梗解外，人参、白术、茯苓健中利湿，矾石燥湿，细辛化饮，黄芩、菊花、牡蛎清热，川芎、当归养血，干姜温下祛寒，诸药合成治血虚水盛、上热下寒之剂。

本方常用于治疗循环系统和神经系统的疾病，如高血压、中风后遗症、神经衰弱、抑郁症等，凡身体肿重、上热下寒者可视证应用。本方条文中的"中风"指一般的外感为患，不同于现代脑血管意外的"中风"，后者治法主要是活血化瘀，但要分清是缺血性还是出血性脑血管意外。现代临床研究证明，缺血性脑血管意外多用补阳还五汤化裁治疗，出血性脑血管意外多用血分药与清热泻火药配合治疗，如三黄泻心汤合桂枝茯苓丸，或大柴胡汤合桂枝茯苓丸加生石膏或再配用安宫牛黄丸等，可大幅度提高疗效，而用侯氏黑散则难以胜任。

据本方条文文法和用药常规等，很多注家疑本方为隋唐人或宋人所附，待考。

现代药理研究表明，本方有降压、镇静、镇痛作用。

【经选】侯氏黑散：治大风，四肢烦重，心中恶寒不足者。《外台》治风癫。（《金匮要略·中风历节病脉证并治》第2条）

12. 黄土汤

【方歌】黄土半斤先煮汤，热寒交错远血良。

阿胶术附地芩草，三两同行失血当。

【组成】甘草三两（10克），干地黄三两（10克），白术三两（10克），附子三两（炮，10克），阿胶三两（10克），黄芩三两（10克），灶心黄土半斤（50～130克）。

【用法】先煎灶心黄土，去渣取汤，后再入五味（甘草、干地黄、白术、附子、黄芩）水煎，阿胶后烊化，温服。

【功效】温中健脾，补血摄血。

【主证】大便溏而下血黑紫，或诸出血证，兼见四肢冷痹、反而心烦热者。

【应用】主治远血及寒热交错诸失血证。症见先便后血，血色暗滞或如柏油状，或伴有脘腹疼痛，喜温喜按，或月经过多，崩漏，或吐血等诸出血证，色紫黯，面色苍白，肢冷身倦，舌淡，苔白，脉细弱。

　　胃和十二指肠溃疡出血、上消化道出血、功能性子宫出血、血小板减少性紫癜、再生障碍性贫血、鼻衄、痔疮出血等临床表现符合上述主证者可用本方加减治疗。

　　【提示】灶中黄土，即灶底之焦黄土，也称伏龙肝，为温性收敛药而有止血的特性（如难找到可以赤石脂代替）。伍以干地黄（生地黄）、阿胶养血清热，协力止血，佐以甘草、白术理中燥湿。本方既用附子之大温，又用黄芩之苦寒，故可治远血等诸失血阴阳寒热交错互见而陷于半表半里者。

　　先排便而后下血者，血出在远处的胃肠（直肠、肛门以上），故谓远血，黄土汤主之。就本方中各药所主证而言，生地黄、阿胶皆可补虚，主治羸疲、面色苍白等虚弱贫血证候；本方大量用附子，可治肢冷、脉微等阴寒证候；附子伍白术，可治水气痹痛或大便微溏等证候；附子与生地黄为伍，可治麻痹不仁；生地黄与黄芩合用可治热烦，尤其是四肢烦热。以上诸证，虽未必一时俱见，但绝不能一无所见。应用本方时，灶心黄土常用50～150克，可先煮数沸，澄清去滓留汤煎余药。本方还可治吐、衄诸失血证临床表现符合上述主证者。

　　柏叶汤与黄土汤皆治中气虚寒所致之出血证，柏叶汤证病位偏上（胃），出血势急，黄土汤证病位偏下（肠），出血势缓。

　　有报道用本方加仙鹤草、白及治疗上消化道出血，加补骨脂、仙鹤草、花蕊石等治十二指肠溃疡，加三七、白及、黑荆芥穗、艾叶炭等治疗崩漏均获良效。

　　现代药理研究表明，本方具有缩短凝血时间、使血液黏度增高、促进血小板聚集等作用。方中的阿胶含多种氨基酸，可治疗多种出血及贫血，其所含的甘氨酸可改善体内之钙平衡，使血钙升高。

　　【经选】下血，先便后血，此远血也，黄土汤主之。（《金匮要略·惊悸吐衄下血胸满瘀血病脉证治》第15条）

13. 王不留行散

【**方歌**】不留行散热寒疮，桑蒴同行十分当。

芩朴芍姜均二分，三椒十八草相帮。

【**组成**】王不留行十分（30克），蒴藋十分（细叶，30克），桑东南根白皮十分（30克），甘草十八分（54克），川椒三分（除目及闭口者，去汗，10克），黄芩二分（6克），干姜二分（6克），厚朴二分（6克），芍药二分（6克）。

【**用法**】上九味，桑根皮以上三味烧灰存性，勿令灰过，分别杵筛，合制之为散，服方寸匕（3克），小疮即粉之，大疮但服之，产后亦可服。如风寒，桑东根勿取之，前三物皆阴干百日。

【**功效**】活血理气，通阳消瘀。

【**主证**】金疮痈肿见寒热错杂者。

【**应用**】主治伤、疡、妇科血瘀气郁证。症见跌打损伤，局部紫斑或肿块，或刀枪机械性损伤肿胀，或局部肿痛，入夜尤甚，或手足心热，或手足冷，或女子经血不畅，舌紫或有瘀点，脉沉或涩。

肌肉损伤肿痛、肋软骨炎、肋间神经痛、子宫内膜炎、附件炎、产后胎盘滞留、月经不调、乳腺增生、类风湿结节等临床表现符合上述主证者可用本方加减治疗。

【**提示**】王不留行，《神农本草经》谓其"苦，平。主金疮，止血逐痛，出刺，除痹外寒"，为本方主药，佐以桑东南根白皮（桑白皮）、蒴藋利气消瘀，烧灰存性为止血。复用甘草解毒缓痛，芍药、黄芩清血热，川椒、干姜、厚朴温中祛寒有助于行瘀，诸药合用具止血镇痛、活血消肿、续筋生肌、防止外邪侵入的作用，可治血虚血瘀、寒热错杂之金疮及肌肉筋脉损伤等。

蒴藋（音"朔掉"）为忍冬科植物蒴藋的全草，又名接骨木、排风草、小臭牡丹等，有祛风除湿、活血散瘀作用。

金疮，指肌体受到刀斧等金属器械伤害造成的创伤。伤后经脉破裂失血，经络血虚血瘀肿痛，或刀伤、外伤破溃后感染，均可用王不留行散治之。轻者外敷，重者可内服。

有报道用本方加续断、土鳖虫、生黄芪、白芷、金银花等治疗剖腹产切口感染，加续断等治疗人工流产不全等均获良效。

【经选】病金疮，王不留行散主之。（《金匮要略·疮痈肠痛浸淫病脉证并治》第6条）

14. 续命汤

【方歌】续命麻黄汤入膏，姜皆三两风痱煲。

参归芎半周神病，大小减加中风热。

【组成】麻黄、桂枝、当归、人参、石膏、干姜、甘草各三两（10克），川芎一两（8克），杏仁四十粒（15克）。

【用法】上九味，以水一斗（2000毫升），煮取四升（400毫升），温服一升（200毫升），薄覆脊，凭几坐，汗出则愈，不汗更服。无所禁，勿当风。并治但伏不得卧，咳逆上气，面目浮肿。

【功效】清热疏风，扶正祛邪。

【主证】中风痱，身体不能自收持，口不能言，冒昧不知痛处。

【应用】主治中风痱。症见上述主证加拘急不得转侧，但伏（倚物坐着）不得卧，咳逆上气，面目浮肿，舌淡，苔薄白，脉沉或浮细弦。

吉兰-巴雷综合征、周围神经病变、类风湿性关节炎、急慢性支气管炎、支气管哮喘等临床表现符合上述主证者可用本方加减治疗。

【提示】尤在泾在《金匮要略心典》中说："痱者，废也。精神不持，筋骨不用，非特邪气之扰，亦真气之衰也。麻黄、桂枝所以散邪，人参、当归所以养正，石膏合杏仁助散邪之力，甘草合干姜为复气之需，乃攻补兼行之法也。"可谓独具慧眼。

本方是否为仲师原方，颇具争议，亦有疑为后人所附者。但据距东汉不久之东晋人范汪所记，为仲景方；唐《外台秘要》《千金要方》亦均载为仲景方，且记录之主治、药味同。知为《金匮要略》缺遗，故宋代林亿等在校订时，将之补入附篇。孙思邈所著之《千金要方》在其基础上减石膏、干姜，加黄芩、芍药、防风、附子、生姜，名小续命汤，用于治中风口眼歪斜、筋脉拘急、半身不遂、舌强不语或神情闷乱，并亲历其效验；又在小续命汤的基础上减人参、甘草，加芍药、荆沥，名大续命汤，用于治肝历风、猝然喑哑及五脏偏枯贼风等症。

当代经方大家陆渊雷、江尔逊亦赞同本方是仲师方，临床实践证明其疗效确实不同凡响。江老认为该方简直是千古名方，并用亲身经历证明其疗效确切，他认为对该方进行深入研究必有助于发掘几被埋没的高效经方。通过多年临床考察，他还认为该方主治病症与西医的急性脊髓炎、吉兰-巴雷综合征、氯化镍中毒等相似，特录之以供参考。（详见《余国俊中医师承讲记》）

临床上有不少以续命汤类方治疗中风、类中风、真中风、中风痱获效的报道。广州市名中医、经方名家黄仕沛主任医师曾用本方加减治愈经西医诊断为多发性硬化，脊髓膜瘤术后，急性颈、胸段神经根炎，帕金森病等六位病机符合该方证的病人，见证了本方治中风痱的卓著疗效。（详见《黄仕沛经方亦步亦趋录》）

关于中风、真中风、类中风、中风痱的概念在医史上亦颇多争议，给辨证用药带来了困扰。目前，对于上述概念已取得一定共识。

中风：①指外感发热疾病中的表虚证（《伤寒论》太阳中风证，即桂枝汤证）。②指猝然昏倒、半身不遂、口舌歪斜、语言不利之卒中，或称仆击、大厥、薄厥、偏枯、中风等。唐宋之前多称为"外风"，为"内虚邪中"，《金匮要略》则按病情轻重分为中络、中经、中腑、中脏而分别治之。

从金元时起，众医家突出"内风"立论，如刘河间力主"心火暴盛"，李东垣归因为"正气自虚"，朱丹溪主张"湿痰生热"论。王履则进行了分类，提出由外邪侵袭而引发者为"真中"（真中风），无外邪侵袭者称"类中"（类中风）——因火、气、湿而起者，类似中风而非中风。明代张景岳则力倡"非风"之说，认为本病"为内伤积损"而成；清代叶天士主张本病为"精血衰耗，水不涵木，肝阳偏亢，内风时起"。王清任从实际出发，创从瘀血论治本病的新论；近现代医家则不断补充完善创新，增加了疏肝活血、化痰开窍、通腑开闭等治法，使中风的疗效大大提高。

中风痱：原指身体不能自收持，口不能言，冒昧不知痛处，或拘急不得转侧，并见但伏不得卧、咳逆上气、面目浮肿。可知中风痱与中风有同有不同。从发病特点而言，二病皆发病突然，但病因不同；从临床表现看，二病皆有肢体废用，但中风为半身不遂，而中风痱多为四肢不用。结合西医学来分析，中风与急性脑血管疾病相类，属中枢神经病变；中风痱与多发性神经损害相似，属周围神经病变。

有报道用本方加蜈蚣、僵蚕、钩藤、白蒺藜治疗半身不遂，加蜈蚣、全蝎、蕲蛇治疗类风湿性关节炎，去川芎、石膏治疗慢性支气管炎合并哮喘等均取得良好效果。

现代药理研究证明，本方有缓解支气管平滑肌痉挛、止咳平喘等作用。

【经选】《古今录验》续命汤：治中风痱，身体不能自收持，口不能言，冒昧不知痛处，或拘急不得转侧。（《金匮要略·中风历节病脉证并治》附方）

附录一　经方索引

一画

二画

三画

四画

附录二　经方度量衡古今折算法

仲景所用药物的度量衡属汉制，其承秦制而基本固定。

1. 重量：汉代二十四铢为一两，十六两为一斤，三十斤为一钧，四钧为一石。对于汉代与现代的重量折算，有以下不同看法。

（1）按吴承洛《中国度量衡史》折算法，汉制一两约为13.9克。

（2）柯雪帆教授根据发掘出的东汉"光和大司农铜权"的重量推算出东汉时的一斤应为250克，一两应为15.625克。

（3）清朝张山雷认为"大要以古之三当今之一为近是"。

（4）明朝李时珍认为"古今异制，古之一两，今用一钱可也"。

（5）按《伤寒论》2版教材折算法，汉制一两约为3克。

（6）据实测结果，汉代一斤为240克，一两为15克。

（7）按日本大塚敬节《药物的权量》折算法，汉制一两约为1.3克。

经方中多数方剂以斤、两、铢称药量。就我国学者的考证结果而论，悬殊相当大，以桂枝汤为例，汉代用桂枝三两，其最大折合量为45克，最小折合量为9克。日本学者的折合量更小，这与日本传统的用药习惯等诸多因素有关。笔者认为，量制折算应依据具体病情而定，以中病为宜。自古名医，有的善用重剂，有的善用轻剂，其中妙理当深究。应明确的是，临证时应因人、因地、因时及因方中各药所占比例酌情选择剂量，方合中医要旨。其基本原则是：结合国家药典，根据具体病情合理使用；急性病及重症量宜大，慢性病及轻症量宜小；体强者量宜大，体弱者量宜小。

此外，以"分"表示剂量者，包括以下含义：①全方均以"分"表示者，并非重量单位的"分"，而是各药之间剂量的比例之意，应作"份"理解；②方中言"等分"者，非重量之"分"，而是指处方中各药均等、等量之意；③方中"分""两"并列者，则应看作重量单位的"分"，如大黄䗪虫丸中的"分"。

我国实行以克为基本单位的国际公用单位制，1市斤＝0.5公斤＝500克，按旧制1市斤＝16两，因此1两＝31.25克，1钱＝3.125克，1分＝0.3125克，1厘＝0.03125克。

在全国高等中医药院校多版教材中，方剂按1两＝3克进行换算，这与《中药大辞典》等书的规定相同，本书的古今剂量换算亦基本以此为规范。笔者及先祖亦有按一两折合15克左右的大剂量换算而获特效的病例，但原则上仍应遵守有关规定，以策安全。

2. 容量：汉代四圭为一撮，五撮为一龠，二龠为一合，十合为一升，十升为一斗，十斗为一斛。其中一升约等于现代的200毫升。

（1）水容量：按吴承洛《中国度量衡史》折算法，汉制一升约为现代的198毫升。按大塚敬节《药物的权量》折算法，汉制一升约为现代的200毫升。傅延龄教授的研究结果也是汉代一升为现代的200毫升。另外，经方中的一杯水可视为一升水，即200毫升。

（2）药物容量：经方中一升药物折合为现代的克数大致如下表所示。

药物	克数	药物	克数
虻虫	25	淡豆豉	100
橘皮	30	芍药	100
蜀椒	40	薤白	108
䗪虫	46	杏仁	120
瓜蒌实	50	半夏	120
苦参	56	冬葵子	128
百合	65	薏苡仁	140
蛴螬	75	葶苈子	140
五味子	80	小麦	150
吴茱萸	85	芒硝	160
桃仁	88	赤小豆	170
火麻仁	90	粳米	200
酸枣仁	95	蜂蜜	270
麦冬	100	饴糖	270

另外，经方散剂常以"方寸匕"作为剂量单位。"匕"在古代指饭勺（《辞海》云"匕即匙"），又用作量取药末的器具。"方寸"即大小为一寸见方，以抄药末不落为度，等于现代的2.7克左右（《中药大辞典》）。陶汉华教授按汉代一寸约合现代2.3厘米为标准自制方寸匕称重，结果发现一方寸匕草木类药末约5克，一方寸匕滑石粉约9克，一方寸匕代赭石粉约30克。

经方中的"一钱匕"是指以汉代五铢钱抄药末不落时之重，一钱匕草木类药约1克，一钱匕瓜蒌散约0.5克，一钱匕三物白散约1.7克，十枣汤中的一钱匕甘遂、大戟、芫花约0.9克。

上述之"方寸匕""钱匕"取药法，现代已不采用，但为利于经方研究，我们必须明了。

3. 度量：汉代的度量单位包括丈、尺、寸、分，均为十进制。采用文物实测法测得东汉一尺平均为23.2厘米。

吕志杰教授所著《伤寒杂病论研究大成》认为，经方中厚朴一尺应为八两，约50克。

4. 数量：经方中部分药物以原生药的数量入药，吕志杰教授等考证后认为其所折合的克数大约如下表所示。

药物	数量	克数	药物	数量	克数
枳实	1枚	12	乌头	5枚	20～30
皂荚	1枚	15～20	百合	7枚	175
附子	1枚（中等）	15	半夏	10枚	7
	1枚（大者）	20～30	栀子	10枚	10
猪胆	1枚	64	大枣	10枚	30
瓜蒌实	1枚	40～70	诃子	10枚	35
代赭石	1枚（弹丸大）	30	射干	13枚	26
石膏	1枚（鸡子大）	90	䗪虫	20个	10
鳖甲	1片（手掌大）	15	虻虫	30个	4
竹叶	1把	5～10	水蛭	30个	40
艾叶	1把	25～30	杏仁	40个	12～15
甘遂	3枚	2.5	桃仁	50个	12～15
葱白	4茎	300	乌梅	100个	200

附录三 中医主要证候经方治疗索引

注意：本经方治疗索引是根据条文、病机及医家临床经验记录总结而成的，仅供临床参考，切记要方证对应，万万不可按图索骥。

一画

三画

● **下利（下利便脓血、下利腹痛、下利滑脱不禁、下利清谷泄泻、腹泻、久泻、利气、溏泄、痢疾、霍乱）**

五画

七画

十画

● 脏躁

甘麦大枣汤或合百合地黄汤或合四逆散化裁

十一画

十三画

十六画

十七画

十八画以上

● **癔症（神经官能症、歇斯底里）**

● **癥瘕（妇人下腹结块、胀痛、下血，癥痼）**

● **癫痫（惊狂）**

附录四 西医常见疾病选方参考

注意：以下经方仅供西医临床各科参考。要取得疗效，必须进行中医的辨证论治，以求方证对应。方后括号内阿拉伯数字为该方所在页码数。

一、传染病

● **流行性感冒、禽流感**

大青龙汤（065）

葛根汤（040）

葛根黄芩黄连汤（051）

麻黄汤（038）

麻黄杏仁甘草石膏汤（066）

小柴胡汤（159）

大柴胡汤（078）

● **病毒性肝炎**

小柴胡汤（159）

柴胡桂枝干姜汤（316）加丹参、茵陈、王不留行等

大柴胡汤（078）

大柴胡汤（078）合桂枝茯苓丸（034）

五苓散（029）加茵陈、丹参等

四逆散（169）加丹参、虎杖、白花蛇舌草、黄芪

半夏泻心汤（319）

茵陈蒿汤（100）

当归芍药散（270）

茯苓饮（244）

四逆散（169）合茯苓饮（244）

四逆散（169）合柴胡桂枝干姜汤

（316）合当归芍药散（270）

大柴胡汤（078）合茵陈蒿汤（100）

小建中汤（018）加减

● **肺结核**

柴胡加龙骨牡蛎汤（077）

小柴胡汤（159）加青蒿、鳖甲、牡丹皮等

小柴胡汤（159）合小陷胸汤（152）或泻心汤（096）

麦门冬汤（227）

薯蓣丸（273）

小陷胸汤（152）

泻心汤（096）

竹叶石膏汤（075）加生地黄、阿胶

炙甘草汤（036）加鳖甲、百部等

理中丸（汤）（183）

柴胡桂枝干姜汤（316）

二加龙骨汤（017）

● **流行性乙型脑炎**

白虎汤（081）

泻心汤（096）化裁

桃核承气汤（135）

● **细菌性痢疾**

葛根黄芩黄连汤（051）

黄连阿胶汤（109）

黄芩汤（173）

四逆散（169）

泻心汤（096）

白头翁汤（111）

大承气汤（090）

理中汤（183）

吴茱萸汤（224）

半夏泻心汤（319）

真武汤（309）

乌梅丸（314）

附子泻心汤（098）

大柴胡汤（078）加芒硝、石膏

小柴胡汤（159）加芍药

● **败血症**

白虎汤（081）

泻心汤（096）加生地黄、牡丹
　　皮、赤芍等

● **疟疾**

柴胡桂枝干姜汤（316）

蜀漆散（259）

小柴胡汤（159）

鳖甲煎丸（331）

● **流行性出血热**

白虎汤（081）

泻心汤（096）

桃核承气汤（135）

猪苓汤（115）

● **流行性脑脊髓膜炎**

葛根汤（040）

瓜蒌桂枝汤（009）

大柴胡汤（078）

桃核承气汤（135）

● **流行性腮腺炎**

小柴胡汤（159）

大柴胡汤（078）

泻心汤（096）化裁

● **严重急性呼吸综合征（非典）**

麻黄汤（038）加减

桂枝汤（004）加减

麻黄杏仁甘草石膏汤（066）

小柴胡汤（159）

小柴胡汤（159）加石膏

柴胡桂枝汤（167）

柴胡桂姜汤（316）

麻黄细辛附子汤（289）

通脉四逆汤（190）

二、呼吸系统疾病

● **感冒**

麻黄汤（038）

大青龙汤（065）

小青龙汤（047）

桂枝汤（004）

桂枝加附子汤（297）

葛根汤（040）

麻黄细辛附子汤（218）

小柴胡汤（159）

柴胡桂枝汤（167）

麻黄附子甘草汤（287）

苓桂术甘汤（025）

桂苓五味甘草去桂加干姜细辛半夏
　　汤（232）

● **支气管炎**

半夏厚朴汤（219）

桂苓五味甘草汤（029）

麦门冬汤（227）

小柴胡汤（159）

小青龙汤（047）

小青龙加石膏汤（068）

苓桂术甘汤（025）

小陷胸汤（152）

桂枝加厚朴杏子汤（013）

麻黄杏仁甘草石膏汤（066）

厚朴麻黄汤（069）

四逆散（169）

理中丸（汤）（183）

旋覆代赭汤（240）

● 支气管哮喘

桂枝加厚朴杏子汤（013）

桂枝甘草龙骨牡蛎汤（015）

半夏厚朴汤（219）

大柴胡汤（078）

桂枝加附子汤（297）

桂枝茯苓丸（034）

麻黄细辛附子汤（289）

排脓散（156）

真武汤（309）

厚朴麻黄汤（069）

小青龙汤（047）

射干麻黄汤（044）

大柴胡汤（078）合桂枝茯苓丸
（034）

大柴胡汤（078）合桃核承气汤
（135）

苓甘五味加姜辛半夏杏仁汤
（233）

苓甘五味姜辛汤（230）

小青龙加石膏汤（068）

麻黄杏仁甘草石膏汤（066）化裁

苓桂术甘汤（025）

皂荚丸（258）

小陷胸汤（152）

● 支气管扩张症

小柴胡汤（159）

泻心汤（096）

麻黄杏仁甘草石膏汤（066）

泻心汤（096）加白茅根、仙鹤
草、葛根、桑白皮等

苇茎汤（113）

● 慢阻肺、肺气肿、肺心病

真武汤（309）

麻黄汤（038）

小青龙汤（047）

苓桂术甘汤（025）

越婢加半夏汤（064）

大承气汤（090）

大柴胡汤（078）

桂苓五味甘草汤（029）

桂枝加龙骨牡蛎汤（016）

桂枝茯苓丸（034）

肾气丸（208）

木防己汤（061）

瓜蒌薤白白酒汤（251）

葶苈大枣泻肺汤（154）

木防己汤去石膏加茯苓芒硝汤
（061）

真武汤（309）合麻黄杏仁甘草石
膏汤（066）

小陷胸汤（152）

枳实薤白桂枝汤（254）

麻黄细辛附子汤（289）

射干麻黄汤（044）

● 肺炎

麻黄汤（038）

葛根汤（040）

大青龙汤（065）

小青龙汤（047）化裁

半夏厚朴汤（219）

麻黄杏仁甘草石膏汤（066）

小柴胡汤（159）

小柴胡汤（159）加石膏

小陷胸汤（152）

大柴胡汤（078）

大柴胡汤（078）加石膏

小承气汤（087）

大承气汤（090）

栀子厚朴汤（106）

麻黄杏仁甘草石膏汤（066）加桑

白皮、地骨皮、川贝母、百部
　等

● 胸膜炎

柴胡加龙骨牡蛎汤（077）

柴胡桂枝干姜汤（316）

小陷胸汤（152）

大陷胸汤（143）

十枣汤（147）

牡蛎泽泻汤（118）

葶苈大枣泻肺汤（154）化裁

● 胸腔积液

葶苈大枣泻肺汤（154）

己椒苈黄丸（151）

三、循环系统疾病

● 心律不齐、心室纤颤、期前收缩

炙甘草汤（036）

麻黄细辛附子汤（289）

半夏泻心汤（319）

柴胡加龙骨牡蛎汤（077）

小陷胸汤（152）加减

黄连阿胶汤（109）

四逆散（169）合桂枝茯苓丸
　（034）

当归四逆汤（023）

大柴胡汤（078）合桃核承气汤
　（135）

真武汤（309）

四逆汤（185）

四逆加人参汤（193）

大柴胡汤（078）合桂枝茯苓丸
　（034）

桂枝加龙骨牡蛎汤（016）

柴胡桂枝干姜汤（316）

桂枝附子汤（304）

● 心动过速

柴胡加龙骨牡蛎汤（077）

大柴胡汤（078）

桂枝加龙骨牡蛎汤（016）

泻心汤（096）

黄连阿胶汤（109）

● 高血压

柴胡加龙骨牡蛎汤（077）

大柴胡汤（078）

大柴胡汤（078）合桂枝茯苓丸
　（034）加石膏

泻心汤（096）加石膏

真武汤（309）

肾气汤（208）

桂枝加龙骨牡蛎汤（016）加钩
　藤、天麻、地龙、半夏、白
　术、杜仲等

桂枝汤（004）加葛根、龙骨、牡

蛎等

小半夏加茯苓汤（214）加天麻、
　　钩藤、石决明等

● **低血压**

苓桂术甘汤（025）

桂苓五味甘草汤（029）

桂枝加附子汤（297）

四逆散（169）化裁

小建中汤（018）

真武汤（309）

四逆汤（185）

● **高脂血症**

小柴胡汤（159）加何首乌、丹
　　参、当归、泽泻、白术、大黄
　　等

肾气丸（208）加减

桂枝茯苓丸（034）加三七、山
　　楂、决明子、荷叶等

● **冠心病**

桂枝茯苓丸（034）

葛根黄芩黄连汤（051）

黄芪桂枝五物汤（012）

理中汤（183）

酸枣仁汤（282）

小陷胸汤（152）加人参、桃仁、
　　红花

瓜蒌薤白白酒汤（251）

枳实薤白桂枝汤（254）加丹参、
　　三七

瓜蒌薤白半夏汤（252）

木防己汤（061）

炙甘草汤（036）化裁

四逆散（169）合桂枝茯苓丸
　　（034）

● **心绞痛**

大黄附子汤（206）

大柴胡汤（078）合桂枝茯苓丸
　　（034）

黄芪桂枝五物汤（012）

理中汤（183）

四逆汤（185）

酸枣仁汤（282）

小陷胸汤（152）

瓜蒌薤白白酒汤（251）

枳实薤白桂枝汤（254）

瓜蒌薤白半夏汤（252）

桂枝生姜枳实汤（033）

薏苡附子散（203）

橘枳姜汤（237）

四逆散（169）加瓜蒌薤白半夏汤
　　（252）桂枝茯苓丸（034）

乌头赤石脂丸（201）

● **风湿性心脏病**

木防己汤（061）

四逆加人参汤（193）

桂枝附子汤（304）

己椒苈黄丸（151）

● **瓣膜性心脏病**

柴胡加龙骨牡蛎汤（077）

苓桂术甘汤（025）

桂苓五味甘草汤（029）

桂枝汤（004）

桂枝加龙骨牡蛎汤（016）

● **心包积液**

桂苓五味甘草汤（029）

小陷胸汤（152）

防己黄芪汤（049）

木防己汤（061）

● **病态窦房结综合征**

桂枝加龙骨牡蛎汤（016）

麻黄细辛附子汤（289）

当归四逆汤（023）

苓桂术甘汤（025）

炙甘草汤（036）

麻黄附子甘草汤（287）

真武汤（309）

桂枝加附子汤（297）

● **房室传导阻滞**

四逆汤（185）

当归四逆汤（023）

炙甘草汤（036）

桂枝茯苓丸（034）

大柴胡汤（078）合桂枝茯苓丸
　　（034）

麻黄细辛附子汤（289）

麻黄附子甘草汤（287）

半夏麻黄丸（042）合苓桂术甘汤
　　（025）

● **心脏功能不全、心衰**

桂枝汤（004）加龙骨、牡蛎、人
　　参

桂枝加附子汤（297）

黄芪桂枝五物汤（012）

四逆汤（185）

四逆加人参汤（193）

苓桂术甘汤（025）

真武汤（309）

木防己汤（061）

五苓散（029）加味

术附汤（311）

桂枝茯苓丸（034）合枳术汤
　　（250）

附子汤（196）

● **病毒性心肌炎**

炙甘草汤（036）

小柴胡汤（159）

苓桂术甘汤（025）

桂枝加附子汤（297）

● **脓毒症心肌顿抑**

四逆汤（185）加红参、山萸肉、
　　三七等

葛根黄芩黄连汤（051）

竹叶石膏汤（075）

麻黄细辛附子汤（289）

小陷胸汤（152）

● **心肌梗死**

四逆汤（185）

当归四逆汤（023）

通脉四逆汤（190）

枳实薤白桂枝汤（254）

抵当汤（138）

大柴胡汤（078）合桂枝茯苓丸
　　（034）

四逆散（169）合瓜蒌薤白半夏汤
　　（252）

桂枝茯苓丸（034）

乌头赤石脂丸（201）化裁

桂枝加龙骨牡蛎汤（016）加黄
　　芪、丹参、三七、益母草等

● **扩张型心肌病**

瓜蒌薤白白酒汤（251）加减

薏苡附子散（203）加味

黄芪建中汤（020）加金银花、连
　　翘、人参、麦冬、薤白等

炙甘草汤（036）加三七、桃仁、
　　红花、丹参等

● **动脉硬化**

柴胡加龙骨牡蛎汤（077）

桂枝茯苓丸（034）

黄芪桂枝五物汤（012）

泻心汤（096）

● **心脏神经官能症**

半夏厚朴汤（219）

柴胡加龙骨牡蛎汤（077）

茯苓桂枝甘草大枣汤（026）

栀子厚朴汤（106）

● **休克**

四逆汤（185）

四逆加人参汤（193）

通脉四逆加猪胆汤（192）

四、消化系统疾病

● **食管炎**

半夏厚朴汤（219）

大柴胡汤（078）

小陷胸汤（152）

栀子厚朴汤（106）

旋覆代赭汤（240）

● **慢性胃炎**

旋覆代赭汤（240）合吴茱萸汤
　　（224）加陈皮

橘枳姜汤（237）

半夏泻心汤（319）

甘草泻心汤（321）

生姜泻心汤（323）

大柴胡汤（078）

附子泻心汤（098）

四逆散（169）

栀子厚朴汤（106）

旋覆代赭汤（240）

厚朴生姜半夏甘草人参汤（220）

柴胡桂枝干姜汤（316）

黄芪建中汤（020）

麦门冬汤（227）

黄连汤（325）

四逆散（169）加人参、橘皮、生
　　姜

生姜泻心汤（323）合吴茱萸汤
　　（224）

半夏厚朴汤（219）

● **胆汁反流性胃炎**

半夏泻心汤（319）

四逆散（169）

小柴胡汤（159）

旋覆代赭汤（240）

大柴胡汤（078）

小陷胸汤（152）

小承气汤（087）

芍药甘草汤（278）

苓桂术甘汤（025）

干姜黄芩黄连人参汤（327）

甘草泻心汤（321）

● **消化性溃疡**

半夏泻心汤（319）

附子泻心汤（098）

理中汤（183）

小建中汤（018）

黄芪建中汤（020）

大柴胡汤（078）合桂枝茯苓丸
　　（034）

茯苓饮（244）

黄土汤（334）

四逆汤（185）

吴茱萸汤（224）

甘草粉蜜汤（247）加白及、
　　三七、大黄、人参、延胡索、

海螵蛸

小建中汤（018）合吴茱萸汤
　　（224）化裁

当归四逆加吴茱萸生姜汤（024）

四逆散（169）

● **消化道出血**

理中汤（183）加三七、艾叶、仙
　　鹤草等

黄土汤（334）加减

泻心汤（096）加地榆、三七、紫
　　珠草

黄芪建中汤（020）化裁

● **肠易激综合征**

半夏厚朴汤（219）

半夏泻心汤（319）

四逆散（169）

四逆散（169）合半夏厚朴汤
　　（219）

乌梅丸（314）

柴胡桂枝干姜汤（316）

柴胡加龙骨牡蛎汤（077）

理中汤（183）

枳术汤（250）加木香、防风、陈
　　皮、白芍、甘草

小柴胡汤（159）

桂枝汤（004）加味

● **膈肌痉挛症**

麦门冬汤（227）

旋覆代赭汤（240）

橘皮竹茹汤（242）

柴胡桂枝干姜汤（316）

乌梅丸（314）

芍药甘草汤（278）合四逆散
　　（169）

● **慢性肠炎（结肠炎、直肠炎）**

半夏泻心汤（319）

生姜泻心汤（323）

理中汤（183）

理中汤（183）加附子

五苓散（029）

四逆散（169）加石斛、远志、玄
　　参、香附、神曲等

黄土汤（334）

乌梅丸（314）

白虎加人参汤（082）合五苓散
　　（029）

赤石脂禹余粮汤（267）加味

● **肠梗阻、肠粘连**

大承气汤（090）

大柴胡汤（078）

大黄附子汤（206）

大建中汤（222）

● **溃疡性结肠炎、克罗恩病**

白头翁汤（111）

甘草泻心汤（321）

黄连阿胶汤（109）

四逆散（169）

四逆汤（185）

乌梅丸（314）

桃花汤（268）

半夏泻心汤（319）

真武汤（309）

小柴胡汤（159）

黄土汤（334）

小建中汤（018）

黄芩汤（173）

黄连汤（325）

吴茱萸汤（224）

赤石脂禹余粮汤（267）

● **腹泻**

葛根黄芩黄连汤（051）

黄芩汤（173）

黄芩加半夏生姜汤（174）

桂枝加葛根汤（008）

桂枝人参汤（022）

六物黄芩汤（329）

黄连汤（325）

干姜黄芩黄连人参汤（327）

葛根汤（040）

调胃承气汤（085）

小承气汤（087）

大承气汤（090）

小柴胡汤（159）加芍药、石膏

大柴胡汤（078）合调胃承气汤
（085）

白通汤（291）

四逆汤（185）

白头翁汤（111）加大黄、芍药

白头翁汤（111）加阿胶、甘草

生姜泻心汤（323）

赤石脂禹余粮汤（267）

● **便秘**

大承气汤（090）

大柴胡汤（078）

当归芍药散（270）

排脓散（156）

四逆散（169）

芍药甘草汤（278）加味

麻黄杏仁甘草石膏汤（066）

小承气汤（087）

小建中汤（018）

枳实芍药散（155）

麻子仁丸（095）

大黄附子汤（206）

桂枝汤（004）加味

桃核承气汤（135）

● **急慢性胆囊炎、胆石症**

小陷胸汤（152）

柴胡桂姜汤（316）

大柴胡汤（078）

大黄附子汤（206）加金钱草、威
灵仙

泻心汤（096）

四逆散（169）

小承气汤（087）

大承气汤（090）

小柴胡汤（159）

茵陈蒿汤（100）

栀子厚朴汤（106）

乌梅丸（314）

桃核承气汤（135）

● **急性胰腺炎**

大承气汤（090）

大柴胡汤（078）化裁

大陷胸汤（143）

小柴胡汤（159）加白术、赤芍、
白芍、三七、竹茹等

小柴胡汤（159）合小承气汤
（087）

半夏泻心汤（319）

茵陈蒿汤（100）加味

泻心汤（096）加味

● **慢性肝炎、肝硬化**

大柴胡汤（078）合大黄牡丹汤
（136）

柴胡桂枝干姜汤（316）

柴胡桂枝干姜汤（316）合当归芍
药散（270）

茯苓饮（244）

当归芍药散（270）

芍药甘草汤（278）加味

五苓散（029）

五苓散（029）加茵陈

小柴胡汤（159）加丹参、茵陈

四逆散（169）合当归芍药散
（270）

小柴胡汤（159）

小建中汤（018）

真武汤（309）

大黄䗪虫丸（142）

小柴胡汤（159）合茵陈五苓散

小柴胡汤（159）合当归芍药散
（270）

茯苓饮（244）

栀子大黄汤（105）

大黄硝石汤（099）

大柴胡汤（078）加茵陈合桂枝茯
苓丸（034）

鳖甲煎丸（331）

茯苓饮（244）合五苓散（029）合
当归芍药散（270）

十枣汤（147）

甘遂半夏汤（149）

● 肝硬化腹水

五苓散（029）

大柴胡汤（078）合己椒苈黄丸
（151）

桂枝去芍药加麻黄细辛附子汤
（289）化裁

硝石矾石散（131）

真武汤（309）

桃核承气汤（135）

下瘀血汤（134）

甘遂半夏汤（149）

十枣汤（147）

小承气汤（087）

大承气汤（090）

● 脂肪肝

大柴胡汤（078）

葛根黄芩黄连汤（051）

五苓散（029）加泽泻、山楂、
三七、荷叶、丹参等

小柴胡汤（159）合桂枝茯苓丸
（034）

五、血液和造血系统疾病

● 贫血（再生障碍性贫血）

薯蓣丸（273）

五苓散（029）

小建中汤（018）

黄芪建中汤（020）加味

炙甘草汤（036）

猪苓汤（115）

真武汤（309）

柴胡桂枝汤（167）合附子理中汤

木防己汤（061）合当归芍药散

（270）加黄芪

苓桂术甘汤（025）合当归芍药散
（270）

当归芍药散（270）

柴胡桂姜汤（316）加当归芍药散
（270）

胶艾汤（275）

当归建中汤（020）

● 白细胞减少症

薯蓣丸（273）

小柴胡汤（159）

黄芪建中汤（020）化裁

当归建中汤（020）化裁

● **血小板减少性紫癜**

白虎汤（081）

附子泻心汤（098）

黄连阿胶汤（109）

理中汤（183）

麻黄升麻汤（328）化裁

泻心汤（096）

猪苓汤（115）

● **血小板增多症**

大黄䗪虫丸（142）

桂枝茯苓丸（034）

黄芩汤（173）

小柴胡汤（159）

● **过敏性紫癜**

当归芍药散（270）

四逆散（169）合胶艾汤（275）加
　减

桂枝汤（004）

理中汤（183）

小柴胡汤（159）

抵当汤（138）合大柴胡汤（078）

● **高黏滞综合征与血栓形成**

大黄䗪虫丸（142）

桂枝茯苓丸（034）

黄芪桂枝五物汤（012）

泻心汤（096）加味

芍药甘草汤（278）化裁

桃核承气汤（135）

● **多发性骨髓瘤**

桂枝芍药知母汤（296）化裁

黄芪桂枝五物汤（012）

真武汤（309）加黄芪、当归等

● **血友病**

泻心汤（096）

白虎汤（081）

白虎加人参汤（082）化裁

六、内分泌、代谢、营养疾病

● **甲状腺功能亢进**

白虎汤（081）

柴胡桂枝干姜汤（316）

大柴胡汤（078）

当归芍药散（270）

桂枝茯苓丸（034）

泻心汤（096）

小柴胡汤（159）合酸枣仁汤
　（214）加减

柴胡加龙骨牡蛎汤（077）

麦门冬汤（227）合酸枣仁汤
　（214）

● **甲状腺功能减退**

当归芍药散（270）

葛根汤（040）

小柴胡汤（159）化裁

真武汤（309）

小建中汤（018）加味

八味肾气丸（208）加味

吴茱萸汤（224）化裁

● **甲状腺结节**

四逆散（169）加玄参、牡蛎、浙
　贝母等

小半夏加茯苓汤（214）加三棱、
　莪术、夏枯草等

● 糖尿病

大柴胡汤（078）

桂枝茯苓丸（034）

葛根黄芩黄连汤（051）

黄连阿胶汤（109）

黄芪桂枝五物汤（012）

芍药甘草汤（278）

八味肾气丸（208）

乌梅丸（314）

白虎汤（081）

白虎加人参汤（082）加天花粉、
牡蛎、麦冬

麦门冬汤（227）加瓜蒌牡蛎散
（119）

柴胡加龙骨牡蛎汤（077）

茯苓四逆汤（195）

真武汤（309）

黄连汤（247）

竹叶石膏汤（075）

大柴胡汤（078）

小柴胡汤（159）

● 痛风

大柴胡汤（078）

大黄附子汤（206）

桂枝茯苓丸（034）

桂枝芍药知母汤（296）

五苓散（029）

栀子柏皮汤（108）

● 消瘦

小建中汤（018）加减

炙甘草汤（036）

竹叶石膏汤（075）

薯蓣丸（273）

附术汤（311）

泻心汤（096）

茯苓饮（244）

● 肥胖症

大柴胡汤（078）

防己黄芪汤（049）

桂枝茯苓丸（034）

小柴胡汤（159）加当归、泽泻、
何首乌、桃仁等

五苓散（029）加牛膝、麻黄

● 高脂血症

大柴胡汤（078）

桂枝茯苓丸（034）

五苓散（029）

泻心汤（096）

小柴胡汤（159）加何首乌、丹
参、泽泻、三七、山楂、大黄
等

肾气汤（208）加减

● 营养不良

胶艾汤（275）加减

黄芪建中汤（020）

芍药甘草汤（278）加人参、黄
芪、阿胶、山药等

● 骨质疏松

四逆散（169）加香橼、佛手、丝
瓜络、三七

肾气汤（208）合理中汤（183）

黄芪建中汤（020）合胶艾汤
（275）

肾气汤（208）加黄柏、知母、龙
骨、女贞子等

● 皮下多发性脂肪瘤

大黄䗪虫丸（142）

桂枝茯苓丸（034）

小半夏加茯苓汤（214）加减

四逆汤（185）加减

- **特发性水肿**

防己黄芪汤（049）

五苓散（029）加木香、牡丹皮、

当归、黄芪

肾气汤（208）加减

越婢汤（062）加白术

七、泌尿系统疾病

- **急性肾炎**

半夏厚朴汤（219）

麻黄杏仁甘草石膏汤（066）

小柴胡汤（159）

越婢汤（062）

越婢加术汤（063）

越婢汤（062）加白茅根

- **慢性肾炎**

猪苓汤（115）

防己黄芪汤（049）

真武汤（309）

桂枝汤（004）

桂枝茯苓丸（034）

黄芪桂枝五物汤（012）

肾气丸（208）

五苓散（029）

苓桂术甘汤（025）

小柴胡汤（159）

防己黄芪汤（049）合木防己汤
（061）

柴胡桂枝干姜汤（316）合当归芍
药散（270）

麻黄连翘赤小豆汤（074）加减

- **肾病综合征**

真武汤（309）

桂枝人参汤（022）

肾气汤（208）加减

越婢加术汤（063）

肾气丸（208）加黄芪、淫羊藿、
桃仁、丹参、杜仲、知母等

桃核承气汤（135）加减

越婢汤（062）合苓桂术甘汤
（025）合麻黄细辛附子汤
（289）化裁

- **肾盂肾炎**

四逆散（169）

猪苓汤（115）

栀子柏皮汤（108）

五苓散（029）

- **尿路结石、尿路感染**

大柴胡汤（078）

大黄附子汤（206）

当归芍药散（270）

甘姜苓术汤（229）

麻黄细辛附子汤（289）

四逆散（169）

肾气丸（208）

猪苓汤（115）

猪苓汤（115）加大黄、桃仁

猪苓汤（115）合五苓散（029）加
大黄

猪苓汤（115）加金钱草、海金
沙、鸡内金等

五苓散（029）

柴胡桂枝干姜汤（316）合当归芍
药散（270）

真武汤（309）

- **膀胱炎**

四逆散（169）

猪苓汤（115）

栀子柏皮汤（108）

● 尿失禁

柴胡加龙骨牡蛎汤（077）

甘姜苓术汤（229）

麻黄汤（038）

四逆散（169）加台乌药、益智、

　　山药等

肾气丸（208）

半夏厚朴汤（219）

● 多囊肾

当归芍药散（270）

猪苓汤（115）

● 尿潴留

五苓散（029）加人参

桂苓五味甘草汤（029）

理中汤（183）合黄芪建中汤

　　（020）化裁

肾气丸（208）化裁

猪苓汤（115）加大黄、泽泻、海

金沙、血竭、蜈蚣、琥珀等

白虎汤（081）合桃核承气汤

　　（135）加减

苓桂术甘汤（025）加减

● 血尿

猪苓汤（115）

桃核承气汤（135）加减

肾气汤（208）减附子、桂枝加小

　　蓟、三七、黄芪、白茅根等

● 肾功能衰竭

真武汤（309）

肾气汤（208）加大黄等

桂枝茯苓丸（034）加大黄、牛膝

桃核承气汤（135）加减

半夏泻心汤（319）合大黄甘草汤

　　（094）加减

苓桂术甘汤（025）合旋覆代赭汤

　　（240）加减

八、结缔组织病与风湿性疾病

● 风湿性关节炎

乌头汤（299）

桂枝芍药知母汤（296）

乌头桂枝汤（301）

桂枝去芍药加附子汤（302）

桂枝加附子汤（297）

黄芪建中汤（020）加附子、鹿角

　　胶

甘草附子汤（306）

天雄散（308）

桂枝附子去桂加白术汤（305）

● 类风湿性关节炎

桂枝芍药知母汤（296）

肾气汤（208）

乌头汤（299）

理中汤（183）加附子、桂枝

麻黄细辛附子汤（289）合黄连解

　　毒汤

● 强直性脊柱炎

肾气丸（208）加减

桂枝人参汤（022）

甘草附子汤（306）

乌头汤（299）合桃核承气汤

　　（135）

● 硬皮病

麻黄杏仁薏苡甘草汤（072）加味

桂枝去芍药加麻黄细辛附子汤

　　（295）

真武汤（309）

肾气汤（208）

桃核承气汤（135）加减

黄芪建中汤（020）化裁

● **结节性多动脉炎**

白虎汤（081）加桂枝、金银花、连翘等

当归芍药散（270）合桃核承气汤（135）

小柴胡汤（159）合小陷胸汤（152）化裁

● **雷诺病**

当归四逆汤（023）加吴茱萸、生姜

当归芍药散（270）化裁

桂枝汤（004）加茯苓、苍术、附子、大黄、桃仁、红花等

九、神经系统疾病

● **特发性面神经麻痹**

大柴胡汤（078）

葛根汤（040）

小柴胡汤（159）

四逆散（169）合桂枝茯苓丸（034）加白附子、僵蚕、天麻等

● **三叉神经痛**

小柴胡汤（159）

大柴胡汤（078）

大黄附子汤（206）

当归四逆汤（023）

葛根汤（040）

吴茱萸汤（224）

麻黄细辛附子汤（289）

芍药甘草汤（278）

泻心汤（096）

柴胡桂枝汤（167）

桃核承气汤（135）

● **肋间神经痛**

瓜蒌薤白白酒汤（251）加麻黄、五灵脂等

枳实薤白桂枝汤（254）加减

四逆散（169）加味

大黄附子汤（206）

● **坐骨神经痛**

当归四逆汤（023）加减

大黄附子汤（206）

麻黄细辛附子汤（289）

肾气汤（208）加味

芍药甘草汤（278）合乌头汤（299）

桂枝加附子汤（297）

● **多发性神经炎**

黄芪桂枝五物汤（012）加味

吴茱萸汤（224）加减

乌头汤（299）加减

● **头痛**

吴茱萸汤（224）

当归芍药散（270）加石膏、吴茱萸

大柴胡汤（078）合桂枝茯苓丸（034）

吴茱萸汤（224）合柴胡桂枝干姜汤（316）

当归芍药散（270）

小柴胡汤（159）合桂枝茯苓丸（034）加石膏、吴茱萸

葛根汤（040）加天麻、钩藤等

● **急性脊髓炎、脱髓鞘、多发性硬化症**

柴胡桂枝干姜汤（316）合当归芍药散（270）

竹叶石膏汤（075）

白虎汤（081）化裁

真武汤（309）化裁

● **急性脑血管病（中风及中风后遗症）**

续命汤（337）

柴胡加龙骨牡蛎汤（077）

大柴胡汤（078）

大柴胡汤（078）合桂枝茯苓丸（034）

附子泻心汤（098）

桂枝茯苓丸（034）

葛根汤（040）

葛根黄芩黄连汤（051）

大柴胡汤（078）合桂枝茯苓丸（034）加石膏

泻心汤（096）

泽泻汤（257）

桃核承气汤（135）

风引汤（073）

侯氏黑散（333）

柴胡桂枝干姜汤（316）合当归芍药散（270）

桂枝加龙骨牡蛎汤（016）

黄芪桂枝五物汤（012）

三物黄芩汤（110）

大承气汤（090）加胆南星、全瓜蒌等

● **癫痫**

柴胡加龙骨牡蛎汤（077）

五苓散（029）

小柴胡汤（159）合苓桂术甘汤（025）加石膏

大柴胡汤（078）合桂枝茯苓丸（034）

柴胡桂枝干姜汤（316）合当归芍药散（270）

柴胡桂枝干姜汤（316）合半夏厚朴汤（219）加石膏

桂枝汤（004）加减

● **偏头痛**

大柴胡汤（078）

大黄附子汤（206）

麻黄细辛附子汤（289）

当归四逆加吴茱萸生姜汤（024）

小柴胡汤（159）加白芍、蒺藜、菊花、川芎等

● **醉酒**

五苓散（029）加葛根、绿茶

泻心汤（096）

葛根汤（040）

麦门冬汤（227）加西洋参、薏苡仁

● **多发性硬化**

竹叶石膏汤（075）

芍药甘草汤（278）加味

麦门冬汤（227）

风引汤（073）

柴胡加龙骨牡蛎汤（077）

● **自主神经功能紊乱**

麻黄升麻汤（328）加浮小麦、附子、夜交藤等

茯苓桂枝甘草大枣汤（026）

甘麦大枣汤（245）

百合地黄汤（119）

● **帕金森病**

小柴胡汤（159）加龙胆草、羚羊
　　角、天麻、土茯苓等

半夏厚朴汤（219）

柴胡加龙骨牡蛎汤（077）

麻黄细辛附子汤（289）加减

炙甘草汤（036）加龟甲、鳖甲、
　　白芍、五味子等

肾气汤（208）加减

● **阿尔茨海默病（老年性痴呆）**

肾气丸（汤）（208）

柴胡加龙骨牡蛎汤（077）

麻黄细辛附子汤（289）

当归芍药散（270）

柴胡桂姜汤（316）

抵当丸（140）

四逆汤（185）加人参等

薯蓣丸（273）

风引汤（073）加全蝎、白附子、
　　僵蚕、钩藤、天麻等

● **颅脑损伤**

柴胡加龙骨牡蛎汤（077）

小柴胡汤（159）加桂枝茯苓丸
　　（034）

泻心汤（096）

桃核承气汤（135）

大柴胡汤（078）合桃核承气汤
　　（135）

大柴胡汤（078）合桂枝茯苓丸
　　（034）加石膏

● **肌萎缩**

炙甘草汤（036）加减

白虎加人参汤（082）

竹叶石膏汤（075）

黄芪建中汤（020）

● **脑积水**

五苓散（029）加土茯苓、大腹
　　皮、牛膝、车前子等

小柴胡汤（159）合桃核承气汤
　　（135）

十、精神心理疾病

● **神经衰弱**

半夏厚朴汤（219）

柴胡加龙骨牡蛎汤（077）

四逆散（169）

栀子厚朴汤（106）

大柴胡汤（078）

桂枝加龙骨牡蛎汤（016）

二加龙骨汤（017）

百合地黄汤（119）

百合知母汤（122）

甘麦大枣汤（245）

● **不宁腿综合征**

芍药甘草汤（278）加味

黄芪桂枝五物汤（012）加味

● **焦虑症**

柴胡加龙骨牡蛎汤（077）

四逆散（169）

百合地黄汤（119）

酸枣仁汤（282）

柴胡加芒硝汤（076）

甘麦大枣汤（245）

● **抑郁症**

柴胡加龙骨牡蛎汤（077）

麻黄细辛附子汤（289）

栀子厚朴汤（106）

半夏厚朴汤（219）

四逆散（169）

半夏厚朴汤（219）合四逆散
（169）

● **精神分裂症**

柴胡加龙骨牡蛎汤（077）

泻心汤（096）

桃核承气汤（135）

抵当汤（138）加芒硝

● **失眠**

柴胡加龙骨牡蛎汤（077）

黄连阿胶汤（109）

酸枣仁汤（282）

酸枣仁汤（282）合当归芍药散

（270）

温经汤（271）

栀子厚朴汤（106）

酸枣仁汤（282）加龙骨、牡蛎

半夏厚朴汤（219）加秫米

甘麦大枣汤（245）

大柴胡（078）合桃核承气汤
（135）加龙骨、牡蛎

苓桂术甘汤（025）加龙骨、牡蛎

猪苓汤（115）加酸枣仁

四逆散（169）合桂枝茯苓丸
（034）

十一、自身免疫性疾病

● **系统性红斑狼疮**

升麻鳖甲汤（052）

柴胡桂枝干姜汤（316）合当归芍
药散（270）

肾气汤（丸）（208）加减

半夏厚朴汤（219）

越婢加术汤（063）

● **重症肌无力**

小柴胡汤（159）加苍术、厚朴、
陈皮、桂枝、黄芪等

小半夏加茯苓汤（214）加人参、
麦冬、五味子、黄芪等

吴茱萸汤（224）加人参、黄芪、
当归等

黄芪建中汤（020）加人参、黄
芪、白术、当归等

防己黄芪汤（049）加人参、半
夏、陈皮、炙甘草、雷公藤、
苍术等

肾气汤（208）加减

黄芪桂枝五物汤（012）

吴茱萸汤（224）

四逆汤（185）合吴茱萸汤（224）

● **桥本甲状腺炎**

小柴胡汤（159）

当归芍药散（270）

肾气汤（208）加减

小柴胡汤（159）合当归芍药散
（270）

真武汤（309）

● **干燥综合征**

黄连阿胶汤（109）

炙甘草汤（036）化裁

小柴胡汤（159）化裁

十二、外科疾病

● **丹毒**

泻心汤（096）加金银花、连翘、牡丹皮、赤芍、生地黄等

栀子柏皮汤（108）

● **疖和痈**

葛根汤（040）

栀子柏皮汤（108）

泻心汤（096）加蒲公英、紫花地丁、赤芍、生地黄等

● **肠梗阻**

小承气汤（087）

大承气汤（090）

大柴胡汤（078）化裁

大黄附子汤（206）

大乌头煎（199）

● **阑尾炎**

大柴胡汤（078）加大黄牡丹汤（136）

四逆散（169）合当归芍药散（270）加薏苡仁

大黄牡丹汤（136）

薏苡附子败酱散（114）

大承气汤（090）

大黄附子汤（206）

桂枝茯苓丸（034）

● **肛裂**

黄芩汤（173）

芍药甘草汤（278）

桂枝茯苓丸（034）加大黄、牛膝

● **痔疮（内外痔）**

桃核承气汤（135）合桂枝茯苓丸（034）

麻黄杏仁甘草石膏汤（066）加金银花、蒲公英、地榆、黄芩等

泻心汤（096）合桂枝茯苓丸（034）

● **静脉血栓形成**

当归四逆汤（023）

桂枝茯苓丸（034）

十三、五官科疾病

● **结膜炎**

大黄附子汤（206）

葛根汤（040）

泻心汤（096）

麻黄杏仁甘草石膏汤（066）

小柴胡汤（159）

小青龙汤（047）

栀子柏皮汤（108）

● **角膜炎**

苓桂术甘汤（025）

麻黄杏仁甘草石膏汤（066）

五苓散（029）

小柴胡汤（159）

● **虹膜炎**

小柴胡汤（159）化裁

甘草泻心汤（321）

大柴胡汤（078）

麻黄杏仁甘草石膏汤（066）

● **青光眼**

大柴胡汤（078）

五苓散（029）

吴茱萸汤（224）合柴胡桂枝干

姜汤（316）合当归芍药散
（270）

● **白内障**

苓桂术甘汤（025）

肾气丸（208）

● **糖尿病性眼底病变**

桂枝茯苓丸（034）

黄芪桂枝五物汤（012）

● **眼底出血**

当归芍药散（270）加吴茱萸

猪苓汤（115）化裁

当归芍药散（270）合四逆散
（169）加石决明

● **假性近视**

五苓散（029）

● **视网膜静脉阻塞**

桂枝茯苓丸（034）

葛根汤（040）

黄芪桂枝五物汤（012）

● **鼻塞**

葛根汤（040）

麻黄汤（038）加辛夷花

麻黄细辛附子汤（289）

麻黄杏仁甘草石膏汤（066）加辛
夷花、苍耳子等

小青龙汤（047）

● **鼻出血**

泻心汤（096）加白茅根、仙鹤
草、墨旱莲等

栀子厚朴汤（106）

附子泻心汤（098）

● **鼻疖**

泻心汤（096）加黄柏、栀子、紫
花地丁、蒲公英

● **鼻炎、鼻窦炎**

桂枝汤（004）

桂枝加附子汤（297）

葛根汤（040）

麻黄汤（038）

麻黄细辛附子汤（289）

麻黄杏仁甘草石膏汤（066）

小柴胡汤（159）

小青龙汤（47）

栀子柏皮汤（108）

四逆散（169）

甘草附子汤（306）加味

● **慢性咽喉炎**

半夏厚朴汤（219）

半夏厚朴汤（219）合四逆散
（169）

桔梗汤（179）

麦门冬汤（227）

猪肤汤（176）

苦酒汤（246）

肾气丸（汤）（208）

麻黄细辛附子汤（289）加桃仁、
红花、黄芪、川贝母、当归、
皂角刺

半夏散及汤（035）

小陷胸汤（152）加减

● **急性扁桃体炎**

大柴胡汤（078）

大黄附子汤（206）

桔梗汤（179）

小柴胡汤（159）加金银花、连
翘、蒲公英等

麻黄杏仁甘草石膏汤（066）合小
陷胸汤（152）

● 鼾病

麻黄细辛附子汤（289）

小青龙汤（047）化裁

● 中耳炎

葛根汤（040）

小柴胡汤（159）

栀子柏皮汤（108）

五苓散（029）

● 突发性耳聋

葛根汤（040）

小柴胡汤（159）

栀子柏皮汤（108）合四逆散
（169）

肾气汤（208）加人参、石菖蒲等

● 梅尼埃病（内耳性眩晕）

五苓散（029）

真武汤（309）

茯苓泽泻汤（028）

当归芍药散（270）合小半夏汤
（210）加吴茱萸

苓桂术甘汤（025）

肾气丸（208）

茯苓饮（244）

吴茱萸汤（224）

大柴胡汤（078）

小柴胡汤（159）化裁

旋覆代赭汤（240）

桂枝加桂汤（007）

● 牙龈出血

黄连阿胶汤（109）

泻心汤（096）

● 牙髓炎（根尖周围炎）

泻心汤（096）合桂枝茯苓丸
（034）加石膏、细辛、生地
黄等

肾气汤（208）去附子加牛膝、黄
柏、细辛

● 口臭

半夏泻心汤（319）

大柴胡汤（078）

泻心汤（096）加金银花、蒲公
英、玉竹、石膏等

● 舌痛

柴胡加龙骨牡蛎汤（077）

麻黄细辛附子汤（289）

泻心汤（096）化裁

温经汤（271）

栀子厚朴汤（106）

● 复发性口腔溃疡、白塞综合征

甘草泻心汤（321）

炙甘草汤（036）

竹叶石膏汤（075）

白虎汤（081）加桂枝

赤小豆当归散（277）

理中汤（183）合肾气丸（208）

大承气汤（090）

小承气汤（087）

调胃承气汤（085）

甘草泻心汤（321）合苦参汤
（132）

● 口腔扁平苔藓

甘草泻心汤（321）

泻心汤（096）化裁

小柴胡汤（159）

十四、妇产科疾病

● **不孕症**

当归芍药散（270）

桂枝茯苓丸（034）

肾气汤（208）加减

葛根汤（040）

温经汤（271）

桃核承气汤（135）化裁

● **习惯性流产**

当归芍药散（270）

黄连阿胶汤（109）

温经汤（271）

胶艾汤（275）

胶艾汤（275）合当归芍药散
（270）

胶艾汤（275）加党参、黄芪、白
术

● **胎位异常**

当归芍药散（270）

● **产褥期发热**

小柴胡汤（159）

柴胡桂枝汤（167）

桂枝汤（004）

桂枝加附子汤（297）

竹叶汤

桃核承气汤（135）

白虎加人参汤（082）

● **盆腔炎**

当归芍药散（270）

桂枝茯苓丸（034）

猪苓汤（115）

栀子柏皮汤（108）

● **子宫颈炎**

甘草泻心汤（321）

泻心汤（096）化裁

小柴胡汤（159）

栀子柏皮汤（108）

● **阴道炎（细菌性、霉菌性、滴
虫性）**

泻心汤（096）化裁

白头翁汤（111）

当归贝母苦参丸（133）

猪苓汤（115）

● **附件炎**

四逆散（169）加香附、桃仁、橘
红、蒲公英等

桂枝茯苓丸（034）合当归芍药散
（270）化裁

● **子宫肌瘤**

大柴胡汤（078）

当归芍药散（270）

桂枝茯苓丸（034）

四逆散（169）加香附、桃仁、橘
核

● **子宫内膜异位症**

桂枝茯苓丸（034）

四逆散（169）合桃核承气汤
（135）化裁

● **功能失调性子宫出血**

当归芍药散（270）

黄连阿胶汤（109）

温经汤（271）

胶艾汤（275）

● **多囊卵巢综合征**

大柴胡汤（078）

当归芍药散（270）

桂枝茯苓丸（034）

葛根汤（040）

小柴胡汤（159）加当归、丹参、
　　桃仁、红花、大黄等

肾气汤（208）加减

桃核承气汤（135）合小陷胸汤
　　（152）

麻黄细辛附子汤（289）合桂枝茯
　　苓丸（034）

● **闭经**

大柴胡汤（078）

当归芍药散（270）

当归四逆汤（023）

桂枝茯苓丸（034）

葛根汤（040）

黄连阿胶汤（109）

麻黄细辛附子汤（289）

温经汤（271）

桂枝茯苓丸（034）加大黄、牛膝
　　等

桃核承气汤（135）化裁

● **痛经、子宫内膜异位症**

芍药甘草汤（278）加当归、
　　三七、丹参等

当归芍药散（270）

当归四逆汤（023）

四逆散（169）合桂枝茯苓丸
　　（034）

小柴胡汤（159）加减

泻心汤（096）

温经汤（271）

小建中汤（018）

当归四逆汤（023）合吴茱萸汤
　　（224）合桂枝茯苓丸（034）
　　化裁

● **经前紧张征**

柴胡加龙骨牡蛎汤（077）

大柴胡汤（078）加减

当归芍药散（270）

小柴胡汤（159）加减

● **更年期综合征（围绝经期综
　合征）**

半夏厚朴汤（219）

柴胡加龙骨牡蛎汤（077）

四逆散（169）加淫羊藿、仙茅、
　　巴戟天等

酸枣仁汤（282）

柴胡桂枝汤（167）

温经汤（271）

肾气汤（208）加仙茅、淫羊藿、
　　紫河车、巴戟天

小柴胡汤（159）

乌梅丸（314）

黄连阿胶汤（109）

十五、儿科疾病

● **婴幼儿营养不良**

半夏厚朴汤（219）

桂枝汤（004）

理中汤（183）

小柴胡汤（159）

小建中汤（018）

● **小儿发热**

桂枝汤（004）

柴胡桂枝汤（167）

白虎汤（081）

葛根汤（040）

小柴胡汤（159）

小柴胡汤（159）合葛根汤（040）

麻黄杏仁甘草石膏汤（066）

小柴胡汤（159）加石膏

● 麻疹

麻黄杏仁甘草石膏汤（066）

小陷胸汤（152）

栀子厚朴汤（106）

● 小儿急性支气管炎

半夏厚朴汤（219）

小柴胡汤（159）加石膏、杏仁、
　　鱼腥草

小青龙汤（047）

栀子厚朴汤（106）

麻黄杏仁甘草石膏汤（066）

● 小儿哮喘

半夏厚朴汤（219）

小柴胡汤（159）

小柴胡汤（159）合葛根汤（040）

射干麻黄汤（044）加减

小青龙汤（047）

小青龙加石膏汤（068）

栀子厚朴汤（106）

● 小儿百日咳

小柴胡汤（159）加橘皮

小青龙汤（047）化裁

● 小儿肺炎

半夏厚朴汤（219）

桂枝加龙骨牡蛎汤（016）

麻黄杏仁甘草石膏汤（066）

小柴胡汤（159）

小柴胡汤（159）加石膏

栀子厚朴汤（106）

● 小儿腹泻

半夏厚朴汤（219）

葛根黄芩黄连汤（051）

理中汤（183）

四逆汤（185）

五苓散（029）

赤石脂禹余粮汤（267）

● 小儿腹痛

半夏厚朴汤（219）

四逆散（169）

小建中汤（018）

乌梅丸（314）

芍药甘草汤（278）加延胡索、川
　　楝子、蒲公英、浙贝母、玄参
　　等

● 小儿厌食

半夏厚朴汤（219）

栀子厚朴汤（106）

枳术汤（250）加山楂、麦芽、神
　　曲、鸡内金

理中汤（183）加减

● 小儿癫痫

柴胡加龙骨牡蛎汤（077）

桂枝加龙骨牡蛎汤（016）化裁

● 小儿鞘膜积液

五苓散（029）加味

肾气汤（208）加减

● 遗尿

桂枝加龙骨牡蛎汤（016）

葛根汤（040）

甘姜苓术汤（229）

麻黄细辛附子汤（289）

麻黄杏仁甘草石膏汤（066）

五苓散（029）

麻黄汤（038）

● 小儿多动症

柴胡加龙骨牡蛎汤（077）

肾气汤（208）减桂枝、附子加白

芍、天麻、龙骨、牡蛎等

● **暑热症**

白虎汤（081）加减

竹叶石膏汤（075）

五苓散（029）化裁

十六、皮肤病

● **单纯疱疹**

小柴胡汤（159）加金银花、板蓝
　　根

泻心汤（096）加减

● **带状疱疹**

大黄附子汤（206）

泻心汤（096）

芍药甘草汤（278）加瓜蒌实、红
　　花等

四逆散（169）

五苓散（029）

小柴胡汤（159）

麻黄细辛附子汤（289）加瓜蒌
　　实、红花、三七等

● **手足口病**

葛根汤（040）加金银花、连翘等

甘草泻心汤（321）

小柴胡汤（159）

● **毛囊炎**

桂枝茯苓丸（034）

泻心汤（096）化裁

● **湿疹**

泻心汤（096）化裁

五苓散（029）

小柴胡汤（159）

栀子柏皮汤（108）

● **荨麻疹**

桂枝汤（004）

葛根汤（040）

麻黄杏仁甘草石膏汤（066）

当归四逆汤（023）加减

麻黄杏仁薏苡甘草汤（072）

桂枝麻黄各半汤（045）

麻黄连翘赤小豆汤（074）化裁

小柴胡汤（159）加减

柴胡桂枝汤（167）加减

● **遗传过敏性皮炎**

麻黄杏仁甘草石膏汤（066）

小柴胡汤（159）

● **神经性皮炎**

半夏厚朴汤（219）

四逆散（169）合肾气汤（208）化
　　裁

桂枝茯苓丸（034）合赤小豆当归
　　散（277）

● **银屑病**

桂枝茯苓丸（034）

茵陈蒿汤（100）

黄芪桂枝五物汤（012）加减

麻黄杏仁薏苡甘草汤（072）加当
　　归、土茯苓、荆芥等

● **玫瑰糠疹**

麻黄杏仁甘草石膏汤（066）

五苓散（029）

● **冻疮**

当归四逆汤（023）

黄芪桂枝五物汤（012）加附子

当归四逆汤（023）加吴茱萸、生
　　姜

● **寻常痤疮**

桂枝汤（004）加桃仁、红花、牡丹皮、蒲公英、紫花地丁等

桂枝茯苓丸（034）

葛根汤（040）

麻黄杏仁甘草石膏汤（066）加金银花、枇杷叶、紫花地丁等

● **多汗症**

白虎汤（081）

防己黄芪汤（049）

桂枝加龙骨牡蛎汤（016）

泻心汤（096）

黄芪桂枝五物汤（012）

五苓散（029）

栀子柏皮汤（108）

栀子厚朴汤（106）

桂枝加附子汤（297）

理中汤（183）

四逆汤（185）

● **脱发**

柴胡加龙骨牡蛎汤（077）

桂枝加龙骨牡蛎汤（016）

桂枝茯苓丸（034）

泻心汤（096）

温经汤（271）

五苓散（029）

● **亚急性皮肤红斑狼疮**

甘草泻心汤（321）

小柴胡汤（159）

肾气汤（208）加减

● **硬皮病**

当归芍药散（270）

当归四逆汤（023）

黄芪桂枝五物汤（012）

小柴胡汤（159）

● **白癜风**

柴胡加龙骨牡蛎汤（077）

大青龙汤（065）

桂枝茯苓丸（034）

● **黄褐斑**

当归芍药散（270）

桂枝茯苓丸（034）

温经汤（271）

● **过敏性紫癜**

泻心汤（096）加石膏、生地黄、牡丹皮、赤芍

麻黄连翘赤小豆汤（074）加减

小柴胡汤（159）加金银花、连翘、羚羊角、牡丹皮等

大柴胡汤（078）加减

小柴胡汤（159）合小承气汤（087）加减

炙甘草汤（036）加龟甲、鳖甲、牡丹皮、牡蛎等

十七、骨科疾病

● **退化性骨性关节炎**

葛根加术汤

麻黄杏仁薏苡甘草汤（072）

桂枝汤（004）加苍术、附子、大黄

桂枝加黄芪汤（010）

桂枝芍药知母汤（296）

麻黄细辛附子汤（289）

小柴胡汤（159）

栀子柏皮汤（108）

当归四逆汤（023）

柴胡桂枝干姜汤（316）合当归芍药散（270）

柴胡桂枝干姜汤（316）加防己、黄芪、苍术

防己黄芪汤（049）

防己茯苓汤（031）

芍药甘草附子汤（280）加薏苡仁

桂枝汤（004）加苍术、附子、大黄

葛根汤（040）加茯苓、苍术、附子

黄芪桂枝五物汤（012）加威灵仙

● **肩关节周围炎**

葛根汤（040）

柴胡桂枝汤（167）

当归四逆汤（023）

桂枝芍药知母汤（296）

苓桂术甘汤（025）

黄芪桂枝五物汤（012）

麻黄细辛附子汤（289）

麻黄汤（038）

桂枝加葛根汤（008）

● **颈、腰椎间盘突出症**

桂枝加葛根汤（008）

大黄附子汤（206）加威灵仙等

防己黄芪汤（049）

桂枝加附子汤（297）

当归四逆汤（023）

桂枝茯苓丸（034）

葛根汤（040）

甘姜苓术汤（229）

当归四逆汤（023）

柴胡桂枝汤（167）

十八、男性疾病

● **前列腺增生**

桂枝茯苓丸（034）

甘姜苓术汤（229）

四逆散（169）

肾气丸（208）

五苓散（029）

● **前列腺炎**

大柴胡汤（078）合桃核承气汤（135）

猪苓汤（115）加大黄、薏苡仁

柴胡桂枝汤（167）加石膏、黄柏

小建中汤（018）加小茴香、台乌药

柴胡加龙骨牡蛎汤（077）

桂枝茯苓丸（034）

泻心汤（096）

四逆汤（185）

肾气丸（208）

栀子柏皮汤（108）

五苓散（029）

● **男子不育**

柴胡加龙骨牡蛎汤（077）

桂枝加龙骨牡蛎汤（016）

桂枝加龙骨牡蛎汤（016）加淫羊藿、肉苁蓉、沙苑子、石斛等

肾气丸（汤）（208）化裁

四逆散（169）合当归芍药散（270）

二加龙骨汤（017）

● **性功能障碍（阳痿、早泄、不射精）**

半夏厚朴汤（219）

柴胡加龙骨牡蛎汤（077）

桂枝加龙骨牡蛎汤（016）

桂枝加龙骨牡蛎汤（016）加牛膝

葛根汤（040）

肾气汤（208）化裁

葛根黄芩黄连汤（051）

麻黄细辛附子汤（289）

四逆散（169）

二加龙骨汤（017）

桂枝茯苓丸（034）加减

● **精索静脉曲张**

桂枝茯苓丸（034）加减

大黄䗪虫丸（142）

当归四逆汤（023）加减

十九、恶性肿瘤

● **肺癌**

麦门冬汤（227）加白花蛇舌草、
　　薏苡仁等

薯蓣丸（273）

五苓散（029）合橘枳姜汤（237）

小柴胡汤（159）化裁

炙甘草汤（036）

射干麻黄汤（044）

桂枝去芍药加皂荚汤（018）

厚朴麻黄汤（069）

甘草干姜汤（228）合麻黄细辛附
　　子汤（289）

泽漆汤（171）

葶苈大枣泻肺汤（154）

芍药甘草汤（278）合桂枝去芍药
　　加麻黄细辛附子汤（295）

瓜蒌薤白白酒汤（251）

小陷胸汤（152）

乌梅丸（314）

麻黄汤（038）合麻黄附子甘草汤
　　（287）合葶苈大枣泻肺汤
　　（154）合小半夏加茯苓汤
　　（214）加减

● **肝癌**

小柴胡汤（159）加半边莲、鳖
　　甲、黄芪、泽泻、猪苓、大腹

皮、厚朴等

小柴胡汤（159）合五苓散（029）
　　合茵陈蒿汤（100）化裁

小柴胡汤（159）加牡蛎、鳖甲、
　　山慈菇、浙贝母、延胡索、田
　　基黄、垂盆草等

大柴胡汤（078）合桃核承气汤
　　（135）化裁

五苓散（029）合泽漆汤（171）加
　　马鞭草、商陆、槟榔、鳖甲、
　　牵牛子、大黄、大腹皮、半边
　　莲等

旋覆代赭汤（240）合麦门冬汤
　　（227）化裁

大黄䗪虫丸（142）

鳖甲煎丸（331）

甘遂半夏汤（149）

● **胃癌**

半夏泻心汤（319）加乌药、陈
　　皮、白花蛇舌草

麦门冬汤（227）加玉竹、生地
　　黄、石斛、藤梨根等

半夏泻心汤（319）加蒲黄、五灵
　　脂、生地黄、生柏叶、生荷叶
　　等

大半夏汤（215）化裁

四逆散（169）加半夏、当归、郁金、藤梨根、白花蛇舌草等

理中汤（183）加附子、黄芪、白花蛇舌草、莪术

乌梅丸（314）

真武汤（309）合理中汤（183）加附子、小茴香、吴茱萸等

小建中汤（018）化裁

● **胰腺癌**

茵陈蒿汤（100）合泻心汤（096）加桃仁、柴胡、白花蛇舌草、薏苡仁等

桃核承气汤（135）加三棱、莪术、白花蛇舌草等

茵陈蒿汤（100）加附子、白术、干姜、肉桂、白花蛇舌草等

肾气汤（208）加人参、黄芪、玄参、牡蛎、当归、龙葵

大柴胡汤（078）加桂枝茯苓丸（034）加延胡索、三棱、莪术、三七等

大柴胡汤（078）合大黄牡丹汤（136）

● **食管癌**

旋覆代赭汤（240）合四逆散（169）化裁

旋覆代赭汤（240）合半夏泻心汤（319）化裁

桃核承气汤（135）合四逆散（169）加半夏、瓜蒌、橘红、当归、乳香、没药、急性子等

桂枝人参汤（022）加当归、黄芪、半夏、白术、地黄、急性子等

麦门冬汤（227）加沙参、玉竹、石斛、牡蛎、贝母、知母、鳖甲等

半夏泻心汤（319）加附子、蒲黄、五灵脂、海藻、藜芦等

大黄甘草汤（094）合苇茎汤（113）

● **肠癌（大肠癌、结肠癌、直肠癌、肛门癌）**

三物黄芩汤（110）加玄参、紫草、白花蛇舌草、白头翁、半枝莲、藤梨根、龙葵等

白头翁汤（111）加黄连、薏苡仁、红藤、槐角、地榆等

薏苡附子败酱散（114）加槐花、黄芩、黄芪、白花蛇舌草、白术、山药等

桃核承气汤（135）加薏苡仁、丹参、赤芍、白花蛇舌草、半枝莲、藤梨根、山慈菇、当归、红花等

茯苓饮（244）加砂仁、木香、乌药、黄芪、陈皮、半夏、白花蛇舌草、蛇莓等

理中汤（183）加补骨脂、吴茱萸、肉豆蔻、诃子、菟丝子、五味子、白花蛇舌草等

小柴胡汤（159）合下瘀血汤（134）合白头翁汤（111）加减

真武汤（309）合下瘀血汤（134）

当归贝母苦参丸（133）化裁

肾气汤（208）化裁

桃花汤（268）化裁

胶艾汤（275）化裁

猪苓汤（115）化裁

● 鼻咽癌

小柴胡汤（159）加猪苓、水蛭、木棉花、玄参、海浮石等

半夏泻心汤（319）加辛夷花、木棉花、鱼腥草、白芷等

肾气丸（208）化裁

麻黄杏仁甘草石膏汤（066）加黄芩、生地黄、玄参、鱼腥草、瓜蒌子、胆南星等

四逆散（169）加玄参、牡蛎、浙贝母、三棱、莪术、夏枯草、白花蛇舌草等

桃核承气汤（135）加赤芍、乳香、没药、苍耳子等

麦门冬汤（227）加玄参、生地黄、天花粉、猫爪草、白花蛇舌草、半枝莲、石上柏等

白虎汤（081）化裁

● 乳腺癌

四逆散（169）合桂枝茯苓丸（034）加红花、丹参、金银花、菊花、紫花地丁、连翘、蒲公英、生地黄、夏枯草、半枝莲、皂角刺、山慈菇、重楼等

胶艾汤（275）去胶加青皮、栀子、香附、龟甲、菟丝子、枸杞子、白花蛇舌草等

大黄䗪虫丸（142）合小金丹、黄芪建中汤（020）化裁

茯苓饮（244）合胶艾汤（275）化裁

肾气汤（208）去附子、桂枝加女贞子、麦冬、枸杞子、冬虫夏草

四逆散（169）加土贝母、浙贝

母、山慈菇、瓜蒌皮、青皮、蒲公英、路路通等

● 宫颈癌、子宫内膜癌、阴道癌、卵巢癌

四逆散（169）加当归、白术、香附、仙茅、淫羊藿、胆南星、莪术、三棱等

当归贝母苦参丸（133）加栀子、泽泻、黄柏、土茯苓、山慈菇、半枝莲、龙胆草等

肾气汤（208）去附子、桂枝加知母、黄柏、半枝莲、白花蛇舌草、龟甲、黄芩等

肾气汤（208）加黄柏、白果、猪苓、椿皮、半枝莲、蜈蚣、全蝎等

桃核承气汤（135）合小柴胡汤（159）加红花、黄芪、乌药、香附、三棱、莪术、木香等

桂枝茯苓丸（034）合大柴胡汤（078）加白花蛇舌草、薏苡仁、半枝莲等

薏苡附子败酱散（114）加黄柏、土茯苓、牛膝、黄连、白花蛇舌草、苦参、鳖甲、白英等

茯苓饮（244）加胆南星、白芥子、三棱、莪术、山慈菇、木香、黄芪

大黄䗪虫丸（142）配人参养荣丸

白头翁汤（111）合泻心汤（096）加人参、黄芪、白花蛇舌草

下瘀血汤（134）加水蛭、全蝎、黄芪、人参等

四逆汤（185）合理中汤（183）加减

麻黄细辛附子汤（289）合黄芪桂

枝五物汤（012）加减

● **前列腺癌**

泻心汤（096）加黄柏、苍术、薏
　　苡仁、海金沙、金钱草、白花
　　蛇舌草、黄芪、龙葵等

猪苓汤（115）加太子参、鳖甲、
　　白花蛇舌草、土茯苓、半枝莲
　　等

桂枝茯苓丸（034）加半枝莲、白
　　花蛇舌草、败酱草、山慈菇、
　　重楼、黄药子、泽兰等

肾气汤（208）加猪苓、黄芪、白
　　英、马鞭草

瓜蒌瞿麦丸（205）

● **骨癌（骨癌转移）**

麻黄细辛附子汤（289）合黄芪桂
　　枝五物汤（012）加减

肾气汤（208）化裁

麦门冬汤（227）合苇茎汤（113）

黄芪建中汤（020）合桃核承气汤
　　（135）合小半夏加茯苓汤
　　（214）化裁

乌头汤（299）

● **脑瘤**

大柴胡汤（078）合桂枝茯苓丸
　　（034）化裁

小柴胡汤（159）合桃核承气汤
　　（135）加土茯苓、天麻、薏
　　苡仁等

肾气汤（208）加牛膝、鹿角胶、
　　天麻、钩藤、全蝎、僵蚕等

肾气汤（208）去附子、桂枝加龟
　　甲、鳖甲、牡蛎、女贞子、地
　　龙、白花蛇舌草等

小半夏加茯苓汤（214）加陈皮、

胆南星、竹茹、天麻、礞石、
　　牛黄等

● **淋巴瘤**

桂枝汤（004）

五苓散（029）

小柴胡汤（159）

猪苓汤（115）

四逆散（169）加当归、白术、木
　　香、沉香、丁香、香附、白芥
　　子、猫爪草、浙贝母等

文蛤散（129）加青黛、桑白皮、
　　夏枯草、蒲黄

四逆汤（185）加熟地黄、白芥
　　子、鹿角胶、肉桂、炮姜、胆
　　南星、白花蛇舌草等

黄芪建中汤（020）合胶艾汤
　　（275）化裁

桂枝茯苓丸（034）加红花、川
　　芎、赤芍、牡丹皮、乌药、藿
　　香、香附、枳壳等

小柴胡汤（159）合桃核承气汤
　　（135）

肾气汤（208）去附子、桂枝加知
　　母、黄柏、龟甲、鳖甲、麦
　　冬、女贞子等

大黄䗪虫丸（142）

薯蓣丸（273）

● **白血病**

薯蓣丸（273）

炙甘草汤（036）加当归、白芍、
　　怀山药、枸杞子、五味子、黄
　　芪等

黄芪建中汤（020）加人参、牡丹
　　皮、当归、山慈菇、瓜蒌、徐
　　长卿、青黛、白术、山药等

桂枝茯苓丸（034）加丹参、赤
　　芍、郁金、瓜蒌、山药、干蟾
　　皮、黄芪等

白虎汤（081）加生地黄、牡丹
　　皮、赤芍、大青叶、大蓟、小
　　蓟、水牛角、麦冬、黄芪、羊
　　蹄根等

小柴胡汤（159）合白虎汤（081）
　　化裁

肾气汤（208）加黄芪、人参合大
　　黄䗪虫丸（142）

小柴胡汤（159）合五苓散（029）
　　化裁

小柴胡汤（159）合当归芍药散
　　（270）化裁

● **肿瘤体质调理**

小柴胡汤（159）

五苓散（029）

肾气丸（208）

四逆散（169）

半夏厚朴汤（219）

当归芍药散（270）

桂枝汤（004）

胶艾汤（275）

小建中汤（018）

黄芪建中汤（020）

茯苓饮（244）

当归建中汤（020）

● **肿瘤消瘦（恶病质）**

炙甘草汤（036）

黄芪建中汤（020）

茯苓饮（244）加黄芪、半夏等

薯蓣丸（273）

● **肿瘤贫血**

炙甘草汤（036）

胶艾汤（275）加减

薯蓣丸（273）

当归建中汤（020）

● **肿瘤剧痛**

麻黄细辛附子汤（289）

乌头桂枝汤（301）

附子泻心汤（098）

大黄附子汤（206）

柴胡加龙骨牡蛎汤（077）

四逆散（169）合当归芍药散
　　（270）加延胡索、川楝子、台
　　乌药、青皮、香附、罂粟壳等

● **肿瘤术后纳差**

桂枝汤（004）

理中丸（183）

理中汤（183）加附子、桂枝

茯苓饮（244）

小柴胡汤（159）加味

● **肿瘤化疗后腹泻**

理中汤（183）

理中汤（183）加附子

五苓散（029）

附子泻心汤（098）

黄连汤（325）

● **肿瘤呕吐**

小半夏加茯苓汤（214）加竹茹、
　　红参、枳实、陈皮

旋覆代赭汤（240）加大黄、丁
　　香、郁金

麦门冬汤（227）加竹茹、丁香、
　　柿蒂、代赭石

小柴胡汤（159）

茯苓泽泻汤（028）

桂枝汤（004）合生姜半夏汤（212）

黄芩汤（173）合生姜半夏汤（212）

主要参考书目

[1] 李赛美，李宇航. 伤寒论讲义 [M]. 4版. 北京：人民卫生出版社，2021.

[2] 林昌松，贾春华. 金匮要略讲义 [M]. 4版. 北京：人民卫生出版社，2021.

[3] 冯世纶，等. 经方传真 [M]. 北京：中国中医药出版社，1994.

[4] 中医研究院研究生班. 《伤寒论》注评 [M]. 北京：中国中医药出版社，2011.

[5] 中医研究院研究生班. 《金匮要略》注评 [M]. 北京：中国中医药出版社，2011.

[6] 黄煌. 黄煌经方使用手册 [M]. 4版. 北京：中国中医药出版社，2020.

[7] 聂惠民，王庆国，傅延龄，等. 长沙方歌括白话解 [M]. 3版. 北京：人民卫生出版社，2013.

[8] 尉中民，王新佩，高春媛，等. 金匮方歌括白话解 [M]. 3版. 北京：人民卫生出版社，2013.

[9] 王庆国，李宇航，陈萌. 刘渡舟伤寒论讲稿 [M]. 北京：人民卫生出版社，2008.

[10] 陈雁黎. 胡希恕伤寒论方证辨证 [M]. 2版. 北京：中国中医药出版社，2018.

[11] 雒晓东. 全国经方高级讲习班现场实录（一） [M]. 北京：中国中医药出版社，2013.

[12] 雒晓东. 全国经方高级讲习班现场实录（二） [M]. 北京：中国中医药出版社，2014.

[13] 苏巧珍，雒晓东. 全国经方高级讲习班现场实录（三） [M]. 北京：中国中医药出版社，2020.

[14] 刘渡舟，赵清理，党炳瑞. 当代名家论经方用经方 [M]. 北京：中国中医药出版社，2012.

[15] 吕志杰. 伤寒杂病论研究大成 [M]. 2版. 北京：中国医药科技出

版社，2018.
［16］王付．经方大辞典［M］．郑州：河南科学技术出版社，2022.
［17］吕志杰．张仲景方剂学［M］．北京：中国医药科技出版社，2018.
［18］李赛美，黄仰模，蔡文就．名师经方讲录［M］．北京：中国中医药出版社，2010.
［19］李赛美．名师经方讲录：第二辑［M］．北京：中国中医药出版社，2011.
［20］李赛美．名师经方讲录：第三辑［M］．北京：中国中医药出版社，2012.
［21］李赛美．名师经方讲录：第四辑［M］．北京：中国中医药出版社，2014.
［22］李赛美．名师经方讲录：第五辑［M］．北京：中国中医药出版社，2015.
［23］李赛美．名师经方讲录：第六辑［M］．北京：中国中医药出版社，2017.
［24］戴玉，赵安业．伤寒精髓：仲景辨证论治挈要［M］．北京：中国中医药出版社，2012.
［25］施旭光．伤寒金匮方歌诀新编［M］．广州：广东科技出版社，2004.
［26］宋俊生．《伤寒论》方治疗优势病证规律研究［M］．北京：中国中医药出版社，2012.
［27］刘文科．仝小林经典名方实践录［M］．北京：人民军医出版社，2010.
［28］王付．经方合方辨治疑难杂病［M］．郑州：河南科学技术出版社，2013.
［29］王三虎．王三虎抗癌经验［M］．西安：第四军医大学出版社，2013.
［30］何若苹，徐光星，顾锡东．何任疑难重症验案选析［M］．北京：中国中医药出版社，2012.
［31］俞长荣．俞长荣伤寒论研究与临床带教［M］．北京：人民军医出版社，2009.
［32］李赛美．当代经方名家临床之路［M］．北京：中国中医药出版社，2019.
［33］张广中．全国经方论坛现场实录［M］．北京：中国中医药出版社，2011.

［34］吕志杰. 张锡纯活用经方论［M］. 北京：中国中医药出版社，2014.

［35］李宇铭. 原剂量经方治验录［M］. 北京：中国中医药出版社，2014.

［36］李可. 李可老中医急危重症疑难病经验专辑［M］. 太原：山西科学技术出版社，2021.

［37］矢数道明. 汉方临床治验精粹［M］. 侯召棠，编译. 北京：中国中医药出版社，1992.

［38］姚乃礼. 中医症状鉴别诊断学［M］. 北京：人民卫生出版社，1984.

［39］黄仰模，林昌松. 金匮要略临床发挥［M］. 北京：科学出版社，2010.

［40］陈可冀. 实用中西医结合内科学［M］. 北京：北京医科大学中国协和医科大学联合出版社，1998.

［41］郑伟达. 中医临床经验心传［M］. 北京：人民卫生出版社，2021.

［42］刘渡舟. 伤寒论通俗讲话［M］. 傅世垣，整理. 上海：上海科学技术出版社，1980.

［43］余国俊. 余国俊中医师承讲记［M］. 北京：中国中医药出版社，2019.

［44］黄仕沛，何莉娜. 黄仕沛经方亦步亦趋录［M］. 北京：中国中医药出版社，2017.

［45］熊继柏. 从经典到临床：国医大师熊继柏《内经》与临证治验［M］. 北京：人民卫生出版社，2020.

［46］段治钧，冯世纶，廖立行. 胡希恕医论医案集粹［M］. 北京：中国中医药出版社，2014.

［47］邱仕君. 邓铁涛医案与研究［M］. 北京：人民卫生出版社，2004.